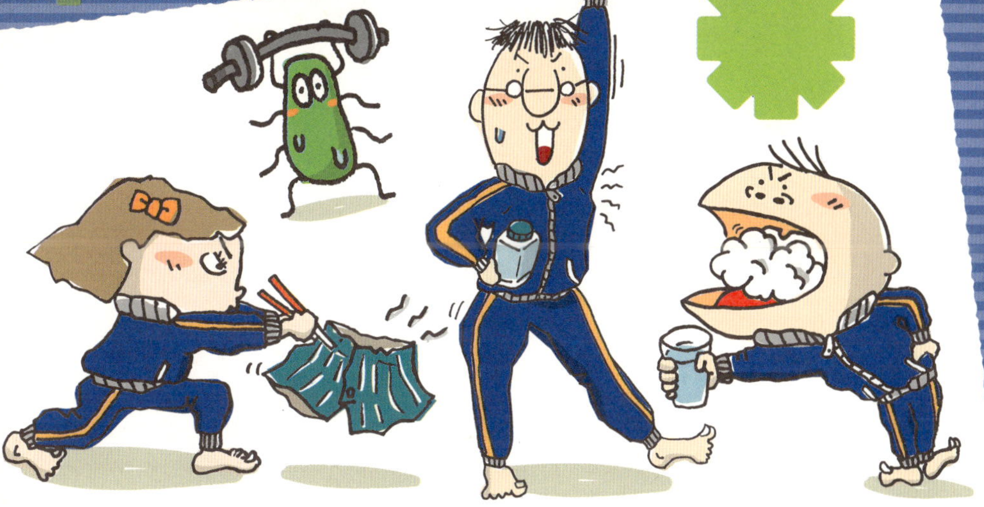

今日から「菌トレ」！

～オソロしくてオモロい、菌とのくらし～

都あきこ

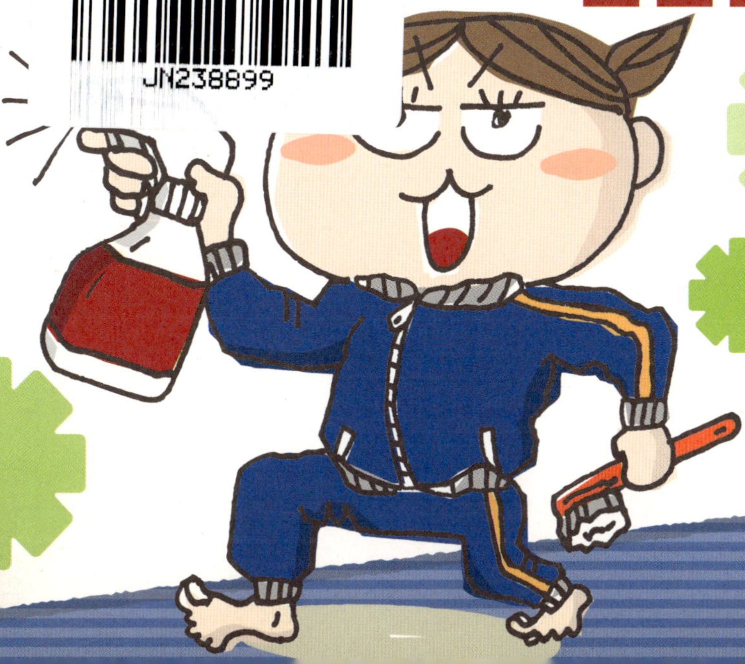

小学館

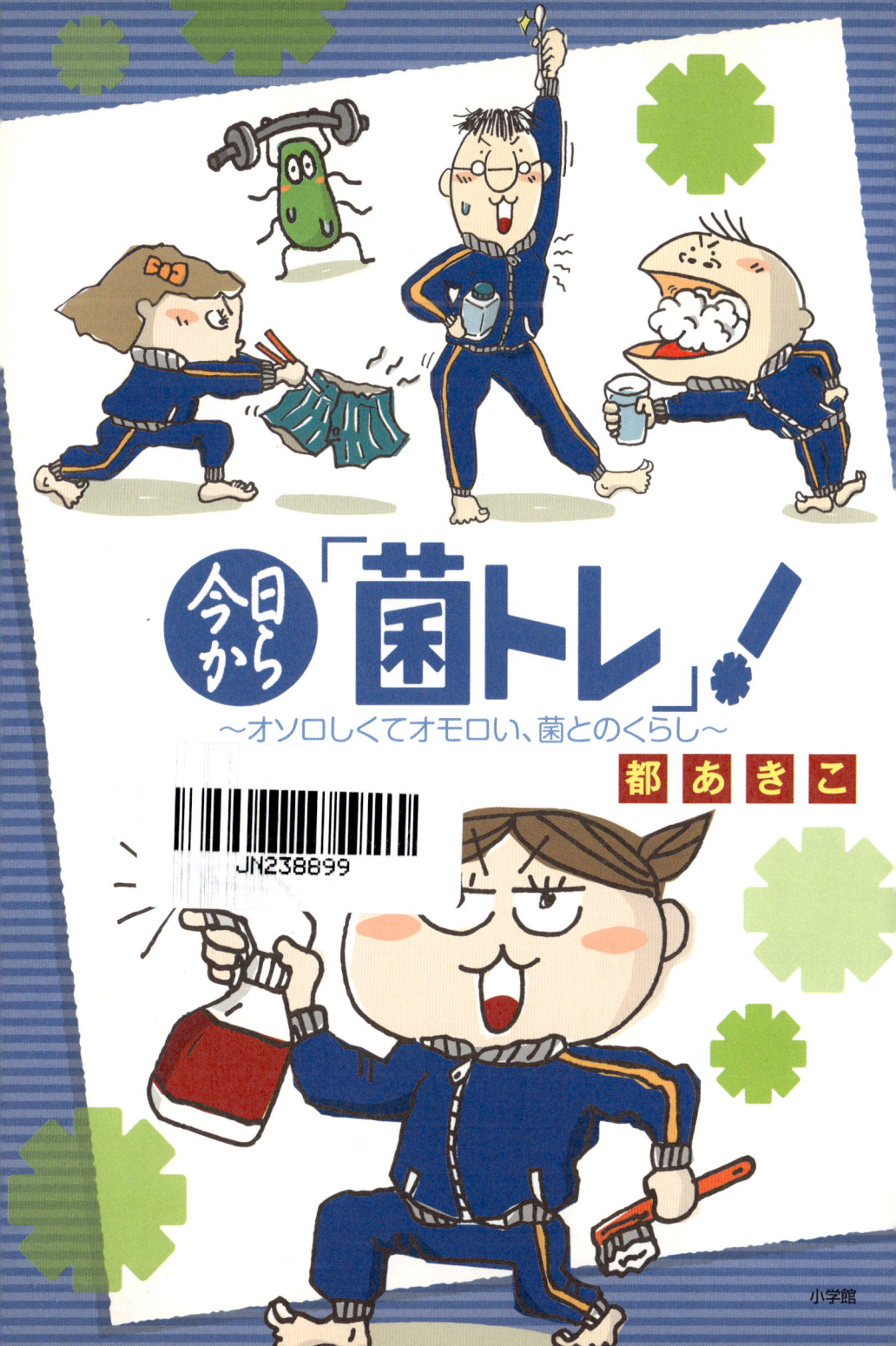

[はじめに]

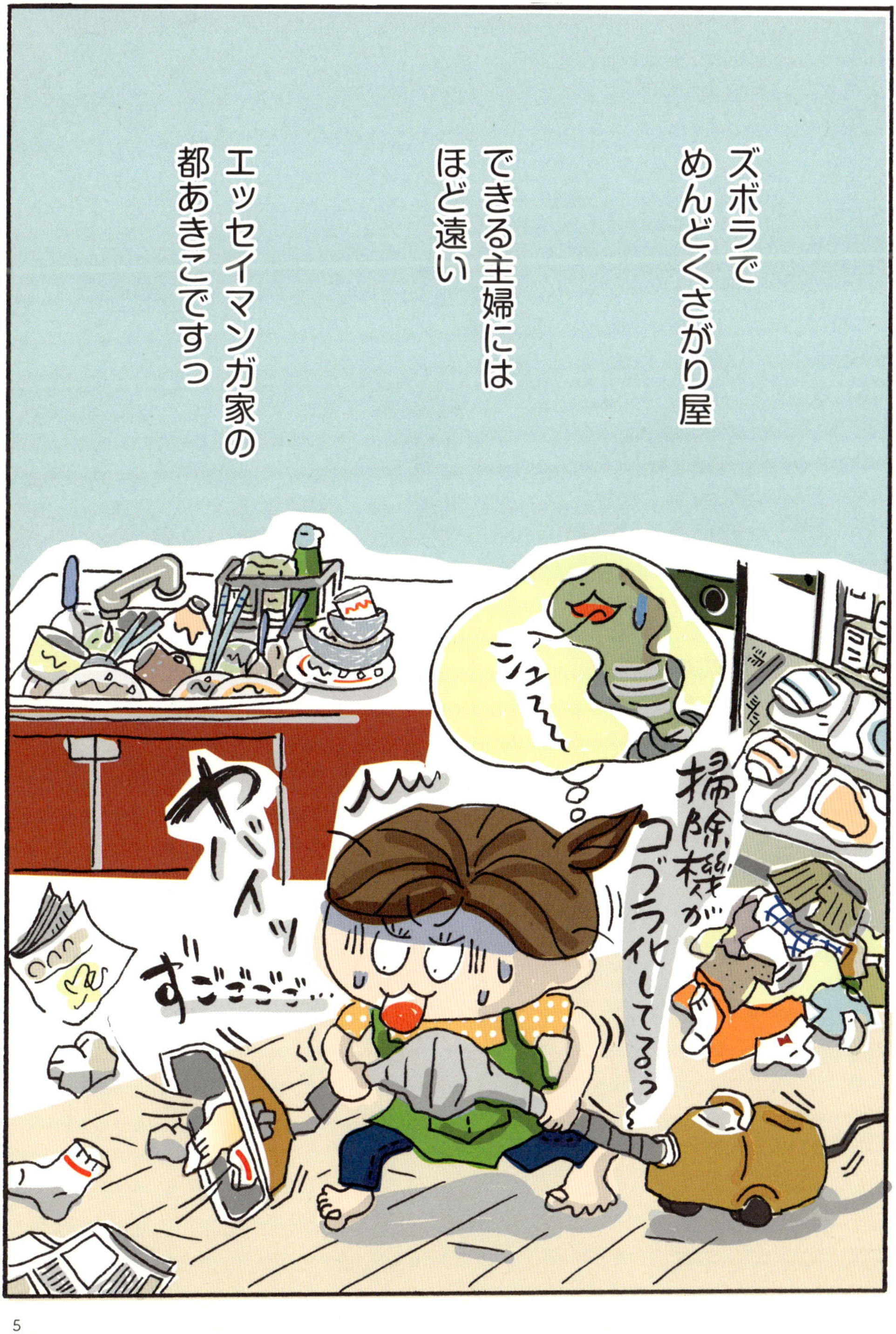

ズボラで
めんどくさがり屋
できる主婦には
ほど遠い
エッセイマンガ家の
都あきこですっ
シュ〜〜
掃除機がゴジラ化してるぅ〜
ヤバイッ
すごごごご…

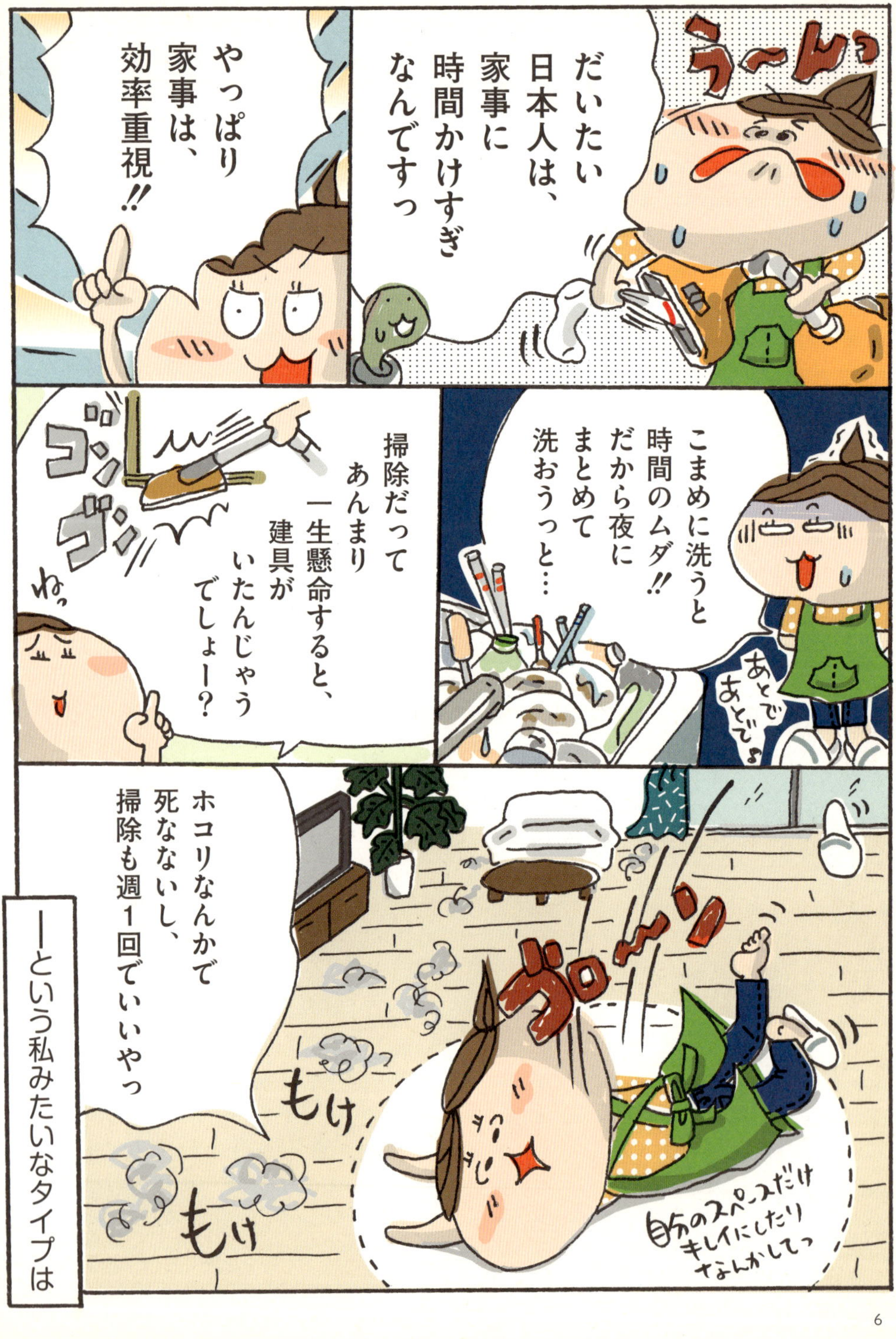
う〜んっ
だいたい日本人は、家事に時間かけすぎなんですっ
やっぱり家事は、効率重視!!
こまめに洗うと時間のムダ!! だから夜にまとめて洗おうっと…
あとであとでぇ
ゴンゴン
掃除だってあんまり一生懸命すると、建具がいたんじゃうでしょー?
ねっ
ホコリなんかで死なないし、掃除も週1回でいいやっ
ゴローン
もけ
もけ
自分のスペースだけキレイにしたりなんかしてっ
ーという私みたいなタイプは

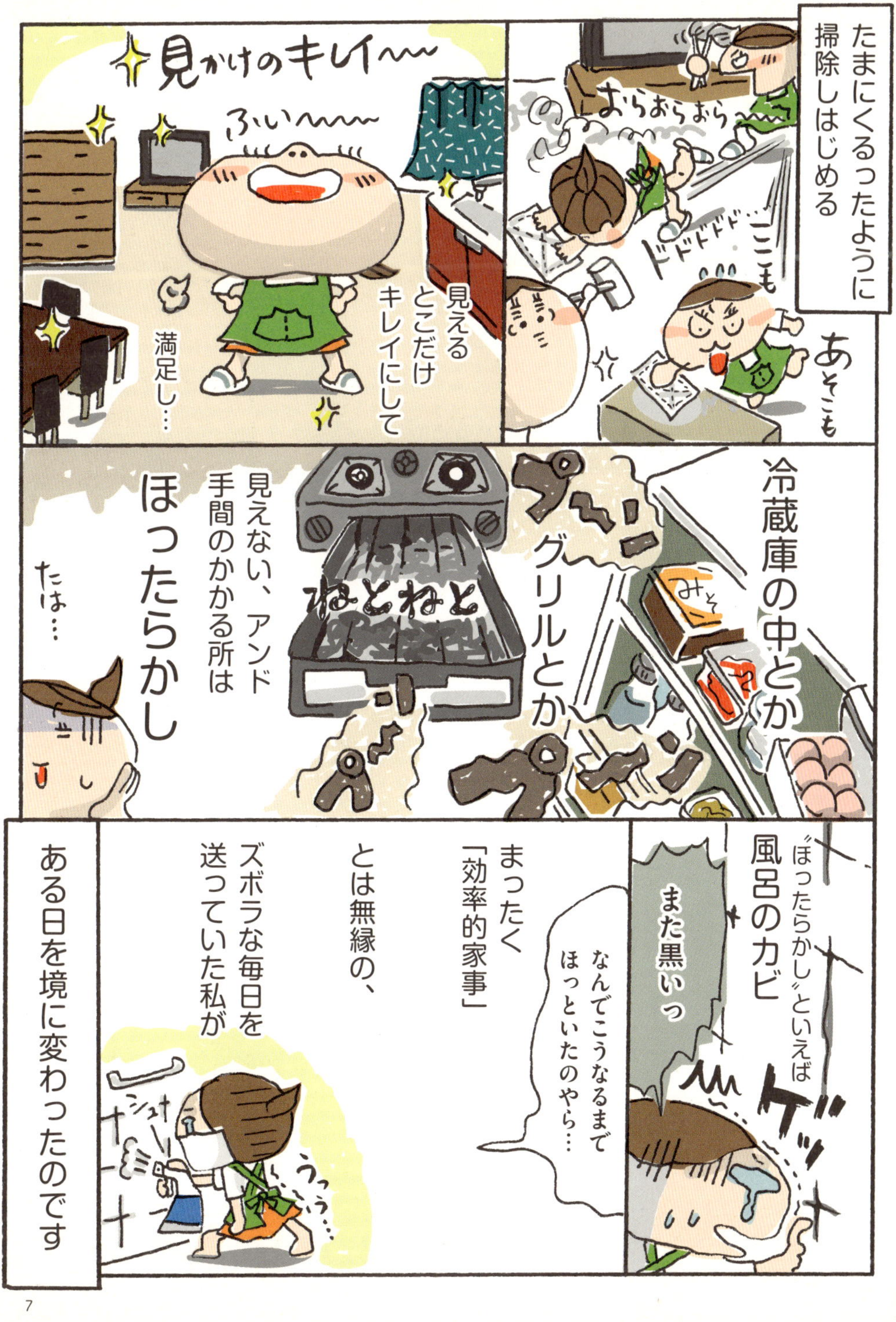
たまにくるったように
掃除しはじめる
おらおらおら~
ドドドドド…
ここも
あそこも
見かけのキレイ~~
ふぃ~~~
見える
とこだけ
キレイにして
満足し…
冷蔵庫の中とか
グリルとか
プ~ン
みそ
ねとねと
プ~ン
見えない、アンド
手間のかかる所は
ほったらかし
たは…
〝ほったらかし〟といえば
風呂のカビ
また黒いっ
ゲッ
なんでこうなるまで
ほっといたのやら…
まったく
「効率的家事」
とは無縁の、
ズボラな毎日を
送っていた私が
うっうっ…
ある日を境に変わったのです

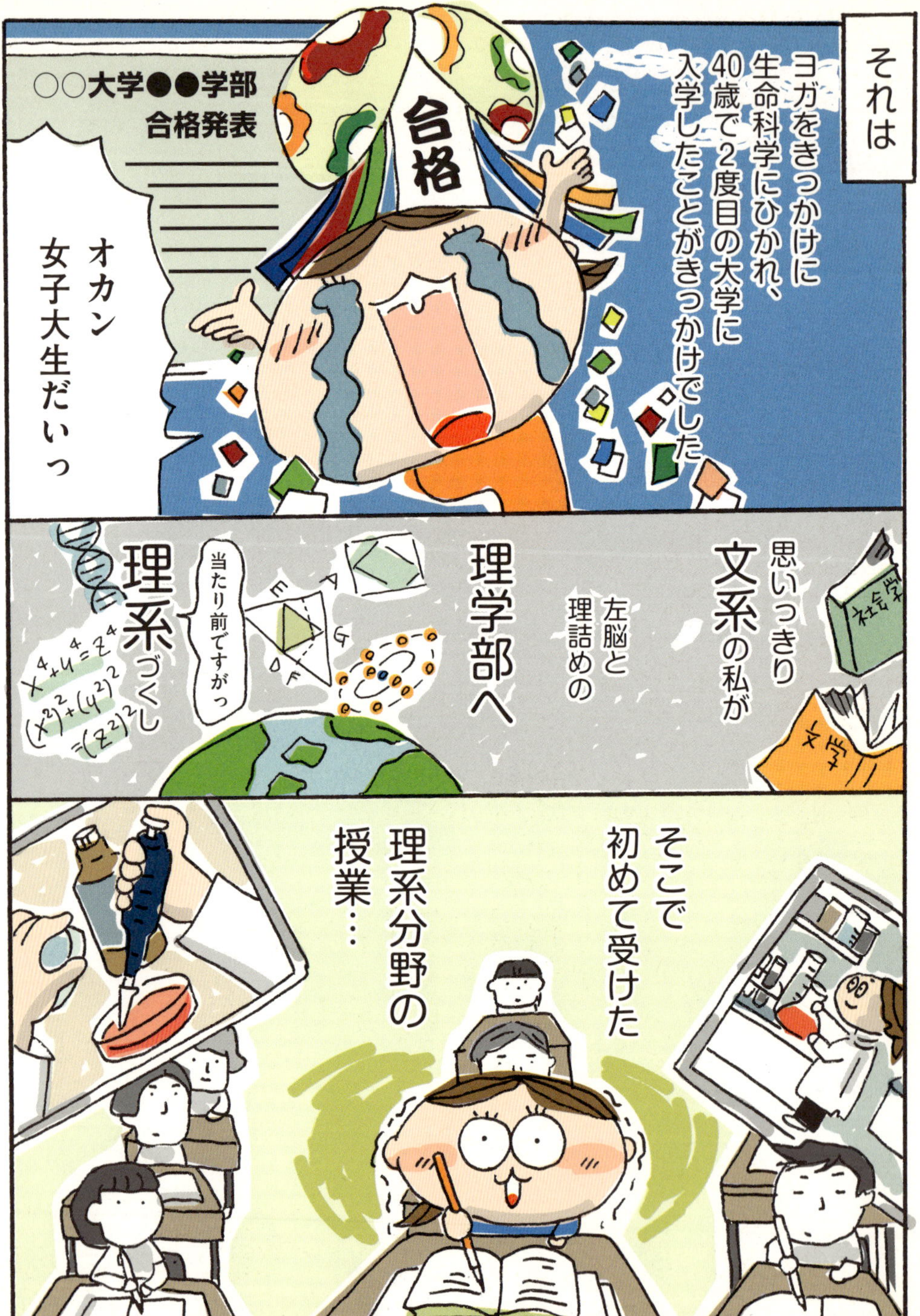

それは
ヨガをきっかけに生命科学にひかれ、40歳で2度目の大学に入学したことがきっかけでした
○○大学●●学部
合格発表
合格
オカン女子大生だいっ
思いっきり文系の私が
左脳と理詰めの
理学部へ
当たり前ですがっ
理系づくし
社会学
文学
そこで初めて受けた理系分野の授業…

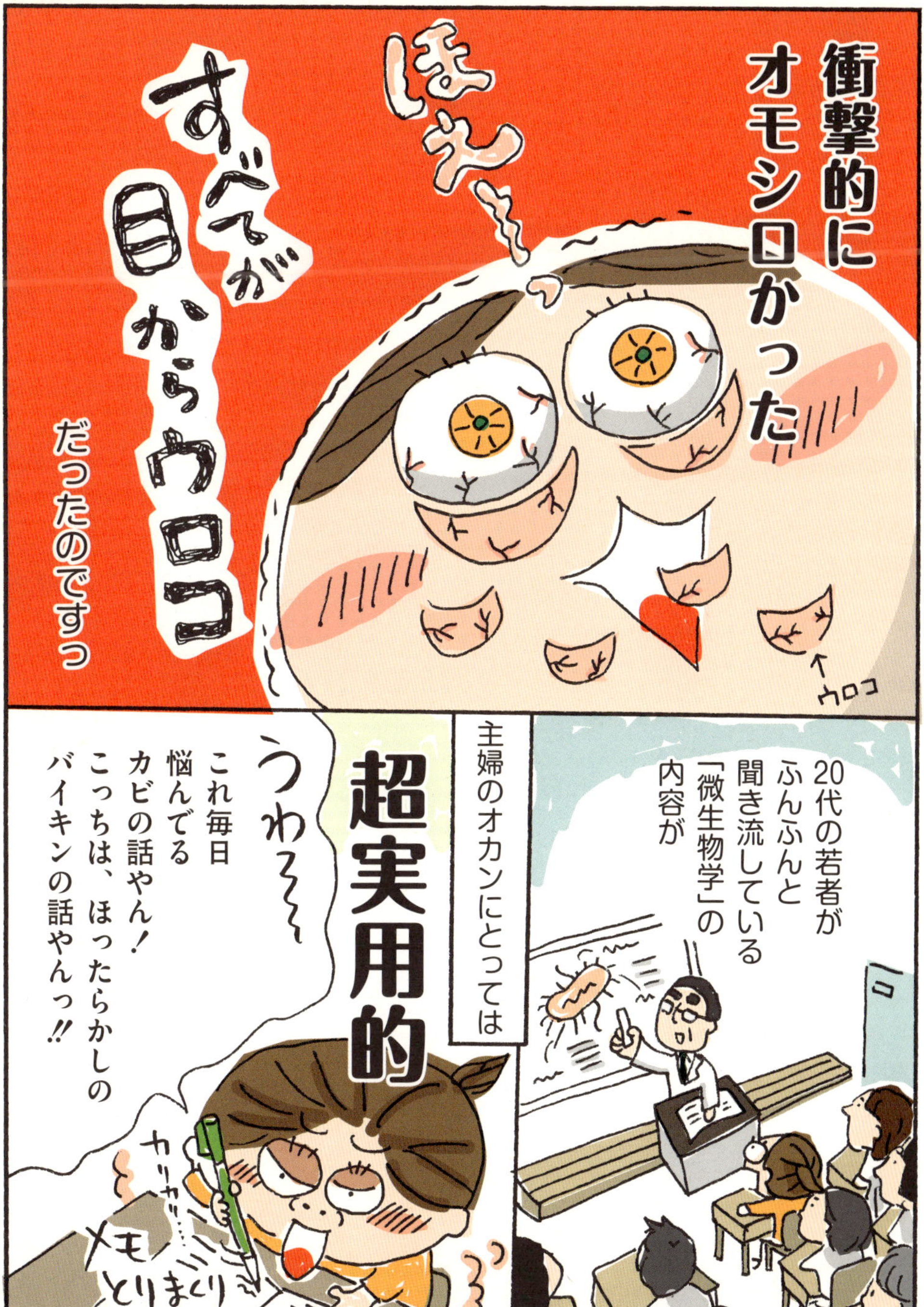
衝撃的に
オモシロかった
ほえ〜〜っ
すべてが
目からウロコ
だったのですっ
ウロコ
20代の若者が
ふんふんと
聞き流している
「微生物学」の
内容が
主婦のオカンにとっては
超実用的
うわ〜〜
これ毎日
悩んでる
カビの話やん！
こっちは、ほったらかしの
バイキンの話やんっ!!
カリカリ……
メモ
とりまくり

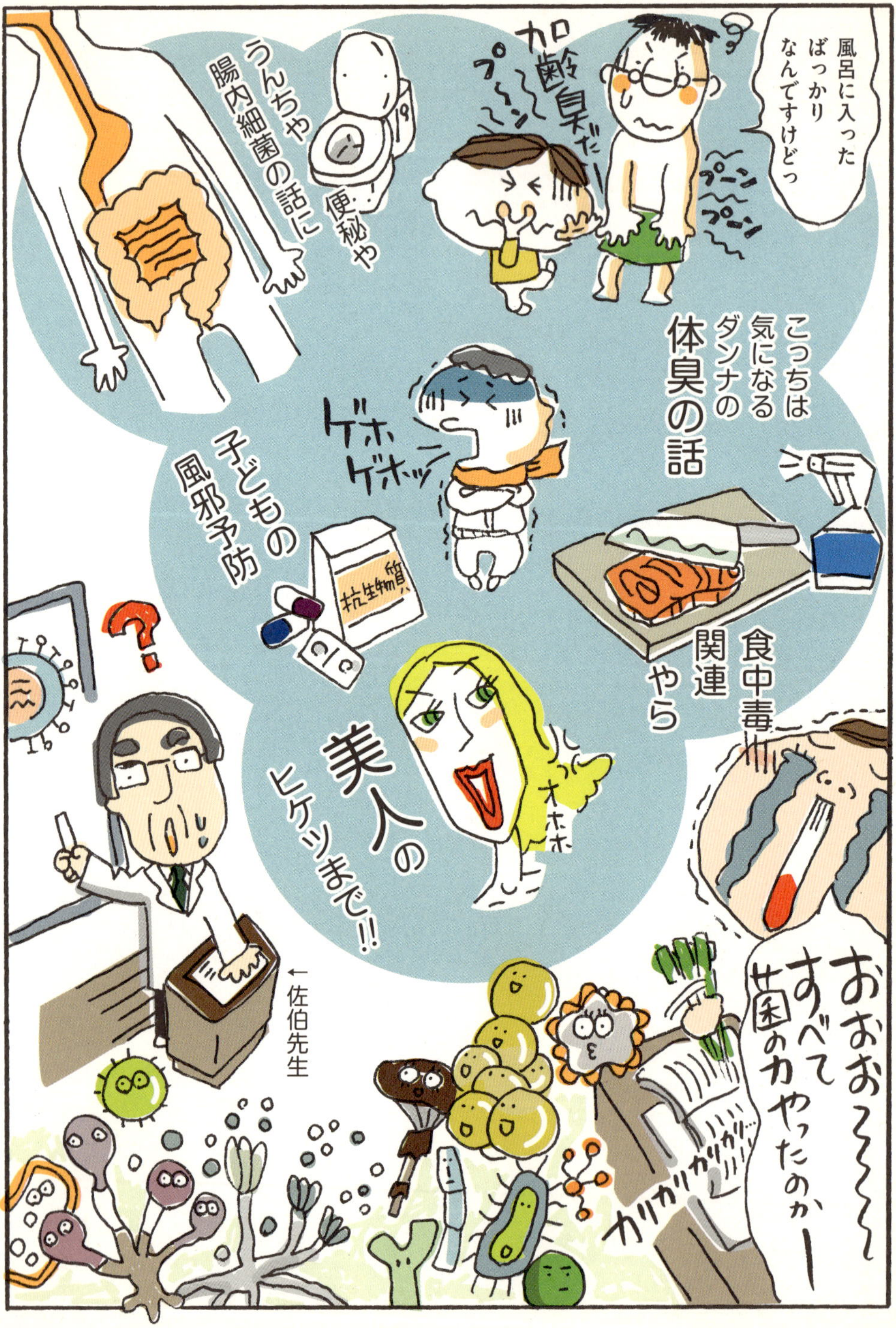

風呂に入った
ばっかり
なんですけどっ
カロ齢臭だ
プ〜ン
プ〜ン
プ〜ン
うんちや
腸内細菌の話に
便秘や
こっちは
気になる
ダンナの
体臭の話
ゲホ
ゲホッ
子どもの
風邪予防
抗生物質
食中毒
関連
やら
美人の
ヒケツまで!!
オホホ
← 佐伯先生
おおお〜〜〜
すべて
菌の力やったのか〜
カリカリカリカリ…

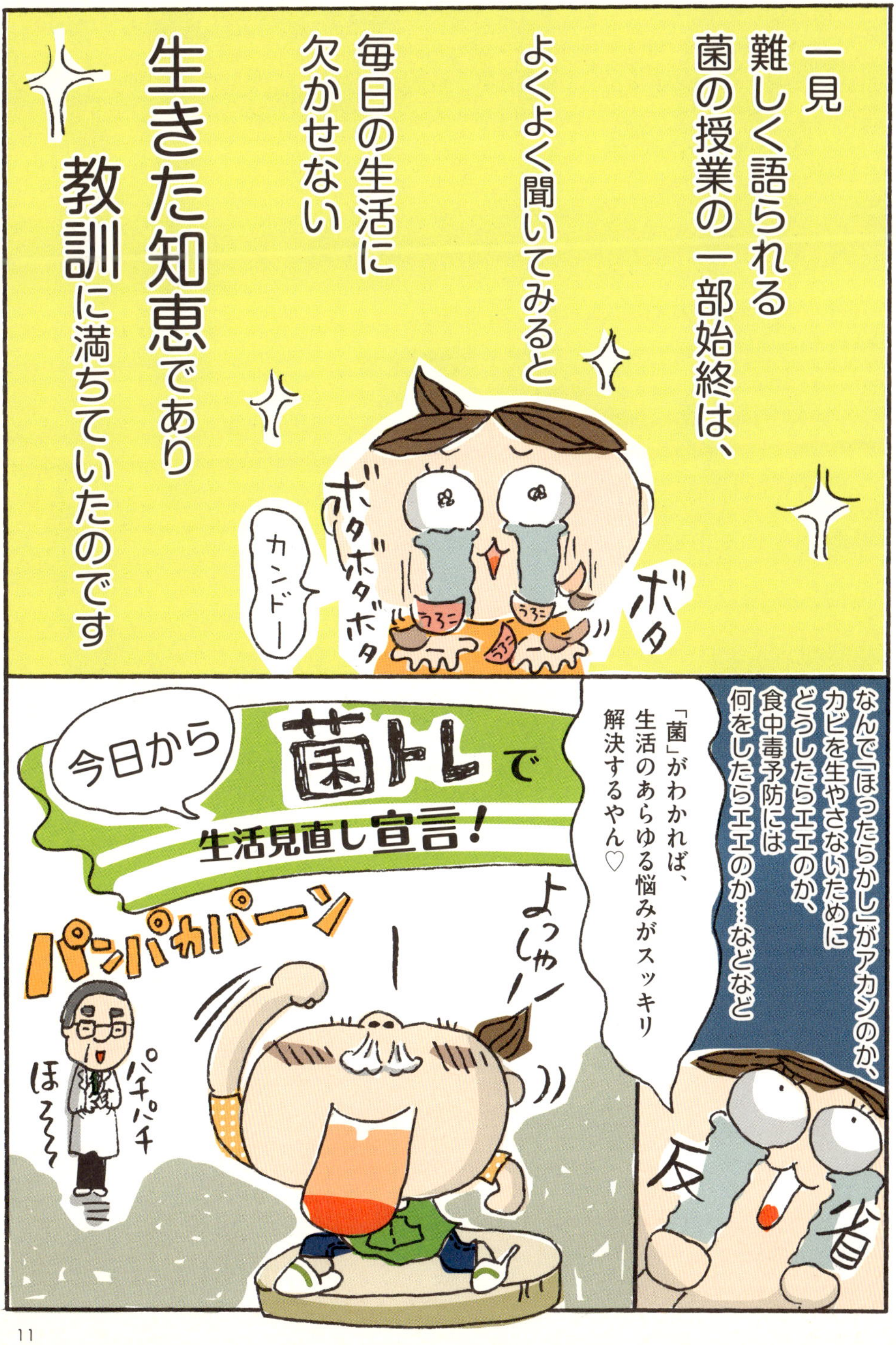
一見
難しく語られる
菌の授業の一部始終は、
よくよく聞いてみると
毎日の生活に
欠かせない
生きた知恵であり
教訓に満ちていたのです
ボタ
ボタボタボタボタ
カンドー
うろこ
なんで「ほったらかし」がアカンのか、
カビを生やさないために
どうしたらエエのか、
食中毒予防には
何をしたらエエのか…などなど
「菌」がわかれば、
生活のあらゆる悩みがスッキリ
解決するやん♡
反省
今日から
菌トレで
生活見直し宣言!
パンパカパーン
よっしゃー
パチパチ
ほろろ～

✓「菌トレ」前の準備運動

生活見直しチェックリスト

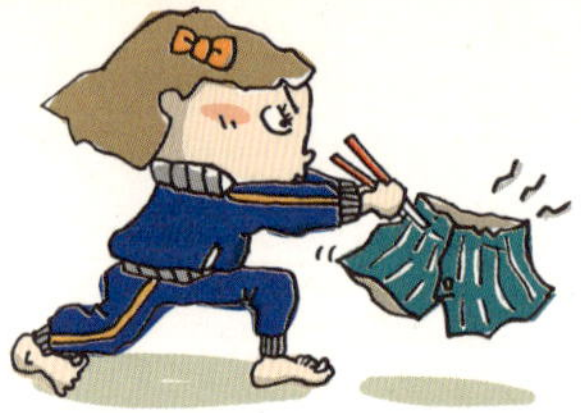

当てはまるものに✓をつけて！

- [ ] 生肉を切ったまな板は、いつも洗剤で洗って、おしまい
- [ ] 包丁は、刃の部分を念入りに洗う
- [ ] 「除菌」と名がつく商品を買うと、安心する
- [ ] 「消毒」と「殺菌」のちがいが説明できない
- [ ] 布団は、起きたらすぐに押入れへ入れる
- [ ] 布団を干すときは、布団たたきで叩いてホコリを落とす
- [ ] 押入れは、いつもキチンと閉めている
- [ ] 冬は、必ず加湿器を使用する
- [ ] タンスは、壁にピタっとつけている
- [ ] マイホームは日当たりがよければよい
- [ ] ニキビがなかなか治らない
- [ ] 食べ物は、好き嫌いが多い
- [ ] 使わなくなった化粧品は、また使う機会もあるので置いている
- [ ] 化粧品やクリームを使う前に、手を洗う習慣がない
- [ ] 抗生物質を飲めば、風邪がよくなるのは常識
- [ ] 「うがいぐすり」を使うとき、説明書を見ない
- [ ] 汗をかくと、自分がニオう
- [ ] 残りものは、ニオわなければくさっていないと思う

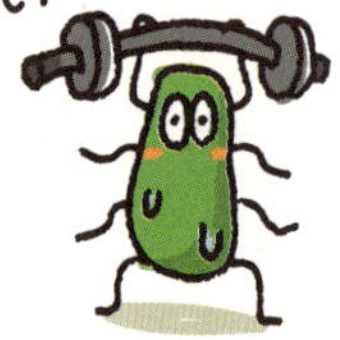

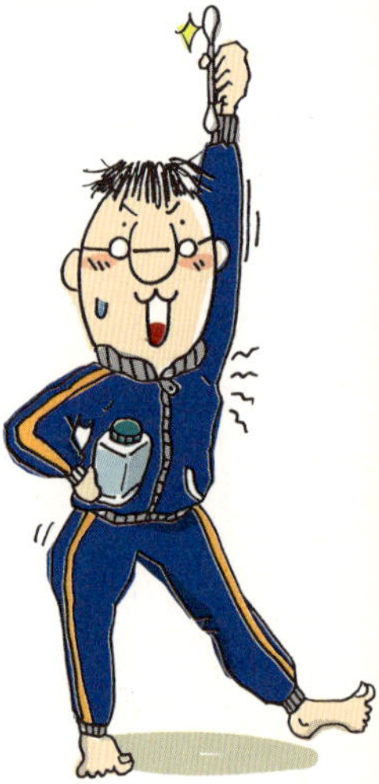

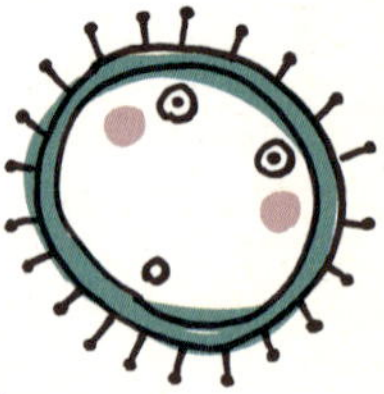

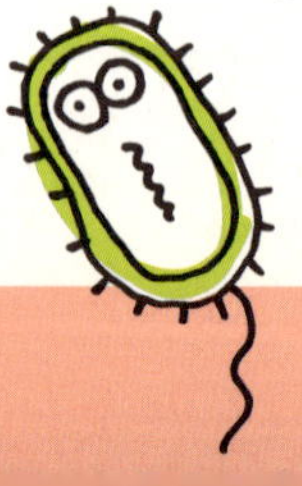

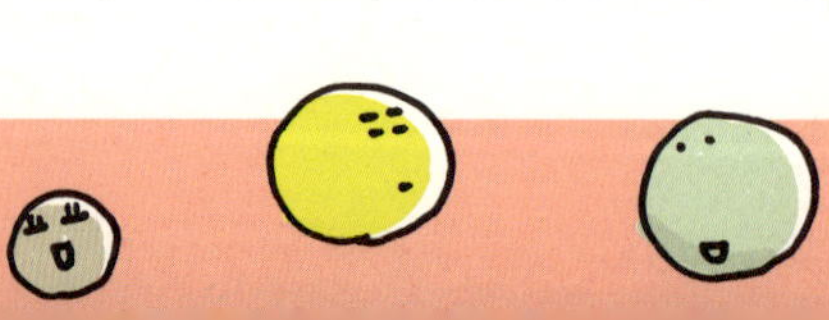

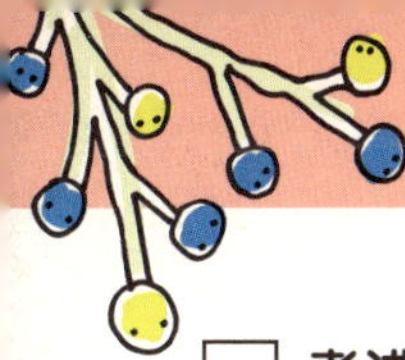

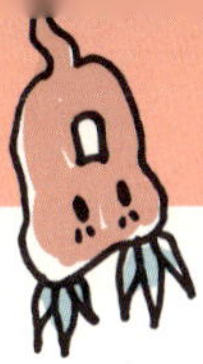

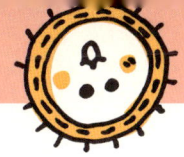

- [ ] 煮沸をすれば、すべての菌は死ぬから大丈夫
- [ ] 食品にカビが生えたら、カビのところだけ取って食べる
- [ ] 真夏でも、生卵をよく食べる
- [ ] 子どもと同じスプーンで食べる
- [ ] 朝起きてすぐには、うがいや歯みがきをしない
- [ ] 抗菌歯ブラシを使っているので、菌対策は万全
- [ ] バスタオルは、家族で１枚を使い回す
- [ ] 洗面台に、お風呂グッズや、洗顔、整髪料などたくさん置いている
- [ ] 歯ブラシは、毛先が乱れたら交換するようにしている
- [ ] 自分のうんちやおならが臭いことがある
- [ ] ヨーグルトを食べるのは、食事の前だ
- [ ] トイレットペーパーを三角に折るのは、エチケットマナーとして大事
- [ ] トイレの便座のふたは、いつも開いている
- [ ] 自分の子どもが泥遊びをするのは、気が進まない

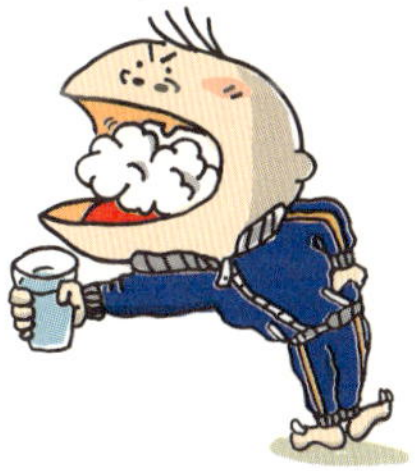

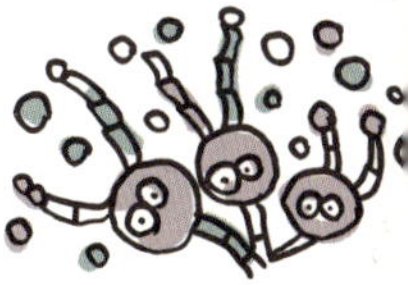

チェックが多い人は、一緒に菌トレしましょ！

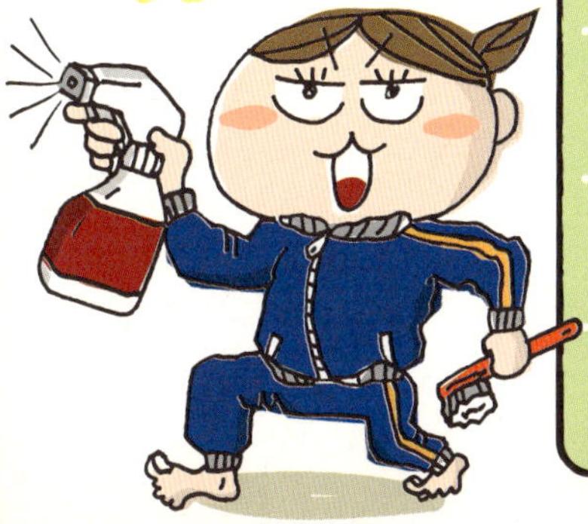

☑が26個以上…**菌トレ初心者**

悪い菌にまみれているかも!? この本で、今の生活習慣の何がイケナイのか読んで！

☑16～25個…**菌トレ中級者**

ほどほどに気をつけているようですが、まだまだ菌知識にぬかりがあり！

☑が6～15個…**菌トレ上級者**

悪い菌をよせつけない生活ができていそう！ ただ、意外な落とし穴に注意！

☑が5個以下…**菌トレマスター！**

菌に対する知識は博士級！ この本からは、良い菌を増やす方法を知ってみて！

今日から「菌トレ」！

～オソロしくてオモロい、菌とのくらし～

もくじ

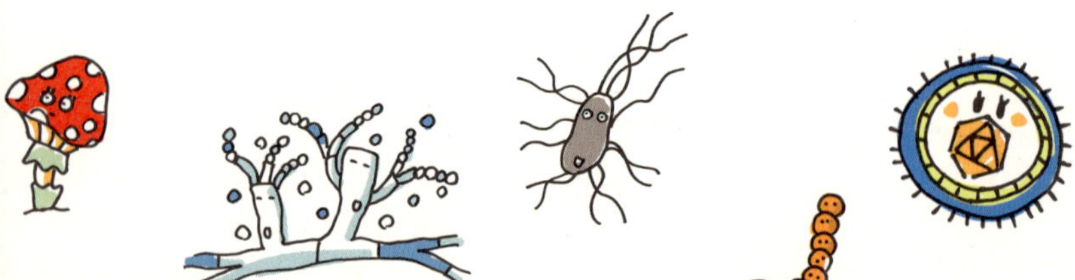

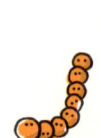

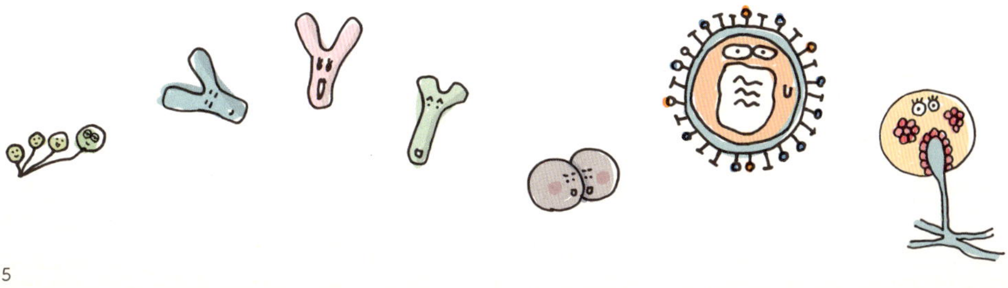

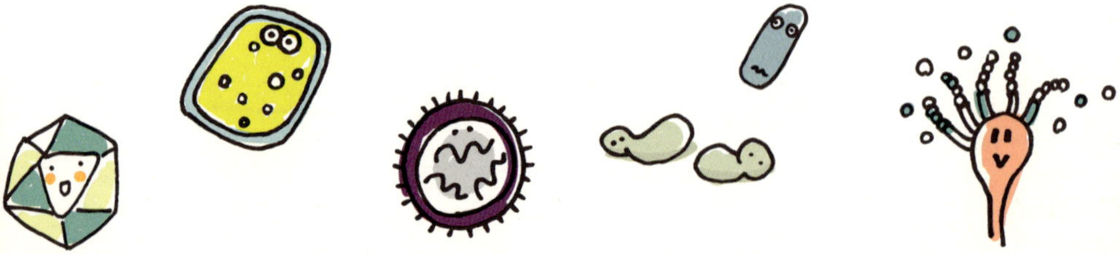

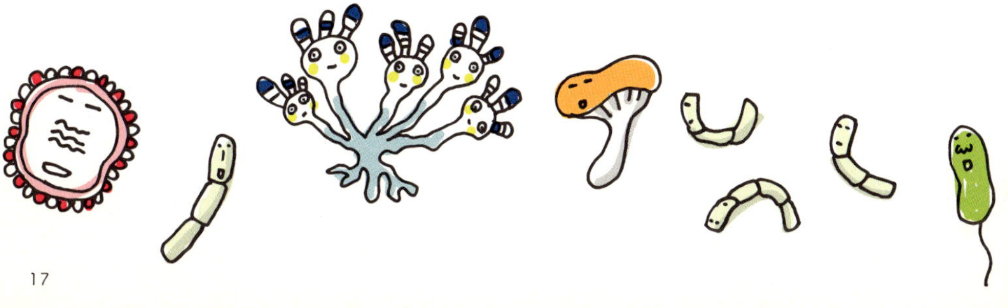

本書の登場人物

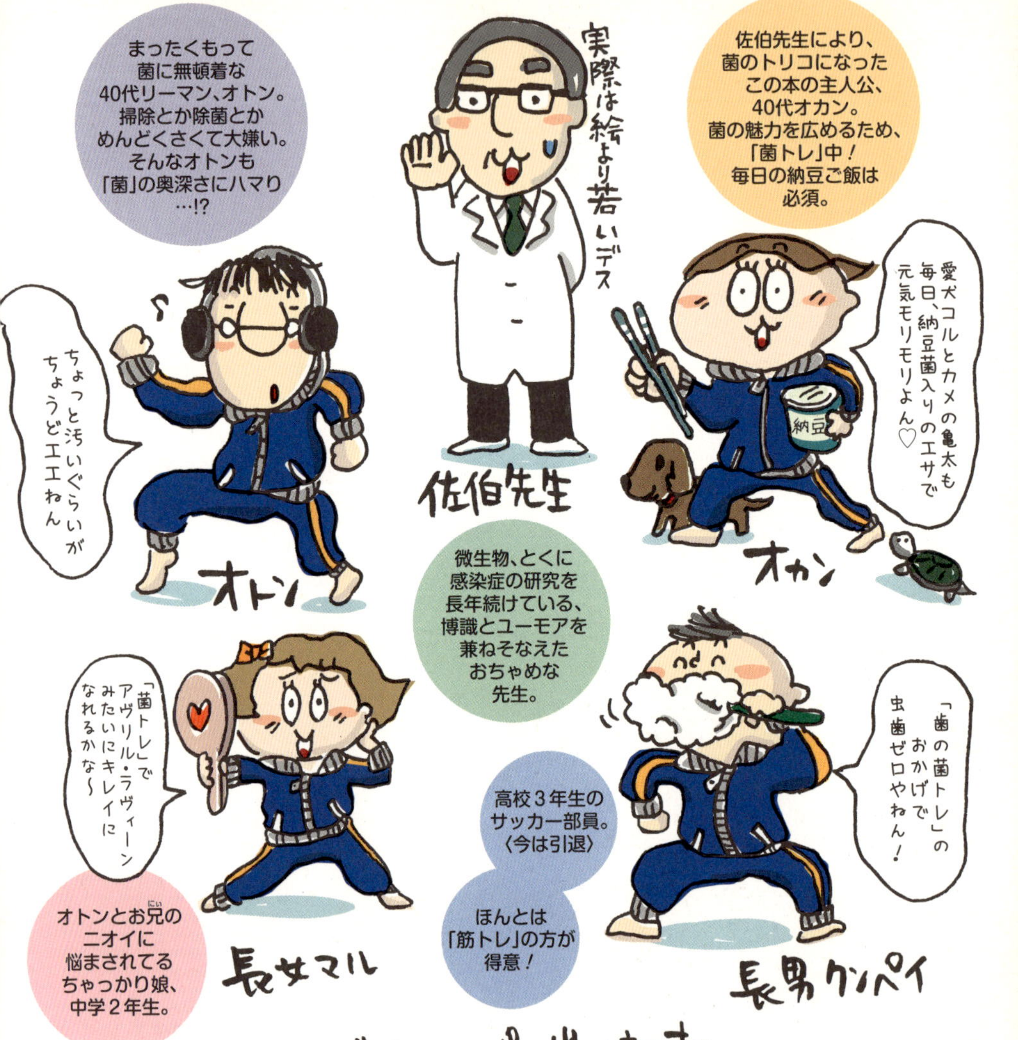
まったくもって菌に無頓着な40代リーマン、オトン。掃除とか除菌とかめんどくさくて大嫌い。そんなオトンも「菌」の奥深さにハマリ…!?
実際は絵より若いデス
佐伯先生により、菌のトリコになったこの本の主人公、40代オカン。菌の魅力を広めるため、「菌トレ」中！毎日の納豆ご飯は必須。
ちょっと汚いぐらいが
ちょうどエエねん
オトン
佐伯先生
納豆
愛犬コルとカメの亀太も
毎日、納豆菌入りのエサで
元気モリモリよん♡
オカン
微生物、とくに感染症の研究を長年続けている、博識とユーモアを兼ねそなえたおちゃめな先生。
「菌トレ」で
アヴリル・ラヴィーン
みたいにキレイに
なれるかな〜
「歯の菌トレ」の
おかげで
虫歯ゼロやねん！
高校３年生のサッカー部員。〈今は引退〉
ほんとは「筋トレ」の方が得意！
オトンとお兄のニオイに悩まされてるちゃっかり娘、中学２年生。
長女マル
長男クンペイ

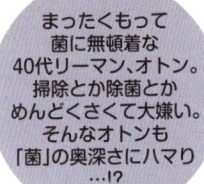

ボクらもいっぱい出てまーす!!

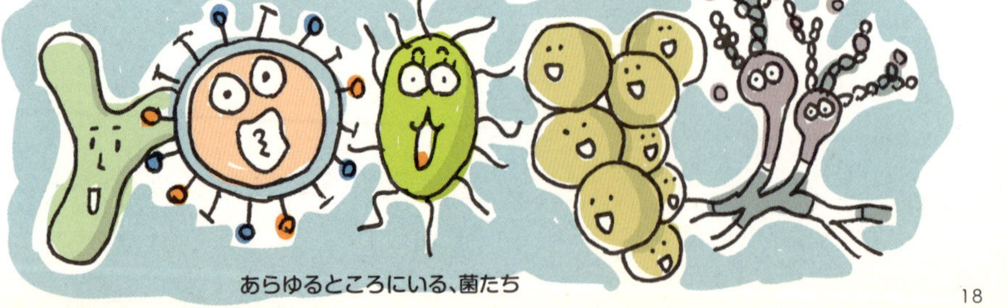

あらゆるところにいる、菌たち

〔第1章〕

バイキンってなに？

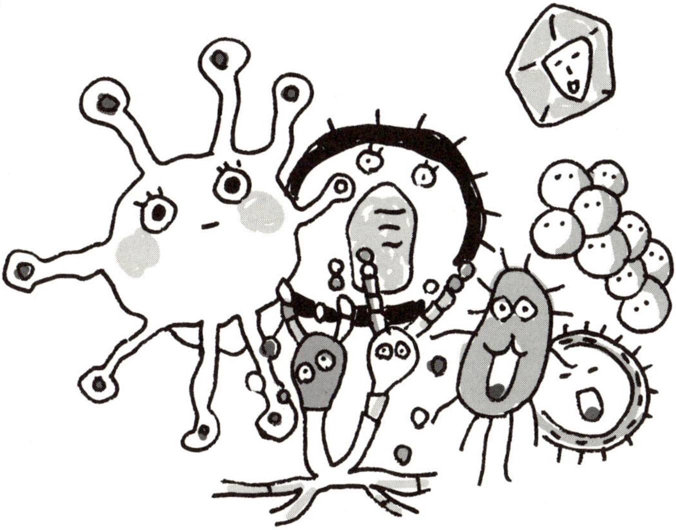

第1章
その1

「バイキン」といっても、いろいろある

KINTORE

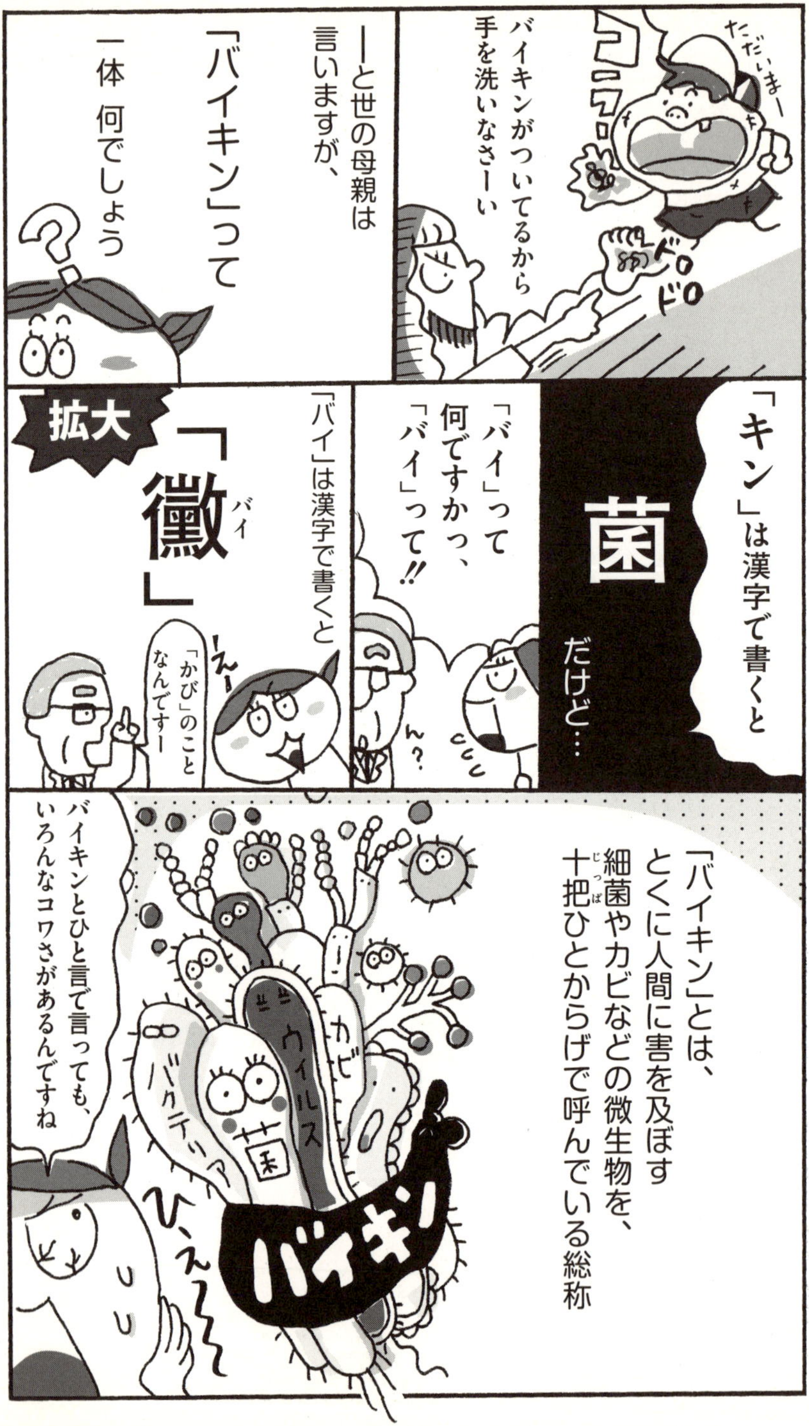

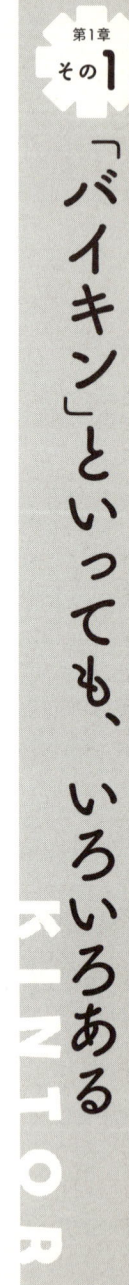

ただいまー
コラー
ドロドロ
バイキンがついてるから手を洗いなさーい
ーと世の母親は言いますが、
「バイキン」って
一体　何でしょう
「キン」は漢字で書くと
菌
だけど…
「バイ」って何ですかっ、「バイ」って!!
ん?
「バイ」は漢字で書くと
拡大
「黴(バイ)」
えー
「かび」のことなんですー
「バイキン」とは、とくに人間に害を及ぼす細菌やカビなどの微生物を、十把(じっぱ)ひとからげで呼んでいる総称
カビ
ウイルス
バクテリア
菌
バイキン
ひえ〜〜
バイキンとひと言で言っても、いろんなコワさがあるんですね

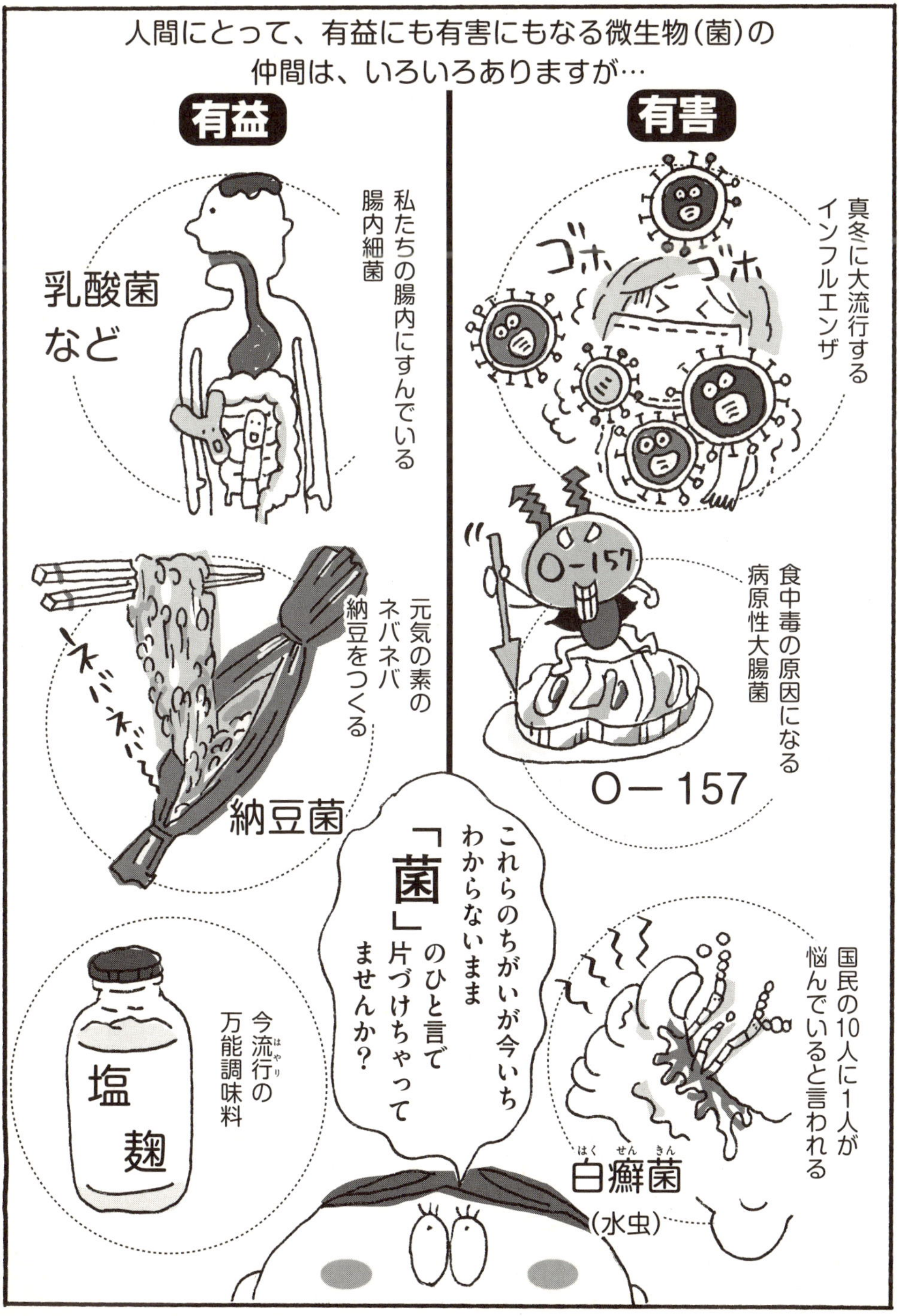
人間にとって、有益にも有害にもなる微生物(菌)の
仲間は、いろいろありますが…
有益
有害
私たちの腸内にすんでいる
腸内細菌
乳酸菌
など
元気の素の
ネバネバ
納豆をつくる
ネバネバ
納豆菌
今流行の
万能調味料
塩
麹
真冬に大流行する
インフルエンザ
ゴホ
ゴホ
食中毒の原因になる
病原性大腸菌
O−157
O－157
国民の10人に1人が
悩んでいると言われる
白癬菌
(水虫)
これらのちがいが今いち
わからないまま
「菌」のひと言で
片づけちゃって
ませんか?

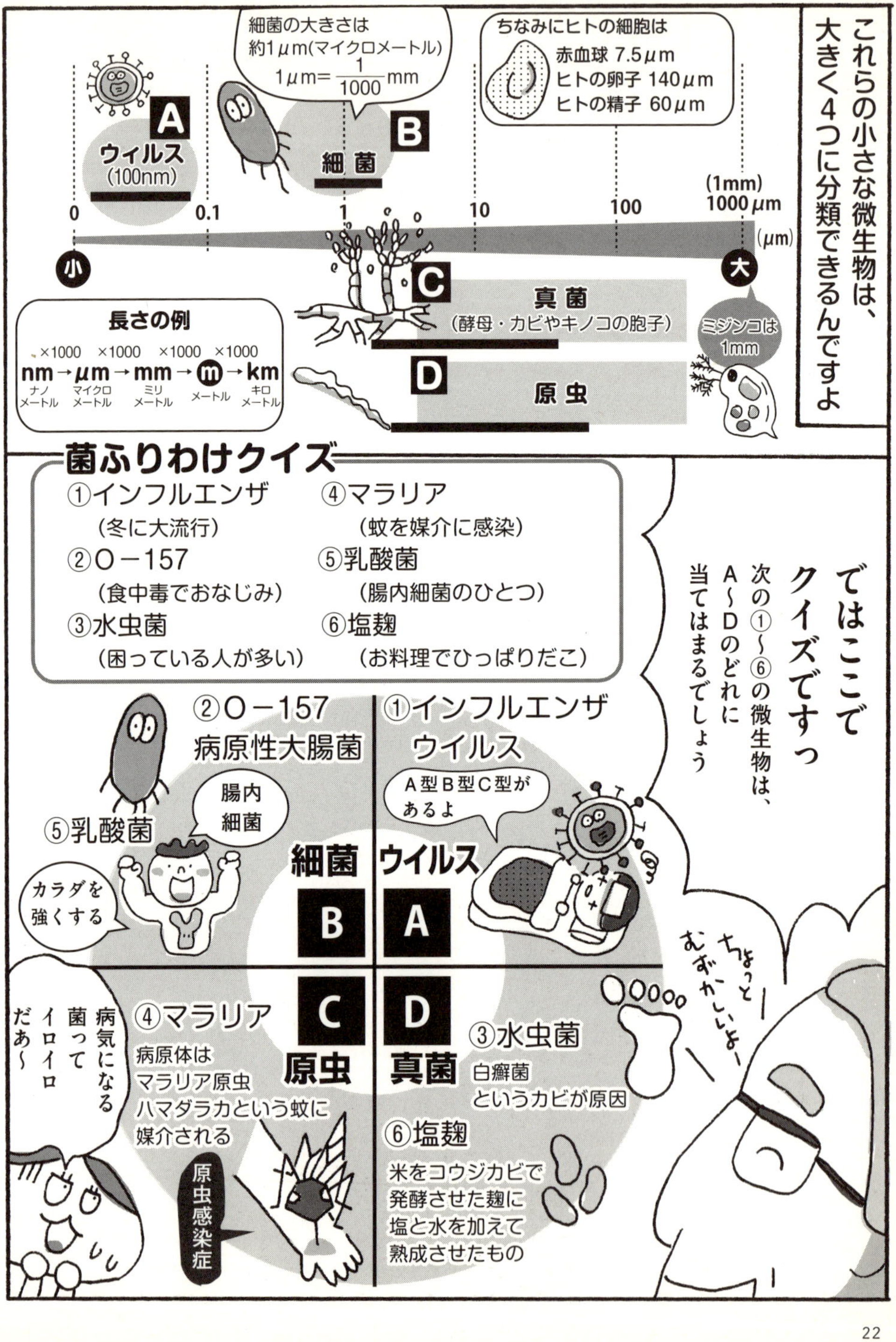
これらの小さな微生物は、大きく4つに分類できるんですよ
細菌の大きさは
約1μm(マイクロメートル)
1μm= 1/1000 mm
ちなみにヒトの細胞は
赤血球 7.5μm
ヒトの卵子 140μm
ヒトの精子 60μm
A
ウィルス
(100nm)
B
細菌
0
0.1
1
10
100
(1mm)
1000μm
(μm)
小
大
C
真菌
(酵母・カビやキノコの胞子)
D
原虫
ミジンコは1mm
長さの例
×1000 ×1000 ×1000 ×1000
nm→μm→mm→m→km
ナノメートル
マイクロメートル
ミリメートル
メートル
キロメートル
菌ふりわけクイズ
①インフルエンザ
(冬に大流行)
②O−157
(食中毒でおなじみ)
③水虫菌
(困っている人が多い)
④マラリア
(蚊を媒介に感染)
⑤乳酸菌
(腸内細菌のひとつ)
⑥塩麹
(お料理でひっぱりだこ)
ではここでクイズですっ
次の①〜⑥の微生物は、A〜Dのどれに当てはまるでしょう
②O−157
病原性大腸菌
腸内細菌
⑤乳酸菌
カラダを強くする
細菌
B
①インフルエンザ
ウイルス
A型B型C型があるよ
ウイルス
A
ちょっとむずかしいよ〜
病気になる菌ってイロイロだあ〜
④マラリア
病原体は
マラリア原虫
ハマダラカという蚊に
媒介される
C
原虫
原虫感染症
D
真菌
③水虫菌
白癬菌
というカビが原因
⑥塩麹
米をコウジカビで
発酵させた麹に
塩と水を加えて
熟成させたもの

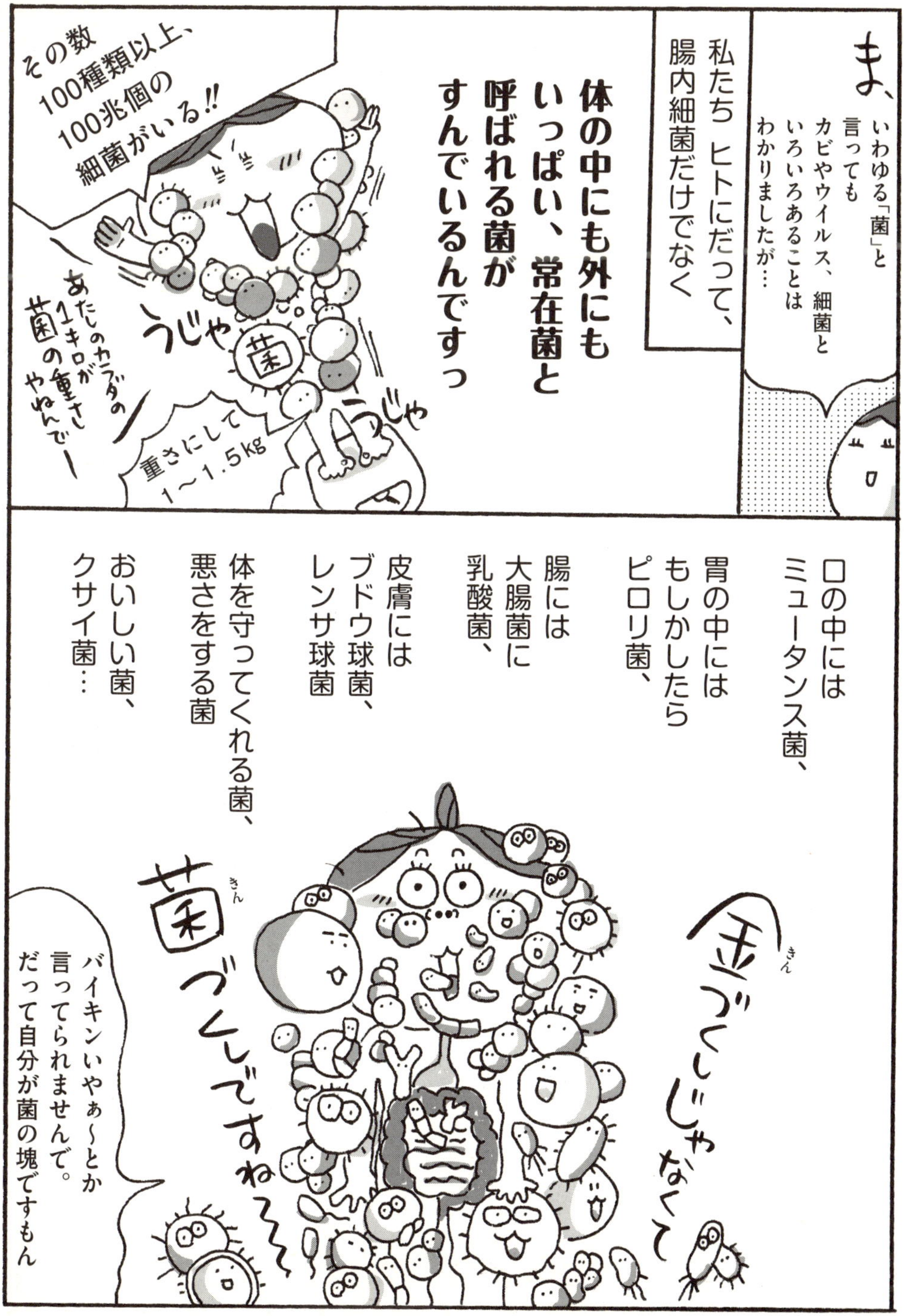

ま、
いわゆる「菌」と言ってもカビやウイルス、細菌といろいろあることはわかりましたが…
私たち ヒトにだって、腸内細菌だけでなく
体の中にも外にもいっぱい、常在菌と呼ばれる菌がすんでいるんですっ
その数 100種類以上、100兆個の細菌がいる!!
うじゃ
うじゃ
菌
重さにして 1〜1.5kg
あたしのカラダの1キロが菌の重さやねんでー
口の中にはミュータンス菌、
胃の中にはもしかしたらピロリ菌、
腸には大腸菌に乳酸菌、
皮膚にはブドウ球菌、レンサ球菌
体を守ってくれる菌、悪さをする菌
おいしい菌、クサイ菌…
金づくしじゃなくて
菌づくしですねぇ〜
バイキンいやぁ〜とか言ってられませんで。だって自分が菌の塊ですもん

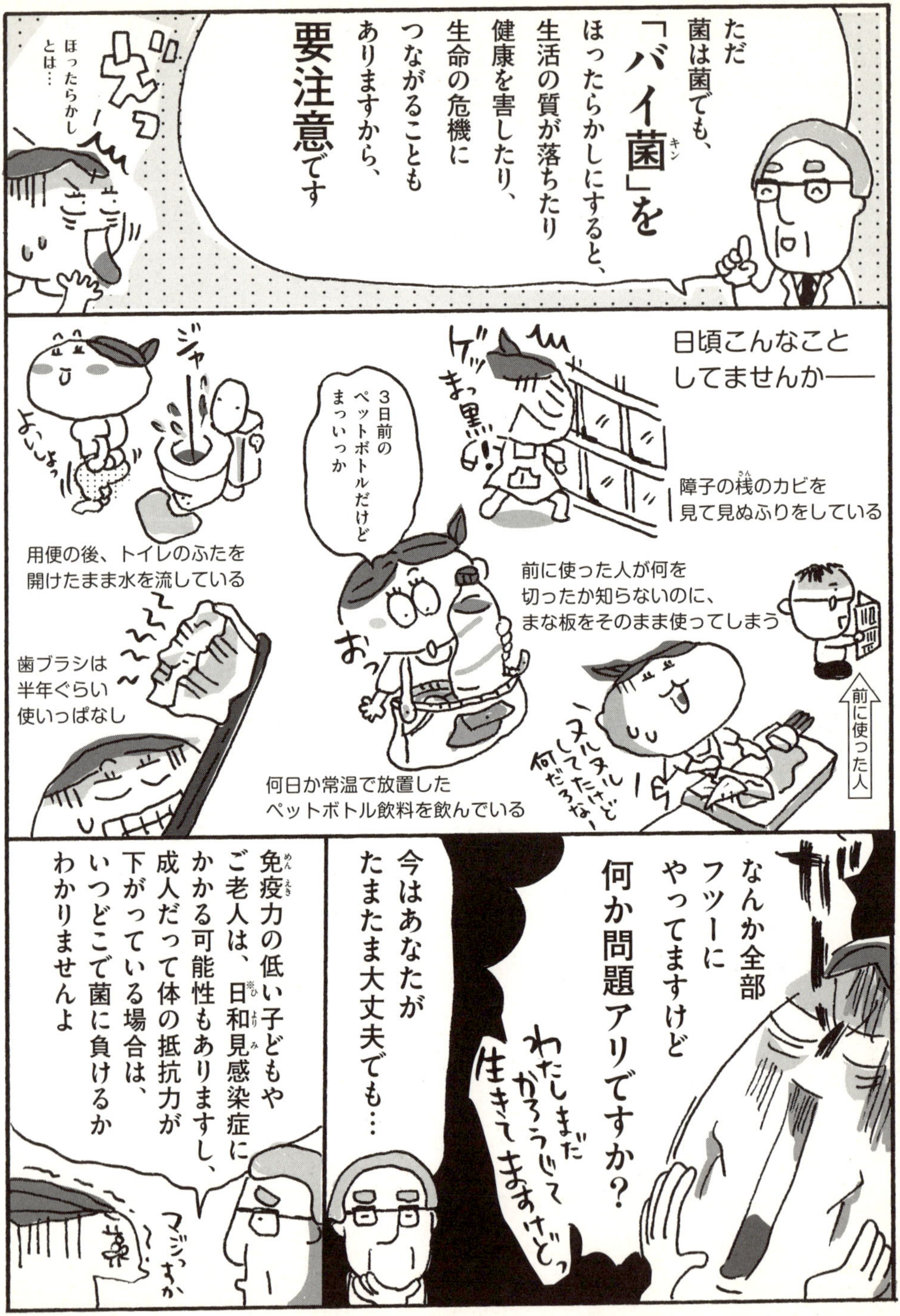

ただ
菌は菌でも、
「バイ菌（キン）」を
ほったらかしにすると、
生活の質が落ちたり
健康を害したり、
生命の危機に
つながることも
ありますから、
要注意です
ほったらかしとは…
日頃こんなこと
してませんか——
ゲッ
まっ黒!
障子の桟（さん）のカビを
見て見ぬふりをしている
3日前の
ペットボトルだけど
まっいいっか
おっ
ジャー
よいしょっ
用便の後、トイレのふたを
開けたまま水を流している
前に使った人が何を
切ったか知らないのに、
まな板をそのまま使ってしまう
前に使った人
ヌルヌルしてたけど
何だろうな
歯ブラシは
半年ぐらい
使いっぱなし
何日か常温で放置した
ペットボトル飲料を飲んでいる
なんか全部
フツーに
やってますけど
何か問題アリですか?
わたしまだ
かろうじて
生きてますけどっ
今はあなたが
たまたま大丈夫でも…
免疫（めんえき）力の低い子どもや
ご老人は、日和見（※ひよりみ）感染症に
かかる可能性もありますし、
成人だって体の抵抗力が
下がっている場合は、
いつどこで菌に負けるか
わかりませんよ
マジっすか

※日和見感染症：免疫力が低下したときに、健康な人では感染しない病原性の弱い微生物が原因で発症する感染症。

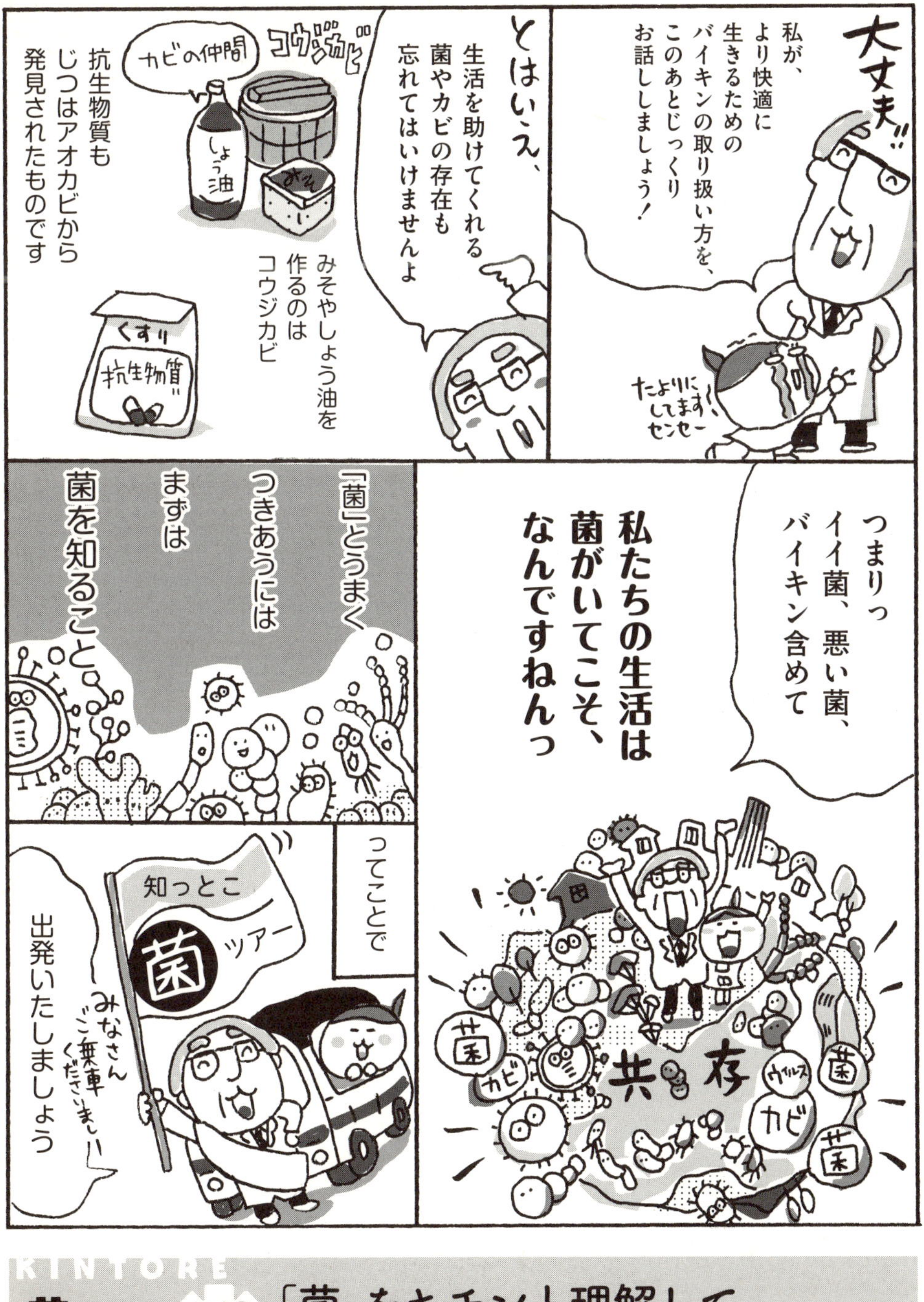
大丈夫!!
私が、より快適に生きるためのバイキンの取り扱い方を、このあとじっくりお話ししましょう!
たよりにしてますセンセー
とはいえ、
生活を助けてくれる菌やカビの存在も忘れてはいけませんよ
コウジカビ
カビの仲間
しょう油
みそ
みそやしょう油を作るのはコウジカビ
抗生物質もじつはアオカビから発見されたものです
くすり
抗生物質
つまりっイイ菌、悪い菌、バイキン含めて
私たちの生活は菌がいてこそ、なんですねんっ
共存
菌
カビ
ウイルス
「菌」とうまくつきあうには
まずは
菌を知ること
ってことで
知っとこ
菌
ツアー
出発いたしましょう
みなさんご乗車くださいまし!!

KINTORE

菌トレ! 心得 1

「菌」をキチンと理解して
「菌」と上手につきあうべし

カビはヒトの仲間！

今日から菌ハカセ！

この世に存在する生物って、
ヒトやイヌ、はたまた本書で扱う細菌、
カビ、酵母などの微生物を含めて
じつは大きく2つに分けられます。

それは、真核生物と原核生物。
生物の細胞の内部には、DNAなどの
遺伝子情報が入っています。
それらが核膜と呼ばれる膜に
「包まれているか／包まれていないか」で
2つに分類されているのです。

遺伝子が核膜に包まれているか
いないかのちがいが
どうして、そんなに重要なのでしょう？
それについては、ここでくわしくは
書きませんが
遺伝子の情報の伝わり方が
大きく変わってくるのです。

我々ヒトもイヌも、サカナも、バラも、
キノコも、カビも、
真核生物（核が膜に包まれている）ですが
大腸菌などの細菌類は
原核生物（核が膜に包まれていない）の仲間。
カビがヒトの仲間だと思えば…
掃除するときの気持ちがフクザツになる!?

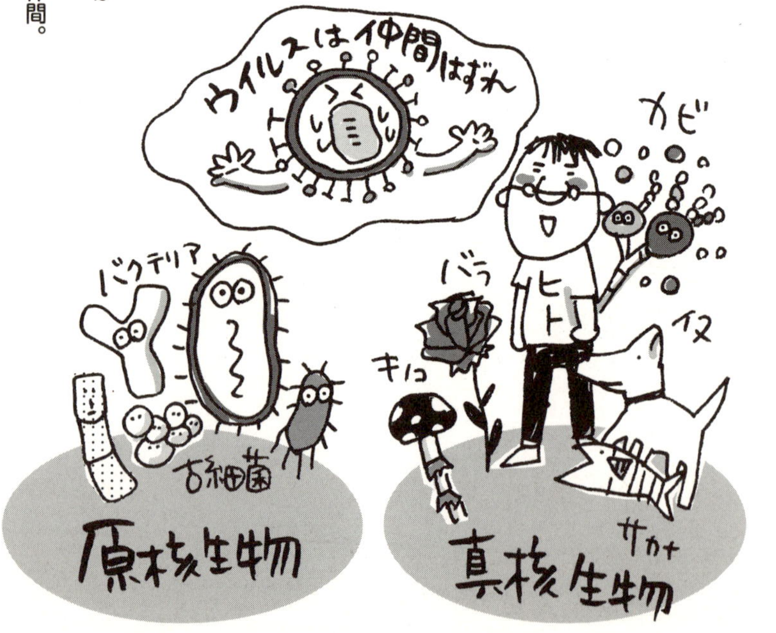
ウイルスは仲間はずれ
カビ
バクテリア
バラ
ヒト
イヌ
キノコ
古細菌
原核生物
サカナ
真核生物

生物の分類 ～細胞を比べてみよう！～

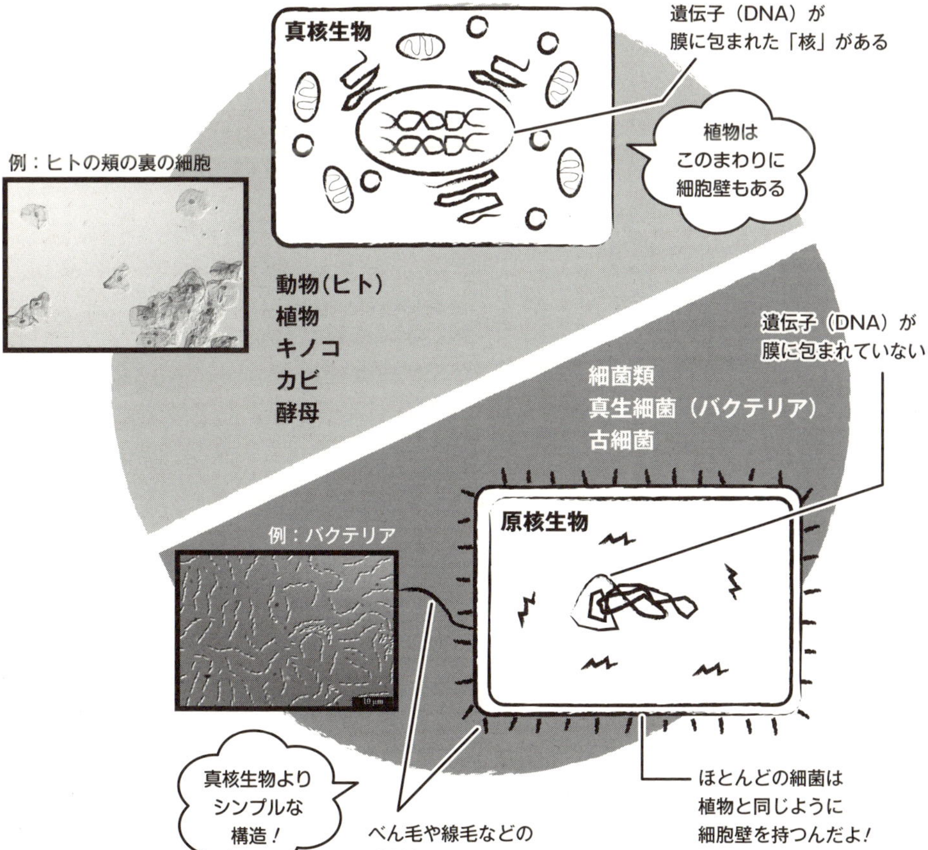
真核生物
遺伝子（DNA）が
膜に包まれた「核」がある
植物は
このまわりに
細胞壁もある
例：ヒトの頬の裏の細胞
動物（ヒト）
植物
キノコ
カビ
酵母
遺伝子（DNA）が
膜に包まれていない
細菌類
真生細菌（バクテリア）
古細菌
原核生物
例：バクテリア
真核生物より
シンプルな
構造！
べん毛や線毛などの
毛が生えている
ほとんどの細菌は
植物と同じように
細胞壁を持つんだよ！

写真協力：神戸大学　早川昌志氏

ウイルスは生物じゃない!?

ちなみに「ウイルス」は真核生物と原核生物、どちらにも属さないと言われています。生物の定義は、「細胞を基本単位とし、自己を複製増殖する能力があり、代謝機能を持ち、自分自身で生命活動を維持できる（恒常性がある）」とされています。ウイルスは、他の生物に寄生することでしか生きていけません。つまり、自分で増殖できないため、厳密には「生物」には含まれないのです！

どこにでもたっぷり！ な菌

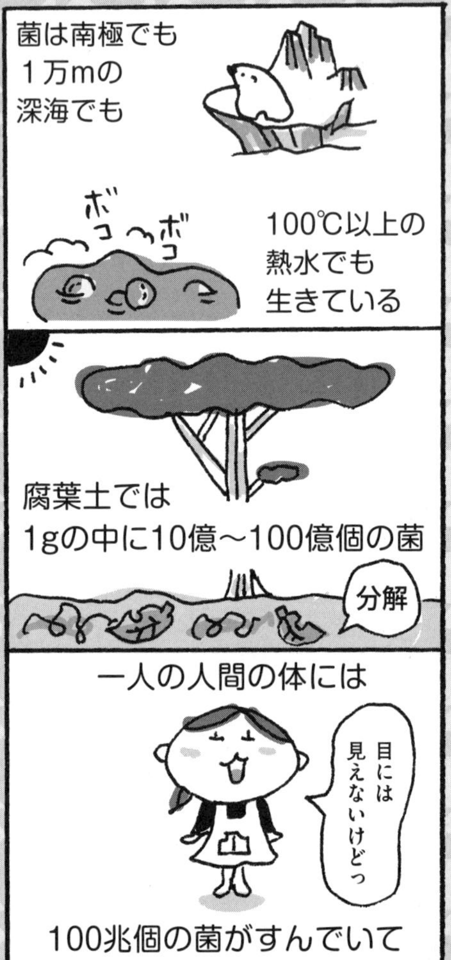

菌は南極でも
1万mの
深海でも
ボコボコ
100℃以上の
熱水でも
生きている
腐葉土では
1gの中に10億～100億個の菌
分解
一人の人間の体には
目には
見えないけどっ
100兆個の菌がすんでいて
空気中には1㎥あたり
数千個の菌がいる
一部を視覚化
してみました――
やっぱり
描けませーん

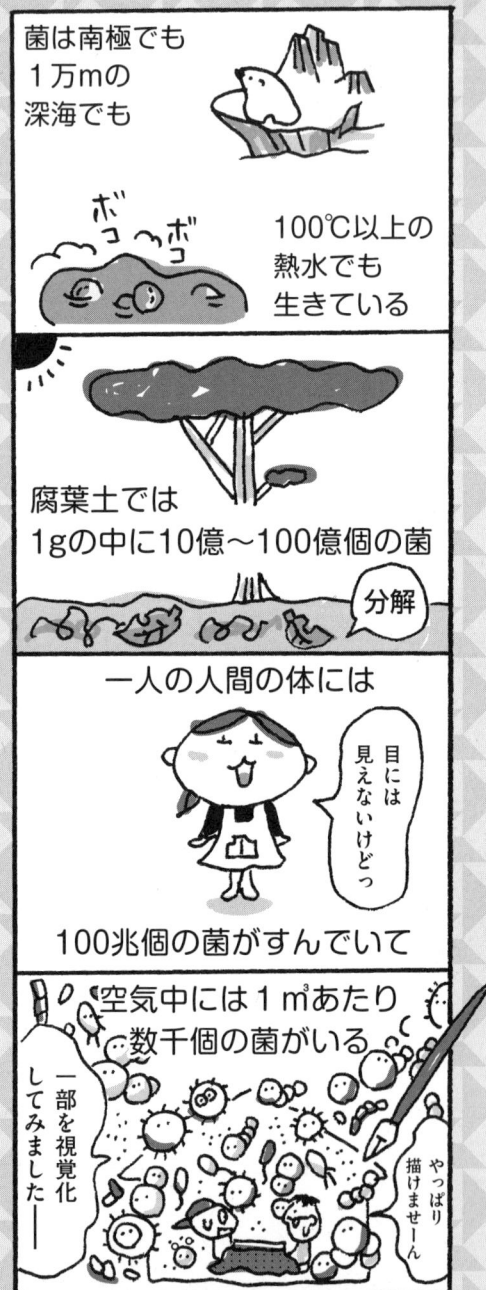

〔第2章〕

キッチン編

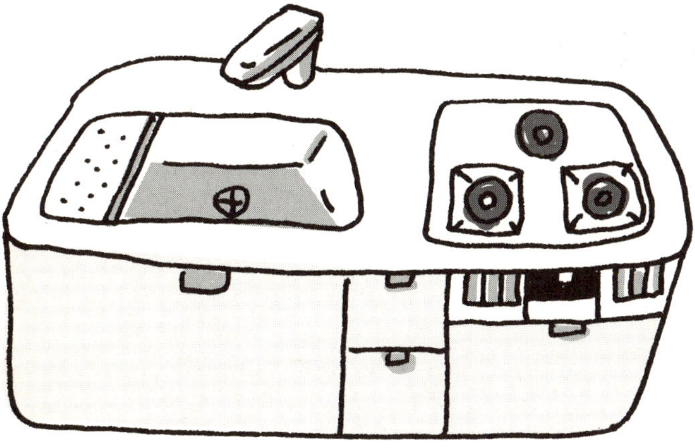

第2章 その1

キッチンはバイキンパラダイス

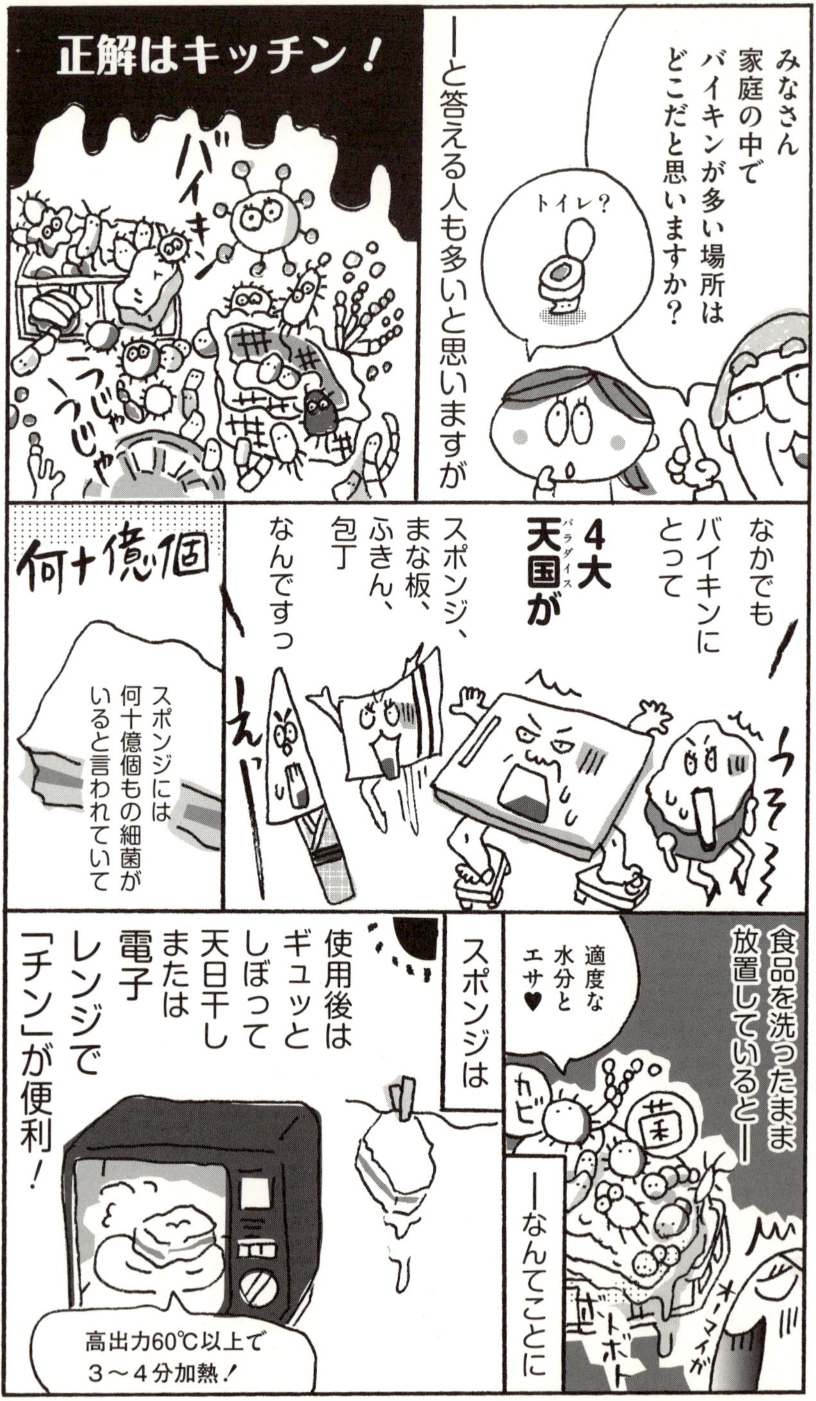
みなさん
家庭の中で
バイキンが多い場所は
どこだと思いますか？
トイレ？
――と答える人も多いと思いますが
正解はキッチン！
バイキン
うじゃうじゃ
なかでも
バイキンに
とって
4大
天国（パラダイス）が
スポンジ、
まな板、
ふきん、
包丁
なんですっ
え
うそ
何十億個
スポンジには
何十億個もの細菌が
いると言われていて
食品を洗ったまま
放置していると――
適度な
水分と
エサ♥
カビ
菌
――なんてことに
オーマイガ
ボトボト
スポンジは
使用後は
ギュッと
しぼって
天日干し
または
電子
レンジで
「チン」が便利！
高出力60℃以上で
3～4分加熱！

KINTORE

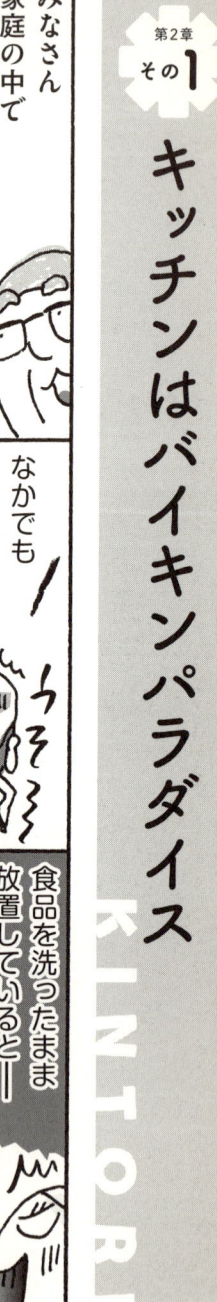

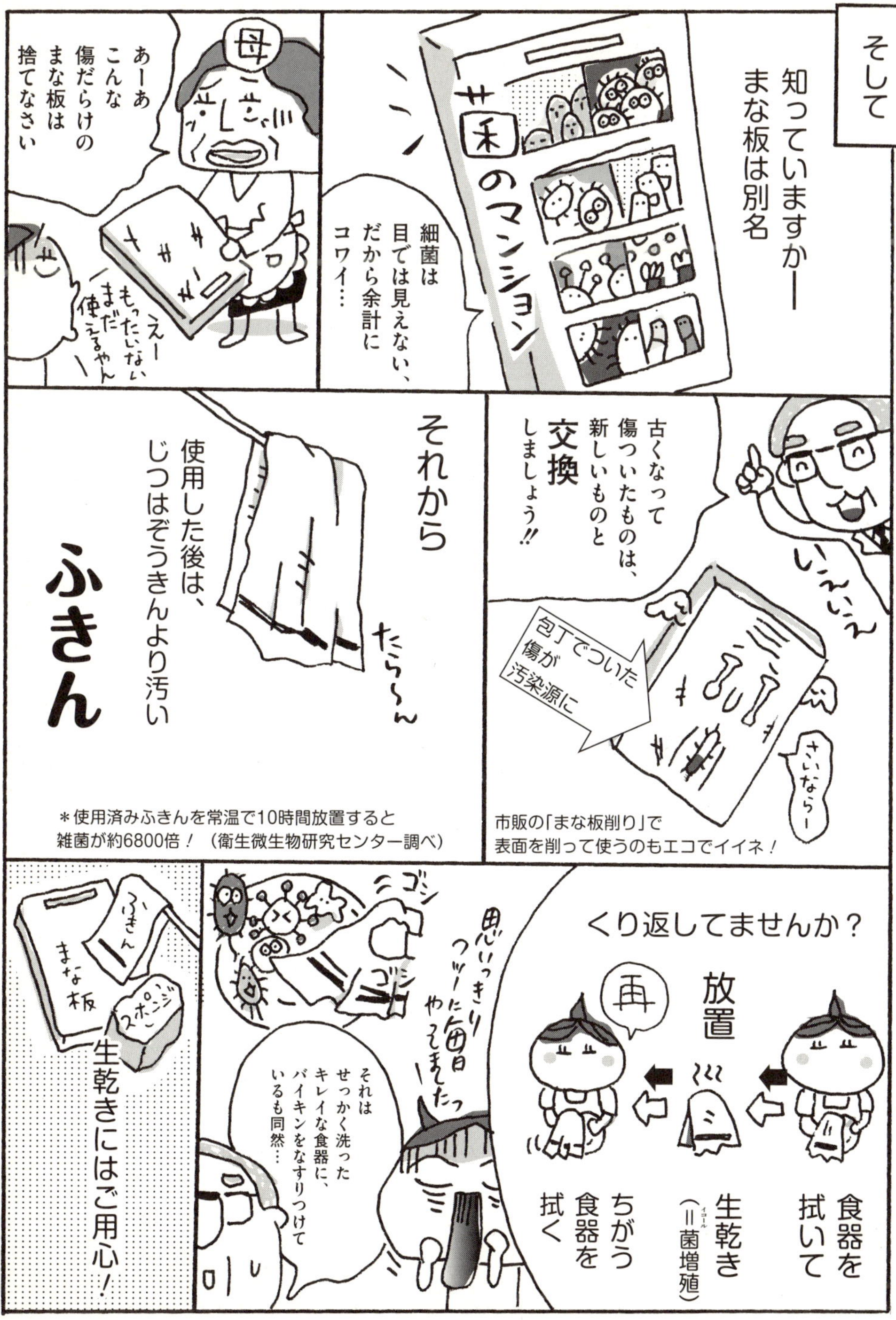

そして
知っていますかー
まな板は別名
菌のマンション
細菌は目では見えない、だから余計にコワイ…
母
あーあ こんな傷だらけのまな板は捨てなさい
えー もったいない まだ使えるやん
古くなって傷ついたものは、新しいものと交換しましょう!!
いえいえ
包丁でついた傷が汚染源に
さいなら〜
市販の「まな板削り」で表面を削って使うのもエコでイイネ!
それから
使用した後は、じつはぞうきんより汚い
ふきん
たら〜ん
＊使用済みふきんを常温で10時間放置すると雑菌が約6800倍!（衛生微生物研究センター調べ）
くり返してませんか?
食器を拭いて
放置
生乾き（＝菌増殖）
再
ちがう食器を拭く
ゴシ
ゴシ
思いっきりフツーに毎日やってましたっ
それはせっかく洗ったキレイな食器に、バイキンをなすりつけているも同然…
ふきん
まな板
スポンジ
生乾きにはご用心!

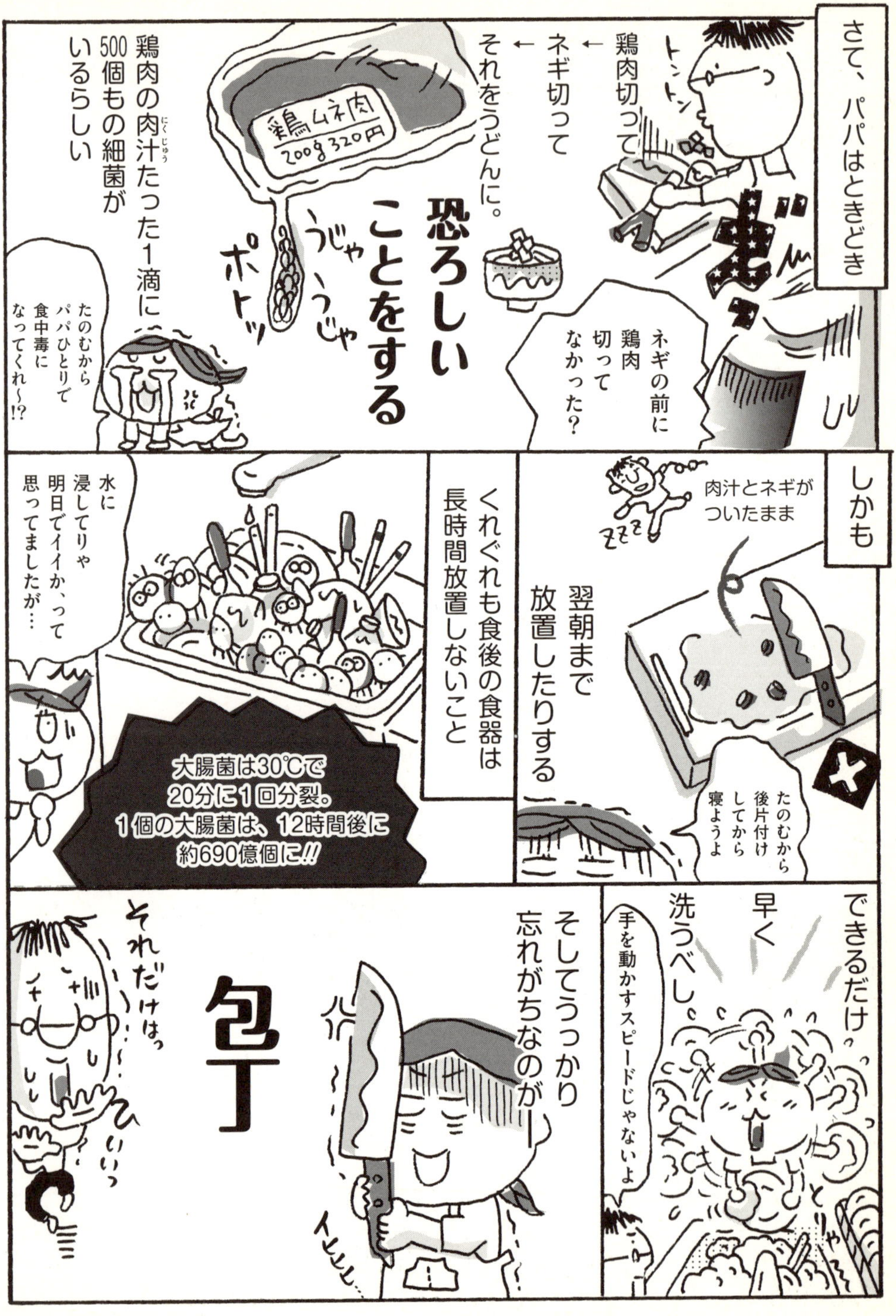
さて、パパはときどき
トントン
鶏肉切って
←ネギ切って
←それをうどんに。
ダン
恐ろしいことをする
鶏ムネ肉
200g 320円
うじゃうじゃ
ポトッ
ネギの前に鶏肉切ってなかった?
鶏肉の肉汁(にくじゅう)たった1滴に500個もの細菌がいるらしい
たのむからパパひとりで食中毒になってくれ〜!?
しかも
肉汁とネギがついたまま
ZZZ
翌朝まで放置したりする
たのむから後片付けしてから寝ようよ
くれぐれも食後の食器は長時間放置しないこと
水に浸してりゃ明日でイイか、って思ってましたが…
大腸菌は30℃で20分に1回分裂。1個の大腸菌は、12時間後に約690億個に!!
できるだけ早く洗うべし。
手を動かすスピードじゃないよ
そしてうっかり忘れがちなのが
包丁
それだけはっ
ひいいっ
イヒヒヒ…

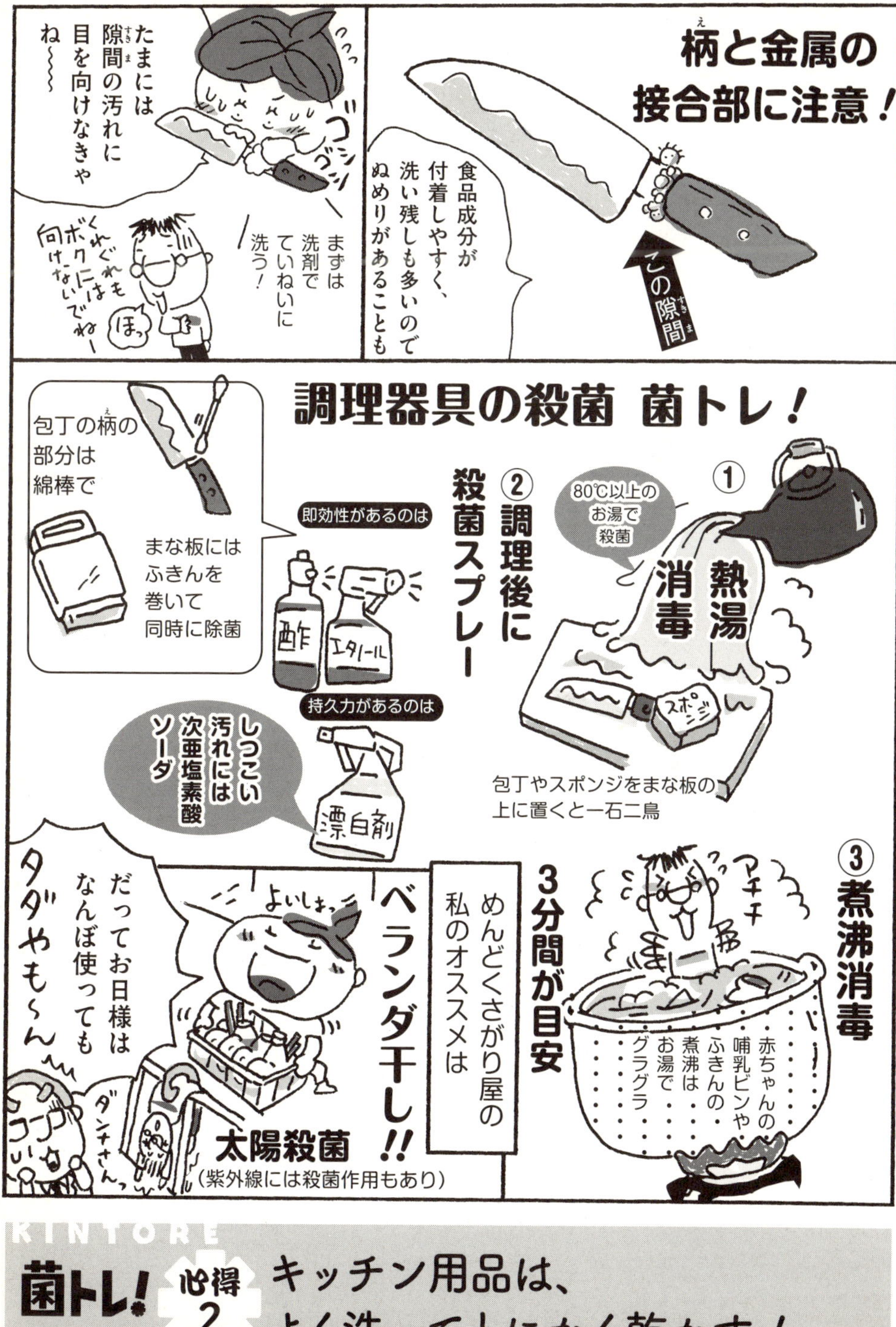

柄と金属の接合部に注意！
食品成分が付着しやすく、洗い残しも多いのでぬめりがあることも
この隙間
たまには隙間の汚れに目を向けなきゃね〜〜〜
ゴシゴシ
まずは洗剤でていねいに洗う！
くれぐれもボクには向けないでね〜
ほっ
調理器具の殺菌 菌トレ！
①熱湯消毒
80℃以上のお湯で殺菌
スポンジ
包丁やスポンジをまな板の上に置くと一石二鳥
②調理後に殺菌スプレー
即効性があるのは
酢
エタノール
持久力があるのは
漂白剤
しつこい汚れには次亜塩素酸ソーダ
包丁の柄の部分は綿棒で
まな板にはふきんを巻いて同時に除菌
③煮沸消毒
アチチ
3分間が目安
赤ちゃんの哺乳ビンやふきんの煮沸はお湯でグラグラ
めんどくさがり屋の私のオススメは
ベランダ干し!!
よいしょっ
太陽殺菌
（紫外線には殺菌作用もあり）
だってお日様はなんぼ使ってもタダやも〜ん
ダンナさ〜ん

KINTORE

菌トレ！ 心得2 キッチン用品は、よく洗ってとにかく乾かす！

抗菌・滅菌・殺菌・除菌のちがい

今日から菌ハカセ！

スーパーやドラッグストアに行くと、
抗菌加工品、除菌グッズに殺菌作用のある洗剤など
バイキンをやっつけてくれそうな
名前のついた商品が、
所せましと並んでいます。

効き目がありそうな言葉につられて
ついつい買ってしまう私たち。

でも、
「抗菌」ってホントは、どういうこと？
「滅菌と殺菌のちがい」ってナニ？

意外に、それぞれの効果のちがいを考えずに
商品を購入していることって、ありませんか。

ということで、ちょっとここで
こんがらがった頭の中を整理してみましょ！

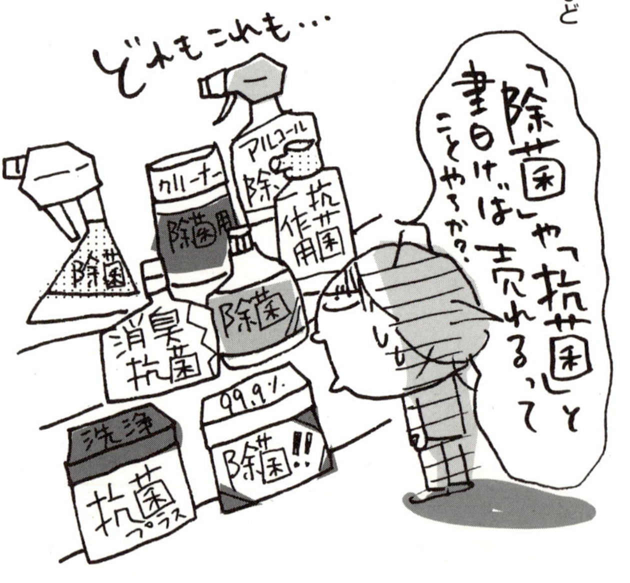
どれもこれも…
「除菌」や「抗菌」と書けば売れるってことやろか？
アルコール
除
クリーナー
除菌用
抗菌作用
除菌
消臭抗菌
除菌
99.9%
除菌!!
洗浄
抗菌プラス

微生物制御に関する基礎用語

滅菌	すべての微生物、ウイルスを、死滅させるか除去すること。
消毒	病原性微生物を殺し（害のない程度まで）、感染性を失わすこと。
殺菌	薬物が作用して、微生物を殺すこと（殺傷数の程度は問わない）。
除菌	微生物を取り除き、減らすこと（除く数の程度は問わない）。※害があっても、菌を減らせばOK。とにかく減ればいい。
静菌	菌の生育は抑制するが、殺すわけではなく、死んでいくのを待つ。
防腐	微生物の侵入、発育、増殖を防ぎ、増えないようにする（4℃以下の冷蔵庫に入れる、防腐剤を入れるなど）。
抗菌	「菌」に対抗する、という意味で広範囲で使われる。はっきりした定義はない。対象物は、細菌だけ。カビは対象外。
抗カビ	カビの繁殖を防ぐ（防ぐ程度は問わない）。

「滅菌」はすべて殺すけど「殺菌」はすべてを殺すわけじゃない！

「消毒」と名乗るには、害のない程度まで殺さなくてはダメ。でも「除菌」は、菌が減れば名乗ってもいいのだ！

「抗菌」と表示された商品は、カビには効かなくてもしかたないのだ…。

「抗菌」って…

「抗菌」の効果とは、微生物の生育を抑制する（静菌効果）以上の働きで、死滅させる（殺菌効果）以下の働き、という意味で使われることが多いんです。言葉の定義はあいまいなため、ちまたにあふれる抗菌加工製品もピンキリ。中には、「菌は付着しにくくなるけれど、表面が汚れていると効果が発揮されない。いつまで効果があるかわからない」製品もあるとか…。でも、そもそも私たち自身が菌の塊なのに、「抗菌」好きな日本人。自分のイイ菌まで抗菌されたら…本末転倒？

※各製品の表示基準については、国際規格ISOおよび日本工業規格JISに定められている。

第2章

その2

冷蔵庫はカミサマじゃないっ

KINTORE

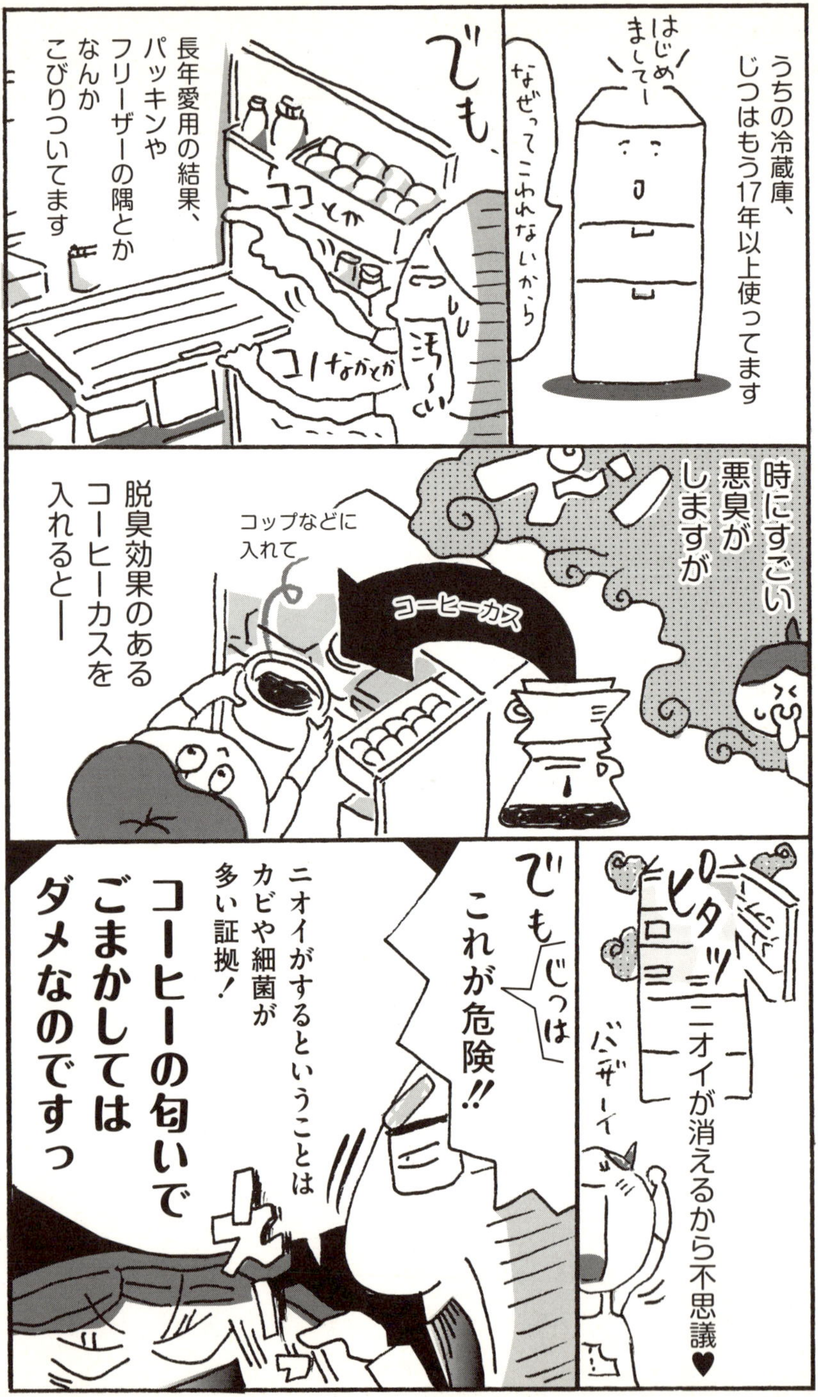
うちの冷蔵庫、じつはもう17年以上使ってます
はじめまして〜
でも、
なぜってこわれないから
ココとか
コノなかとか
汚〜い
長年愛用の結果、パッキンやフリーザーの隅とかなんかこびりついてます
時にすごい悪臭がしますが
コップなどに入れて
コーヒーカス
脱臭効果のあるコーヒーカスを入れるとー
ピタッ
ニオイが消えるから不思議♥
バンザーイ
でも
じつは
これが危険!!
ニオイがするということはカビや細菌が多い証拠!
コーヒーの匂いでごまかしてはダメなのですっ

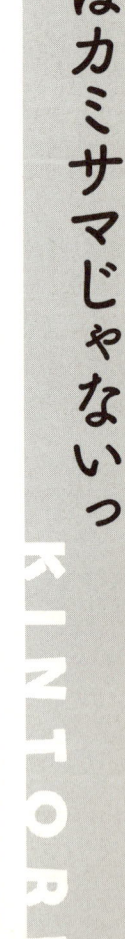

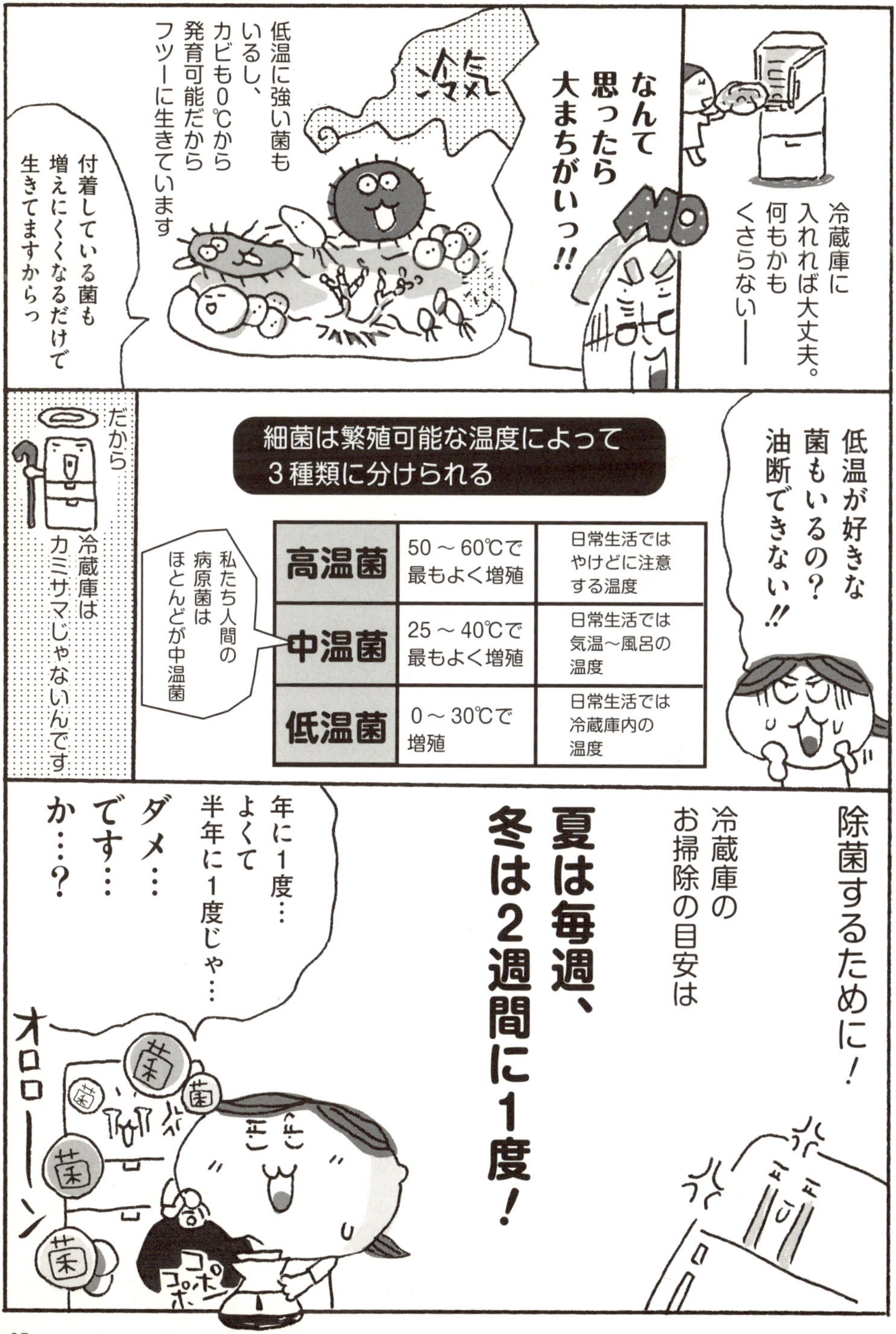
冷蔵庫に入れれば大丈夫。何もかもくさらない――
なんて思ったら大まちがいっ!!
NO
冷気
低温に強い菌もいるし、カビも0℃から発育可能だからフツーに生きています
付着している菌も増えにくくなるだけで生きてますからっ
低温が好きな菌もいるの？油断できない!!
細菌は繁殖可能な温度によって3種類に分けられる
私たち人間の病原菌はほとんどが中温菌
だから冷蔵庫はカミサマじゃないんです
除菌するために！
冷蔵庫のお掃除の目安は
夏は毎週、冬は2週間に1度！
年に1度…よくて半年に1度じゃ…ダメ…です…か…？
オロローン
菌
菌
菌
菌
菌
コポコポ

高温菌	50～60℃で最もよく増殖	日常生活ではやけどに注意する温度
中温菌	25～40℃で最もよく増殖	日常生活では気温～風呂の温度
低温菌	0～30℃で増殖	日常生活では冷蔵庫内の温度

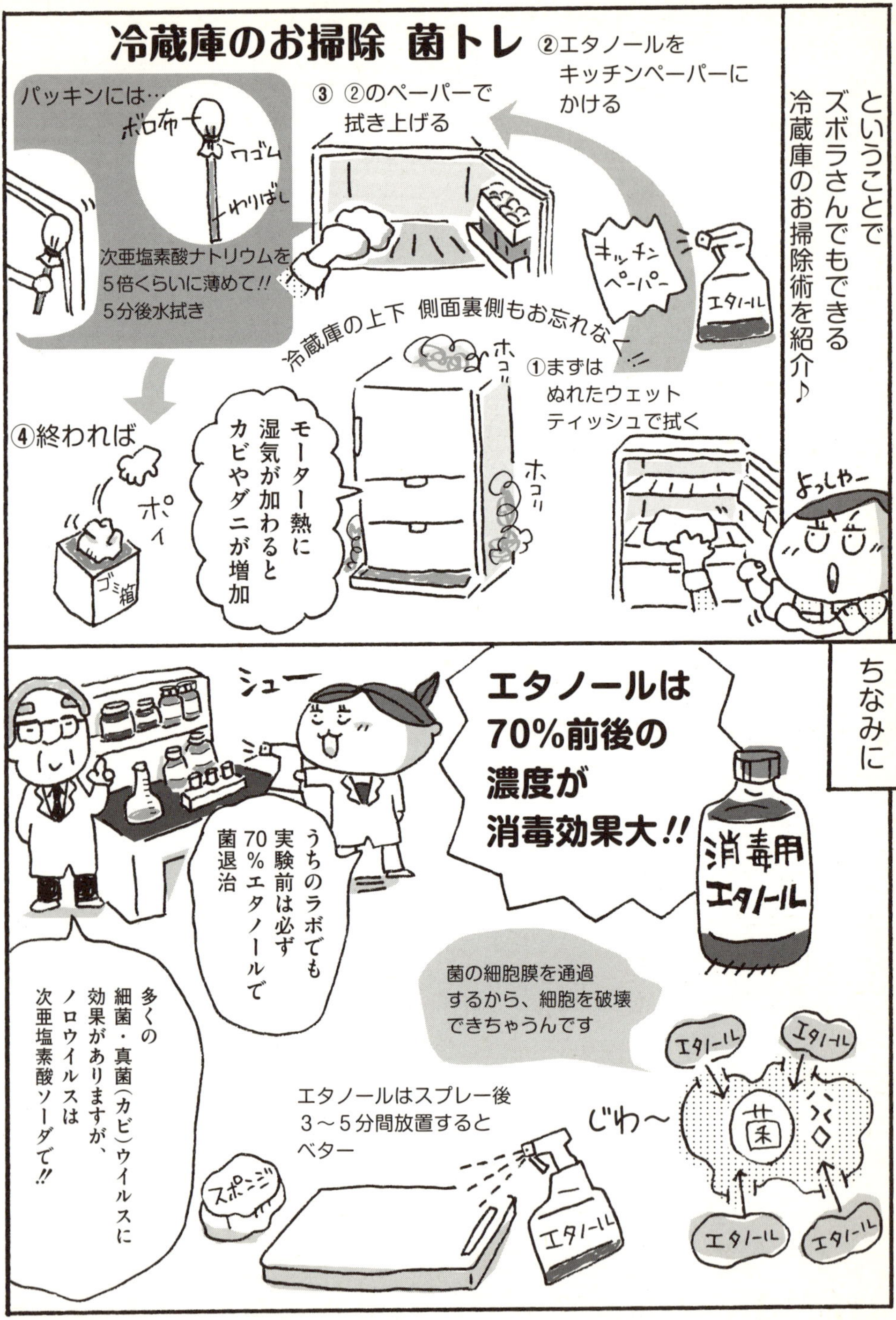

ということで
ズボラさんでもできる
冷蔵庫のお掃除術を紹介♪
冷蔵庫のお掃除 菌トレ
①まずは ぬれたウェットティッシュで拭く
②エタノールを キッチンペーパーに かける
キッチンペーパー
エタノール
③ ②のペーパーで 拭き上げる
パッキンには…
ボロ布
ワゴム
わりばし
次亜塩素酸ナトリウムを 5倍くらいに薄めて!! 5分後水拭き
④終われば
ポイ
ゴミ箱
冷蔵庫の上下 側面裏側もお忘れなく!!
ホコリ
ホコリ
モーター熱に 湿気が加わると カビやダニが増加
よっしゃー
ちなみに
シュー
エタノールは 70%前後の 濃度が 消毒効果大!!
消毒用 エタノール
うちのラボでも 実験前は必ず 70%エタノールで 菌退治
多くの 細菌・真菌(カビ)ウイルスに 効果がありますが、 ノロウイルスは 次亜塩素酸ソーダで!!
菌の細胞膜を通過 するから、細胞を破壊 できちゃうんです
エタノール
エタノール
じわ～
菌
エタノール
エタノール
エタノールはスプレー後 3～5分間放置すると ベター
スポンジ
エタノール

＊http://www.kao.com/jp/kajinavi/kitchen_05_01.html

※http://www.mizkan.co.jp/company/newsrelease/2006news/060515.html

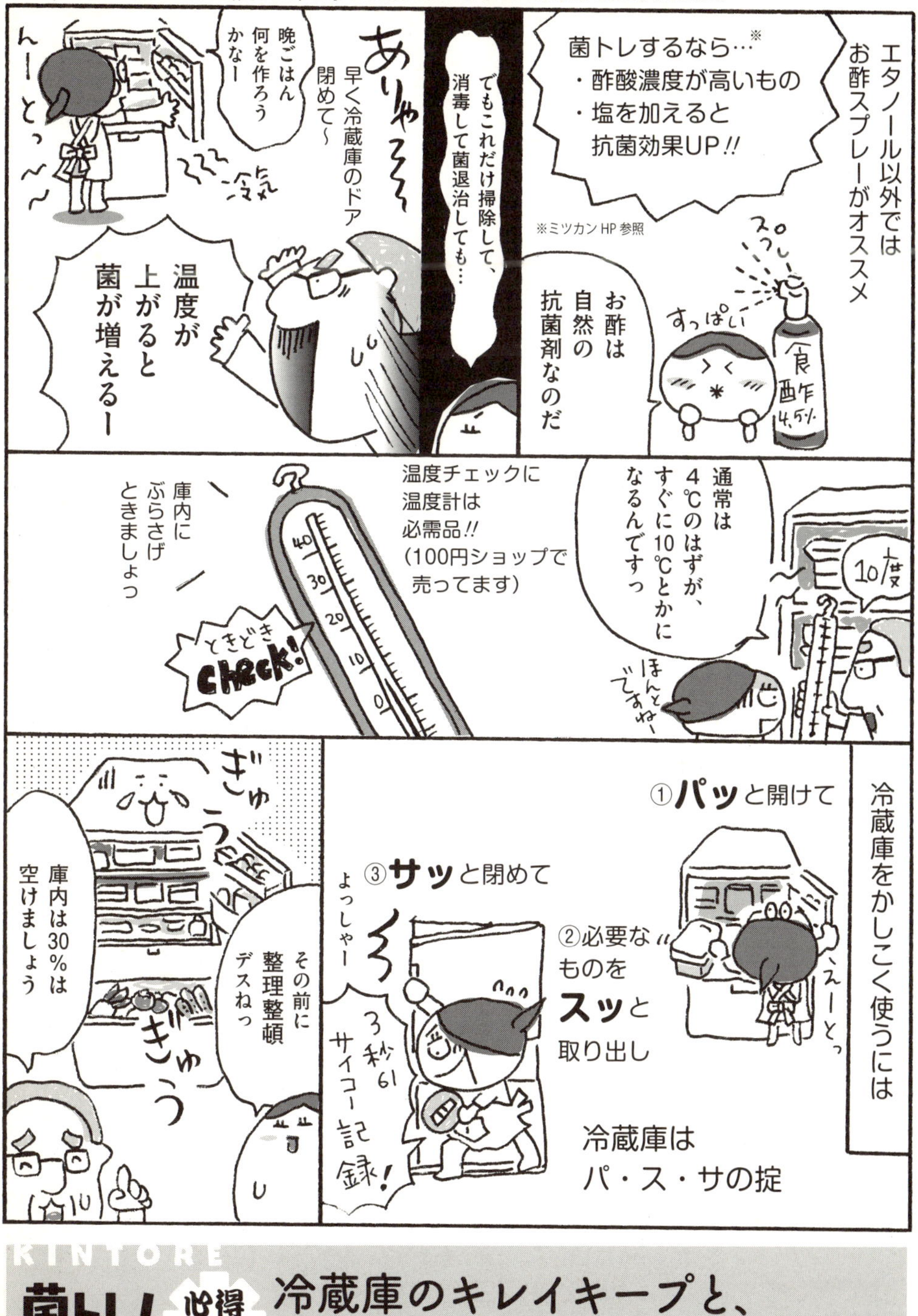

エタノール以外ではお酢スプレーがオススメ
菌トレするなら…※
・酢酸濃度が高いもの
・塩を加えると抗菌効果UP!!
※ミツカンHP参照
スプレ
すっぱい
食酢 4.5%
お酢は自然の抗菌剤なのだ
でもこれだけ掃除して、消毒して菌退治しても…
ありゃ〜
早く冷蔵庫のドア閉めて〜
晩ごはん何を作ろうかなー
んーとっ〜
冷気
温度が上がると菌が増えるー
通常は4℃のはずが、すぐに10℃とかになるんですっ
10度
ほんとですねー
温度チェックに温度計は必需品!!(100円ショップで売ってます)
ときどきCHECK!
庫内にぶらさげときましょっ
冷蔵庫をかしこく使うには
①パッと開けて
②必要なものをスッと取り出し
えーとっ
③サッと閉めて
よっしゃー
3秒61サイコー記録!
冷蔵庫はパ・ス・サの掟
その前に整理整頓デスねっ
庫内は30%は空けましょう
ぎゅうぎゅう

KINTORE

菌トレ! 心得3 冷蔵庫のキレイキープと、「パ・ス・サ」の掟はお忘れなく!

2章 おさらい

キッチン用具の除菌・殺菌 基本は3つ

③熱湯消毒

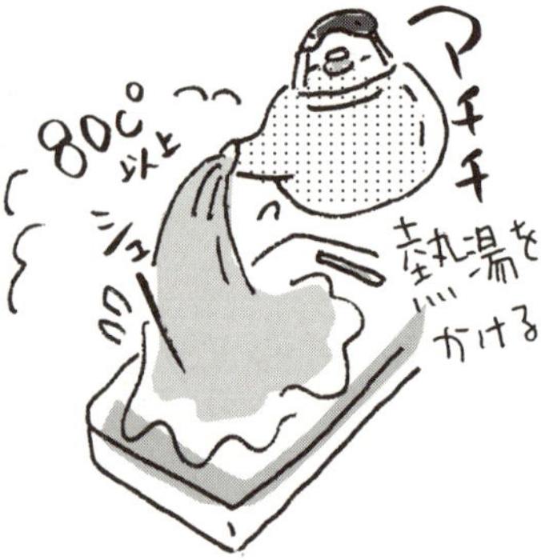
80℃以上
アチチ
シュ
熱湯をかける

②日光消毒

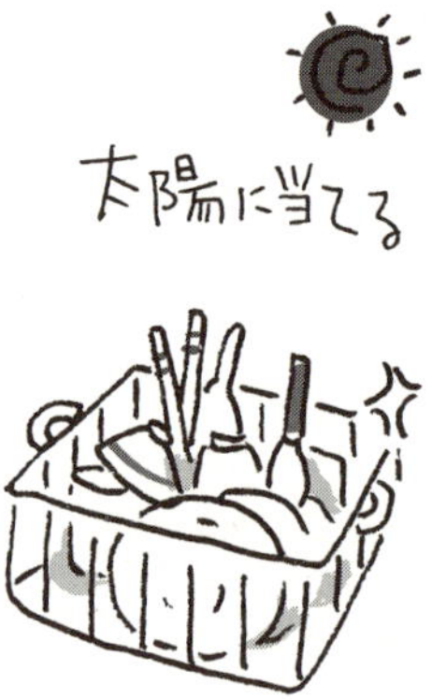
太陽に当てる

①乾燥

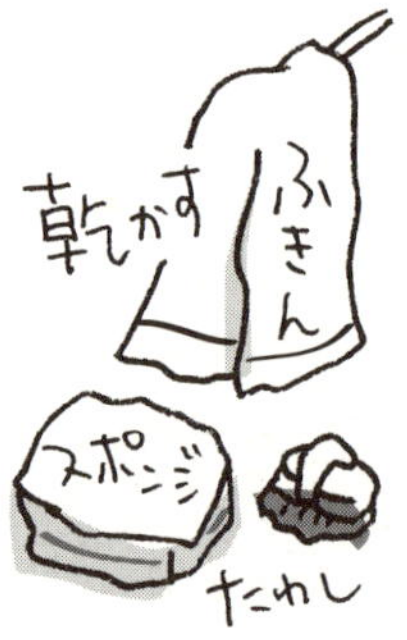
乾かす
ふきん
スポンジ
たわし

食洗機は…

ふきんで拭くより衛生的！

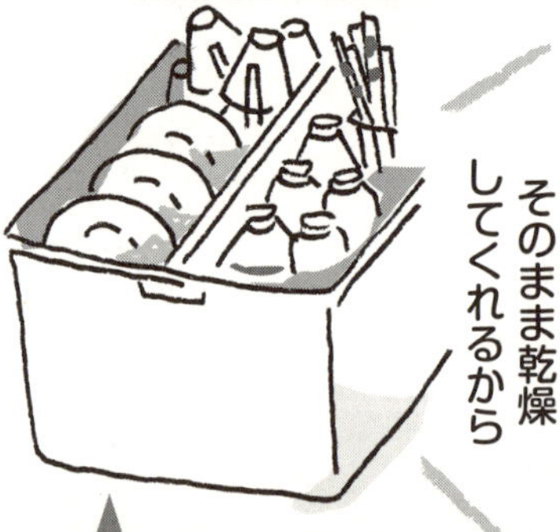

食器洗い乾燥機は高温の温水で洗ってそのまま乾燥してくれるから

80℃以上の熱湯で洗浄できる食洗機は消毒効果も

カビや細菌は熱と乾燥に弱いのだ～

キッチンまわりはいつも清潔に!!

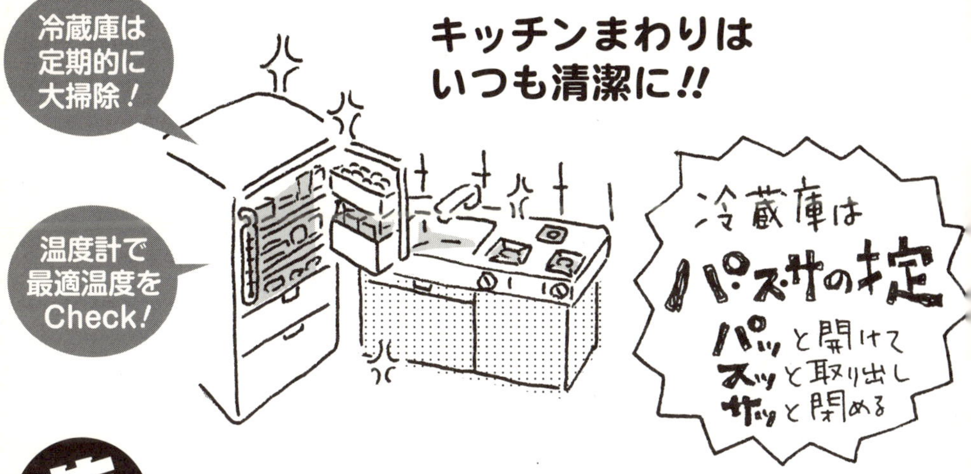
冷蔵庫は定期的に大掃除！
温度計で最適温度をCheck!
冷蔵庫は
パ・ス・サの掟
パッと開けて
スッと取り出し
サッと閉める

菌をよせつけない 3原則

①汚れはすぐ拭き取る
②汚れをためない
③汚れは翌日に持ちこさない

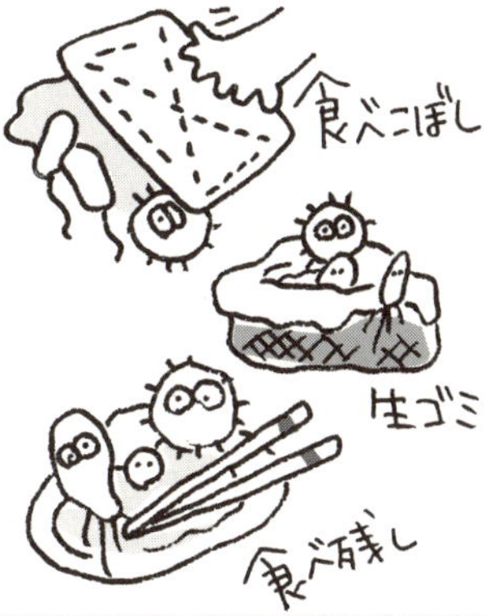
食べこぼし
生ゴミ
食べ残し

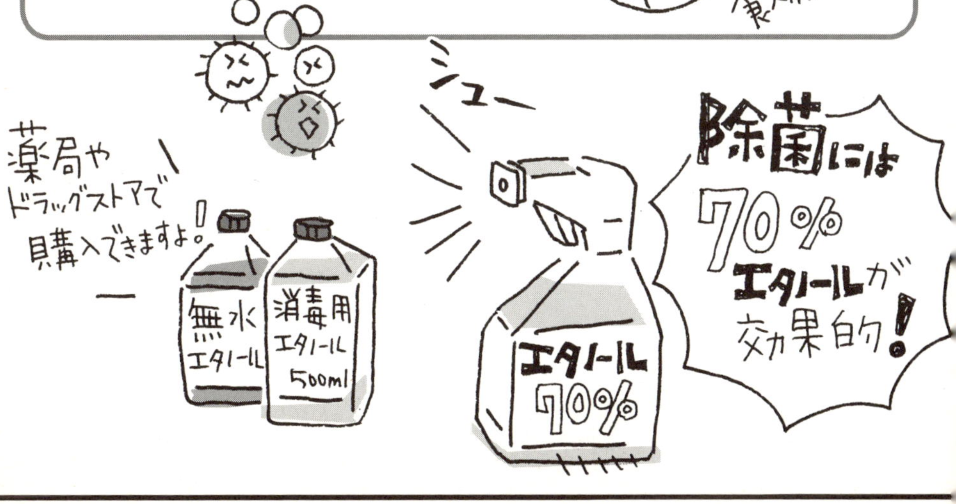
シュー
薬局やドラッグストアで購入できますよ！
無水エタノール
消毒用エタノール
500ml
エタノール70%
除菌には70%エタノールが効果的！

エタノールとアルコール

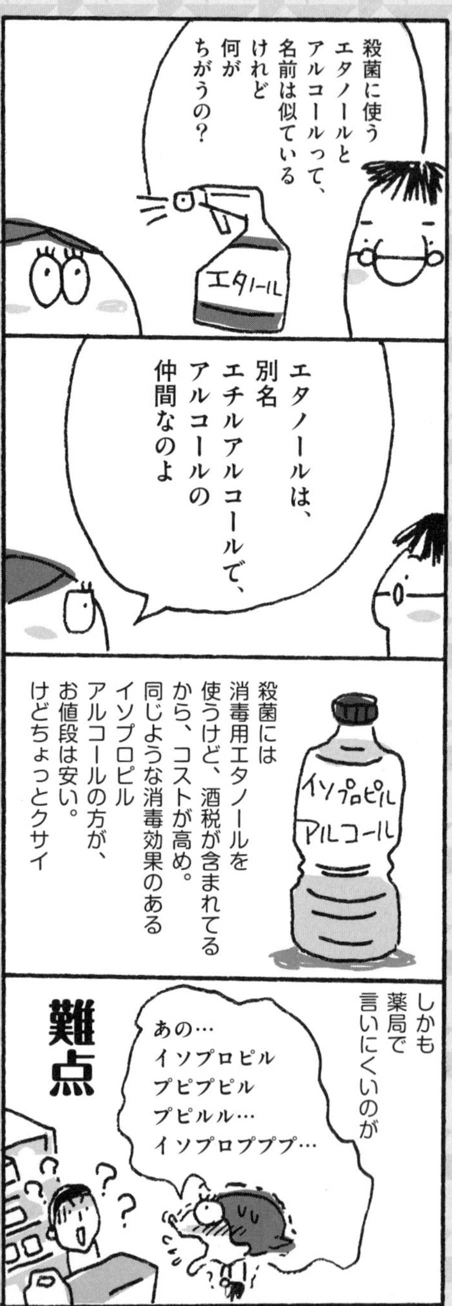
殺菌に使うエタノールとアルコールって、名前は似ているけれど何がちがうの？
エタノール
エタノールは、別名エチルアルコールで、アルコールの仲間なのよ
殺菌には消毒用エタノールを使うけど、酒税が含まれてるから、コストが高め。同じような消毒効果のあるイソプロピルアルコールの方が、お値段は安い。けどちょっとクサイ
イソプロピルアルコール
しかも薬局で言いにくいのが
難点
あの…イソプロピルプピプピルプピルル…イソプロププププ…

［第３章］

食品編

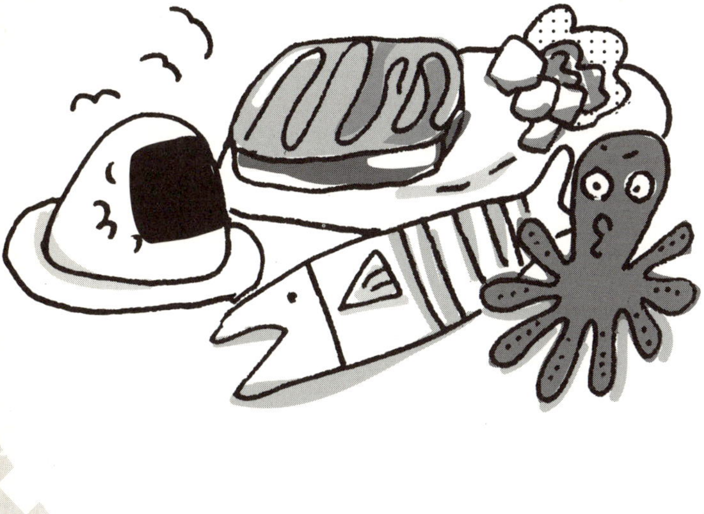

知っているようで知らない食中毒

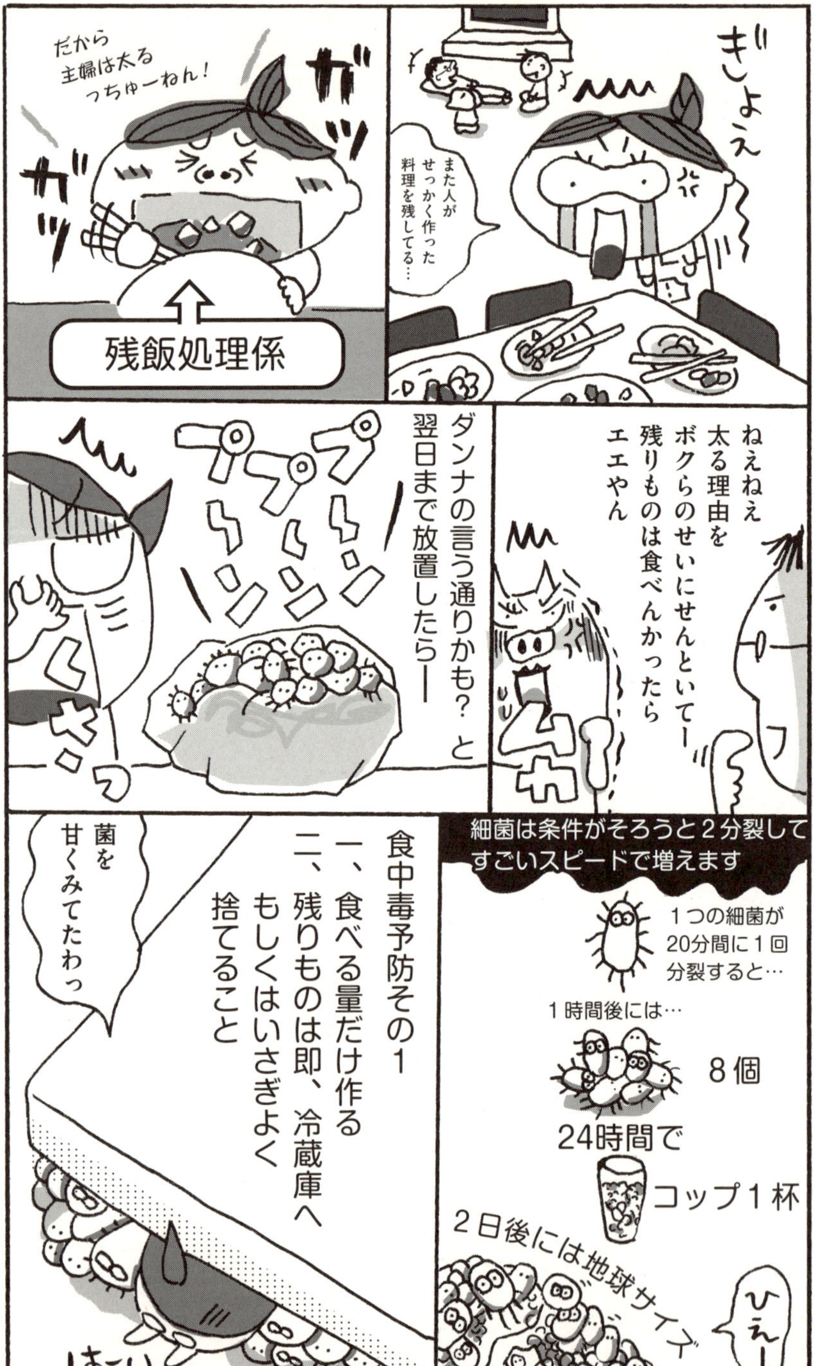
ぎょえ
また人がせっかく作った料理を残してる…
だから主婦は太るっちゅーねん！
ガツガツ
残飯処理係
ねえねえ 太る理由をボクらのせいにせんといてー 残りものは食べんかったらエエやん
ムカ
ダンナの言う通りかも？と翌日まで放置したらー
プーン プーン プーン
くさっ
細菌は条件がそろうと2分裂してすごいスピードで増えます
1つの細菌が20分間に1回分裂すると…
1時間後には…
8個
24時間で
コップ1杯
2日後には地球サイズ
ひえ～
食中毒予防その1
一、食べる量だけ作る
二、残りものは即、冷蔵庫へもしくはいさぎよく捨てること
菌を甘くみてたわっ
はーい

KINTORE

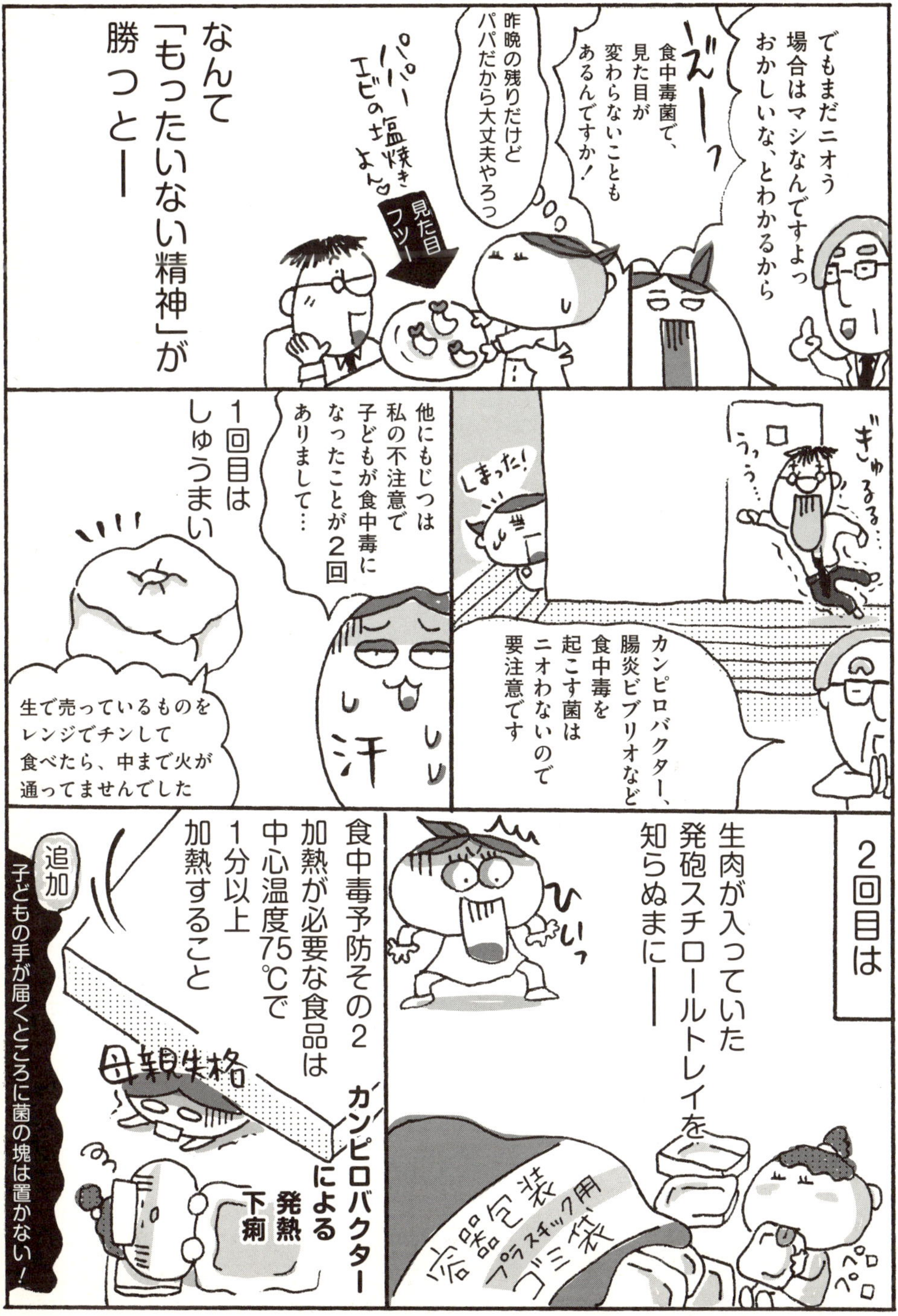
でもまだニオう場合はマシなんですよっおかしいな、とわかるから
ズーッ
食中毒菌で、見た目が変わらないこともあるんですか！
昨晩の残りだけどパパだから大丈夫やろっ
パパーエビの塩焼きよん♡
見た目フツー
なんて「もったいない精神」が勝つとーー
ぎゅるるる…
うぅう…
しまった！
カンピロバクター、腸炎ビブリオなど食中毒を起こす菌はニオわないので要注意です
他にもじつは私の不注意で子どもが食中毒になったことが2回ありまして…
1回目はしゅうまい
汗
生で売っているものをレンジでチンして食べたら、中まで火が通ってませんでした
2回目は
生肉が入っていた発泡スチロールトレイを知らぬまにーー
ひぃっ
容器包装プラスチック用ゴミ袋
ペロペロ
食中毒予防その2
加熱が必要な食品は中心温度75℃で1分以上加熱すること
母親失格
カンピロバクターによる
発熱
下痢
追加
子どもの手が届くところに菌の塊は置かない！

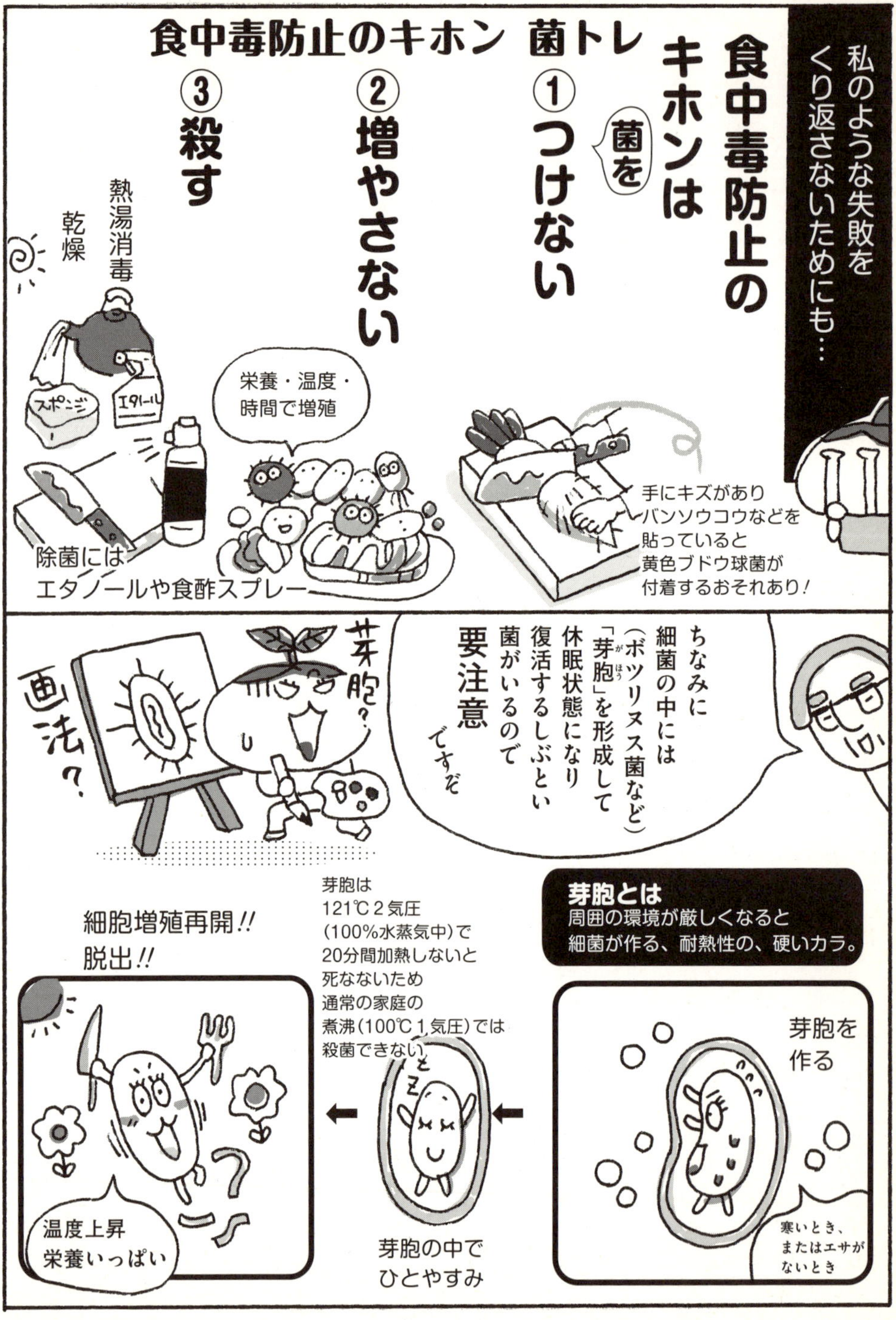
私のような失敗をくり返さないためにも…
食中毒防止のキホンは
菌を
①つけない
②増やさない
③殺す
食中毒防止のキホン 菌トレ
手にキズがありバンソウコウなどを貼っていると黄色ブドウ球菌が付着するおそれあり！
栄養・温度・時間で増殖
熱湯消毒
乾燥
スポンジ
エタノール
除菌にはエタノールや食酢スプレー
ちなみに細菌の中には（ボツリヌス菌など）「芽胞」を形成して休眠状態になり復活するしぶとい菌がいるので要注意ですぞ
芽胞？
画法？
芽胞とは
周囲の環境が厳しくなると細菌が作る、耐熱性の、硬いカラ。
芽胞を作る
寒いとき、またはエサがないとき
芽胞は121℃2気圧（100%水蒸気中）で20分間加熱しないと死なないため通常の家庭の煮沸（100℃1気圧）では殺菌できない
芽胞の中でひとやすみ
細胞増殖再開!!
脱出!!
温度上昇
栄養いっぱい

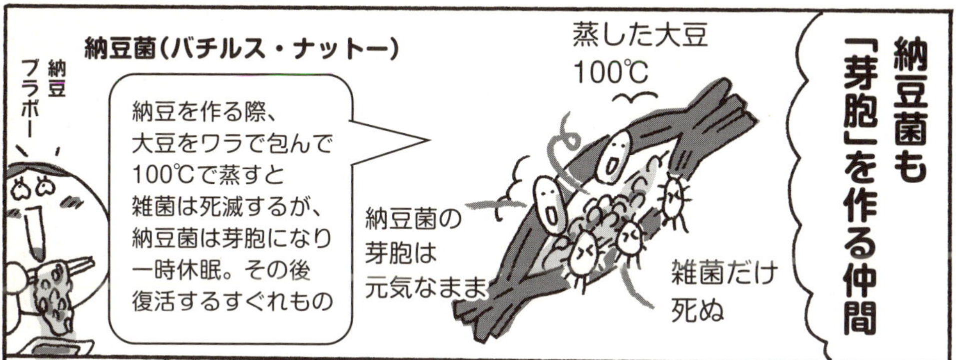
納豆菌も「芽胞」を作る仲間
納豆菌（バチルス・ナットー）
納豆ブラボー
納豆を作る際、大豆をワラで包んで100℃で蒸すと雑菌は死滅するが、納豆菌は芽胞になり一時休眠。その後復活するすぐれもの
蒸した大豆
100℃
納豆菌の芽胞は元気なまま
雑菌だけ死ぬ

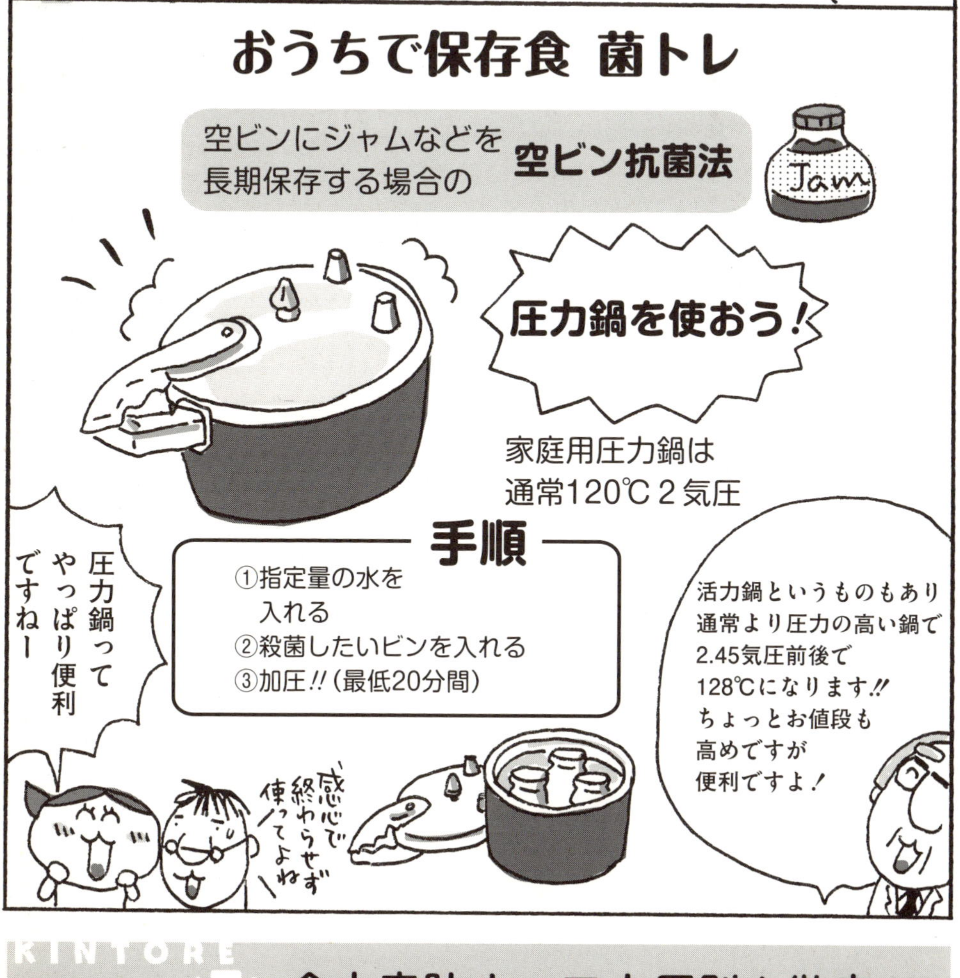
おうちで保存食 菌トレ
空ビンにジャムなどを長期保存する場合の
空ビン抗菌法
Jam
圧力鍋を使おう！
家庭用圧力鍋は
通常120℃２気圧
手順
①指定量の水を入れる
②殺菌したいビンを入れる
③加圧!!（最低20分間）
圧力鍋ってやっぱり便利ですねー
活力鍋というものもあり通常より圧力の高い鍋で2.45気圧前後で128℃になります!!ちょっとお値段も高めですが便利ですよ！
感心で終わらせず使ってよね

KINTORE

菌トレ！ 心得 4

食中毒防止の三大原則を徹底!!
&しぶとい芽胞もお忘れなく

食品の中で生かされている菌!

今日から菌ハカセ!

微生物の発酵する力を使った発酵食品が人気です。
最近注目されている**塩麹**は、
カビの一種である麹と水、塩を混ぜて
発酵・熟成させた、日本の伝統的万能調味料です。

他にも、野菜を乳酸菌で発酵させた**漬け物**、
大豆を麹カビ、酵母や乳酸菌で発酵させた
みそや**しょう油**などの発酵食品は、
人々の生活の中で微生物の力が
見いだされてきた結果、生まれた食品です。

発酵食品の起源は、人類の歴史と同じぐらい
古いそうです。
チーズは8000年以上前に、アラビアの遊牧民が
皮袋に入れたままで何日か経った牛乳を飲んだことから
発見されたと言われています。
5000年以上前には、すでにエジプトでビールが、
日本でもみそやしょう油の製造は
2000年以上前には始まっていた、
と言われています。

みそやしょう油、納豆、チーズ、ヨーグルトに
酒やワイン、パンなど…
現在の私たちの生活は発酵食品に囲まれています。
おいしくて整腸にもいい発酵食品を上手に取り入れて、
もっと健康に、もっと元気になりましょう。

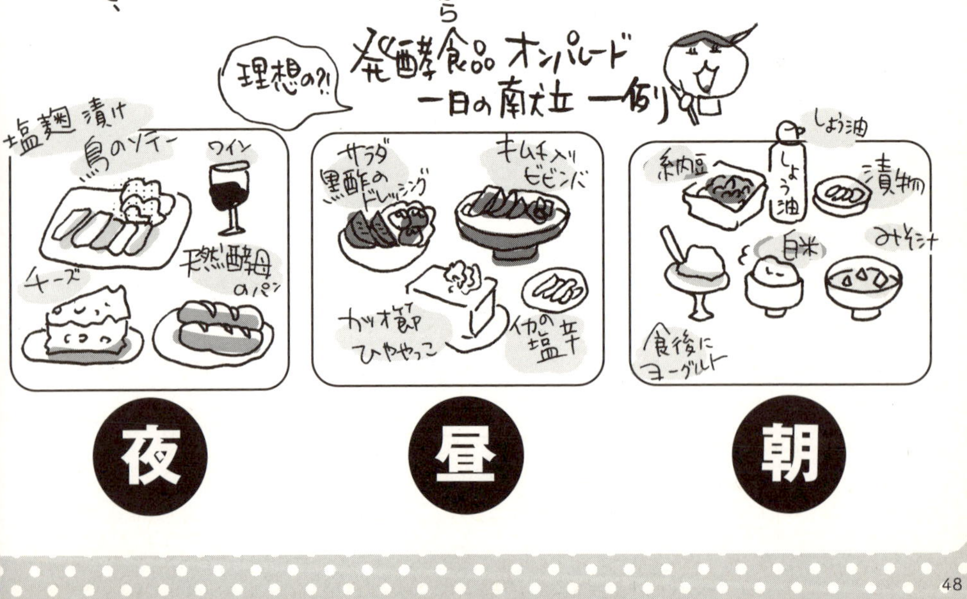
発酵食品オンパレード
一日の献立一例
理想の?!
しょう油
納豆
しょう油
漬物
みそ汁
白米
食後にヨーグルト
朝
キムチ入りビビンバ
サラダ 黒酢のドレッシング
カツオ節ひややっこ
イカの塩辛
昼
塩麹漬け 鳥のソテー
ワイン
チーズ
天然酵母のパン
夜

身のまわりの、「おいしい」菌！

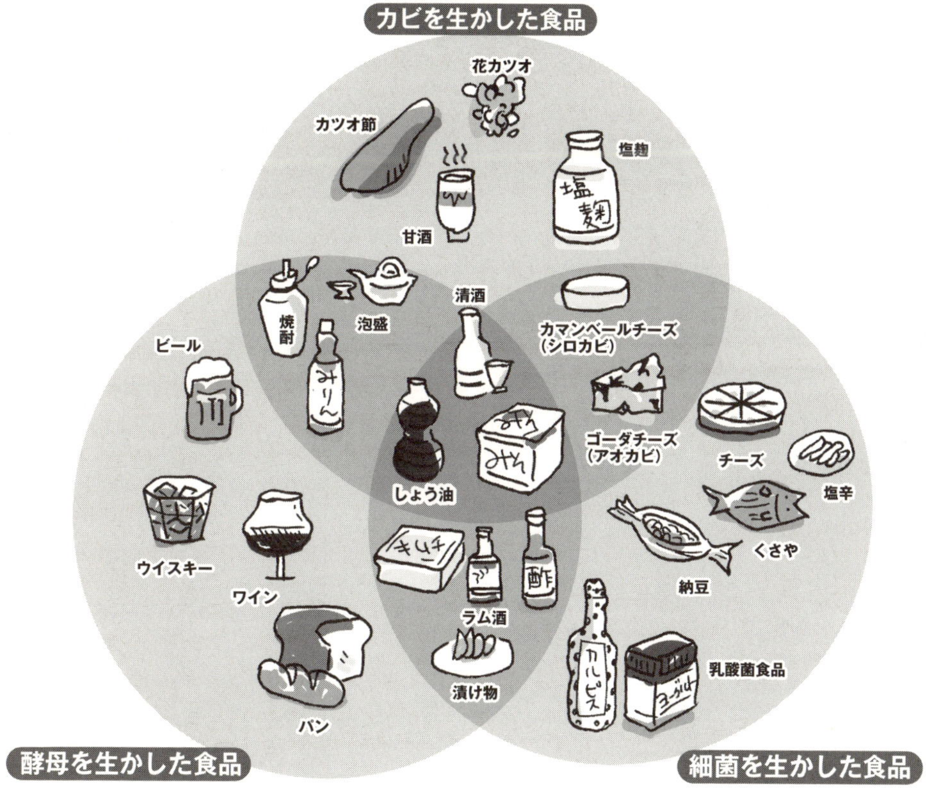
カビを生かした食品
花カツオ
カツオ節
塩麹
塩
麹
甘酒
焼酎
泡盛
清酒
カマンベールチーズ
（シロカビ）
ビール
みりん
ゴーダチーズ
（アオカビ）
チーズ
みそ
しょう油
塩辛
ウイスキー
ワイン
くさや
酢
納豆
ラム酒
カルピス
乳酸菌食品
ヨーグルト
漬け物
パン
酵母を生かした食品
細菌を生かした食品

『くらしと微生物』（培風館）から改変

発酵食品３大イイところ

発酵食品のイイところは、まず保存性が高いこと。冷蔵庫のない時代から重宝されてきた理由としては、１つめは塩分や乳酸菌が有害な腐敗菌の増殖を防いでくれるから。２つめは栄養価が高く、３つめはなんといってもおいしいこと。食品が発酵する過程でタンパク質はアミノ酸に、デンプンは糖に分解されることで、消化吸収力がアップ！アミノ酸は風味やまろやかさ、うまみ成分のもとになります。また、発酵時の酵素の力で、ビタミンB群などの栄養成分が生み出されることも、発酵食品が昔から人々の健康を支えてきたゆえんですね。

食品とバイキン

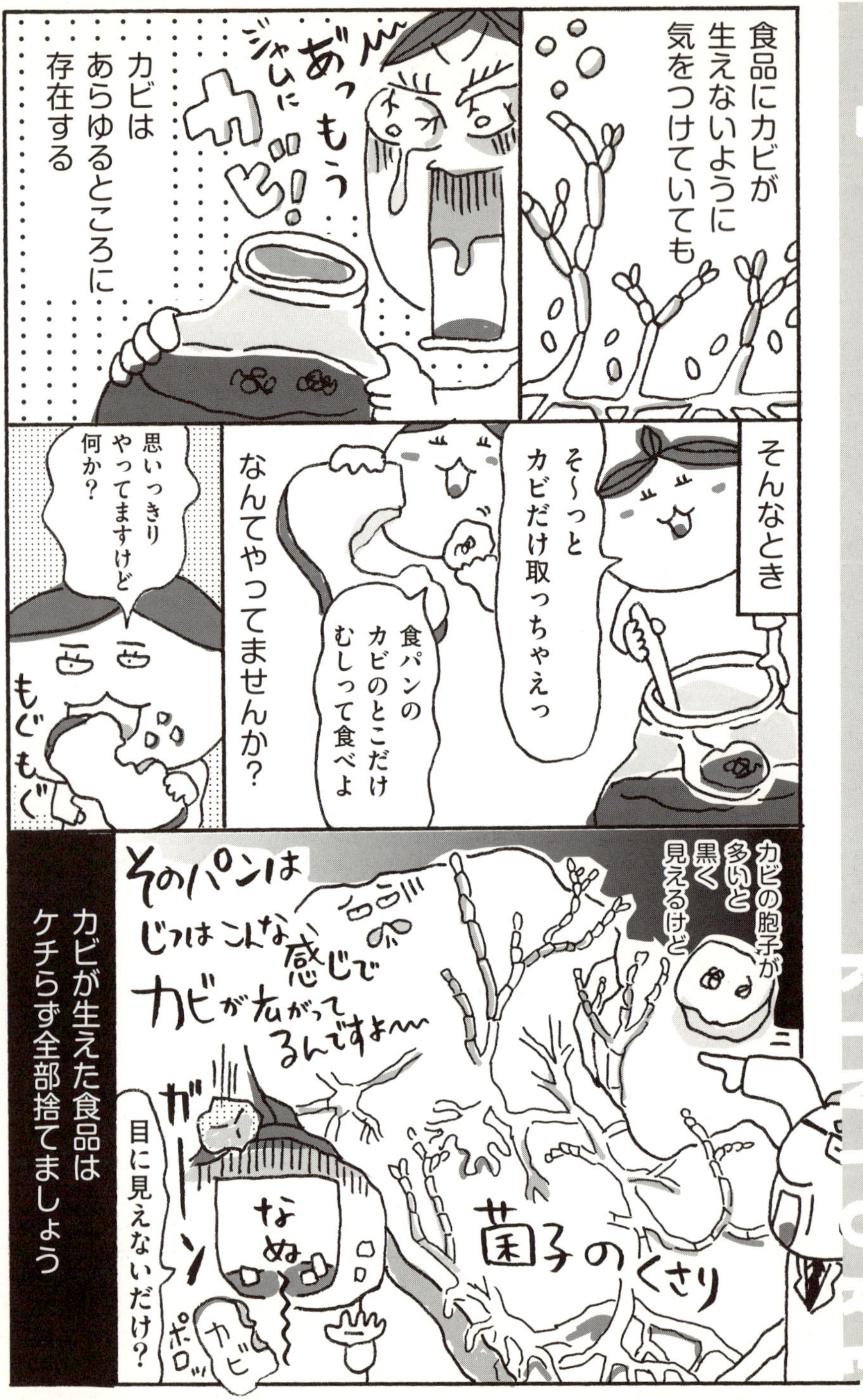
食品にカビが生えないように気をつけていても
あっもう
ジャムにカビ!
カビはあらゆるところに存在する
そんなとき
そ～っとカビだけ取っちゃえっ
食パンのカビのとこだけむしって食べよ
なんてやってませんか?
思いっきりやってますけど何か?
もぐもぐ
カビの胞子が多いと黒く見えるけど
そのパンはじつはこんな感じでカビが広がってるんですよ～
菌子のくさり
ガーン
なぬ
ポロッ
カビ
目に見えないだけ?
カビが生えた食品はケチらず全部捨てましょう

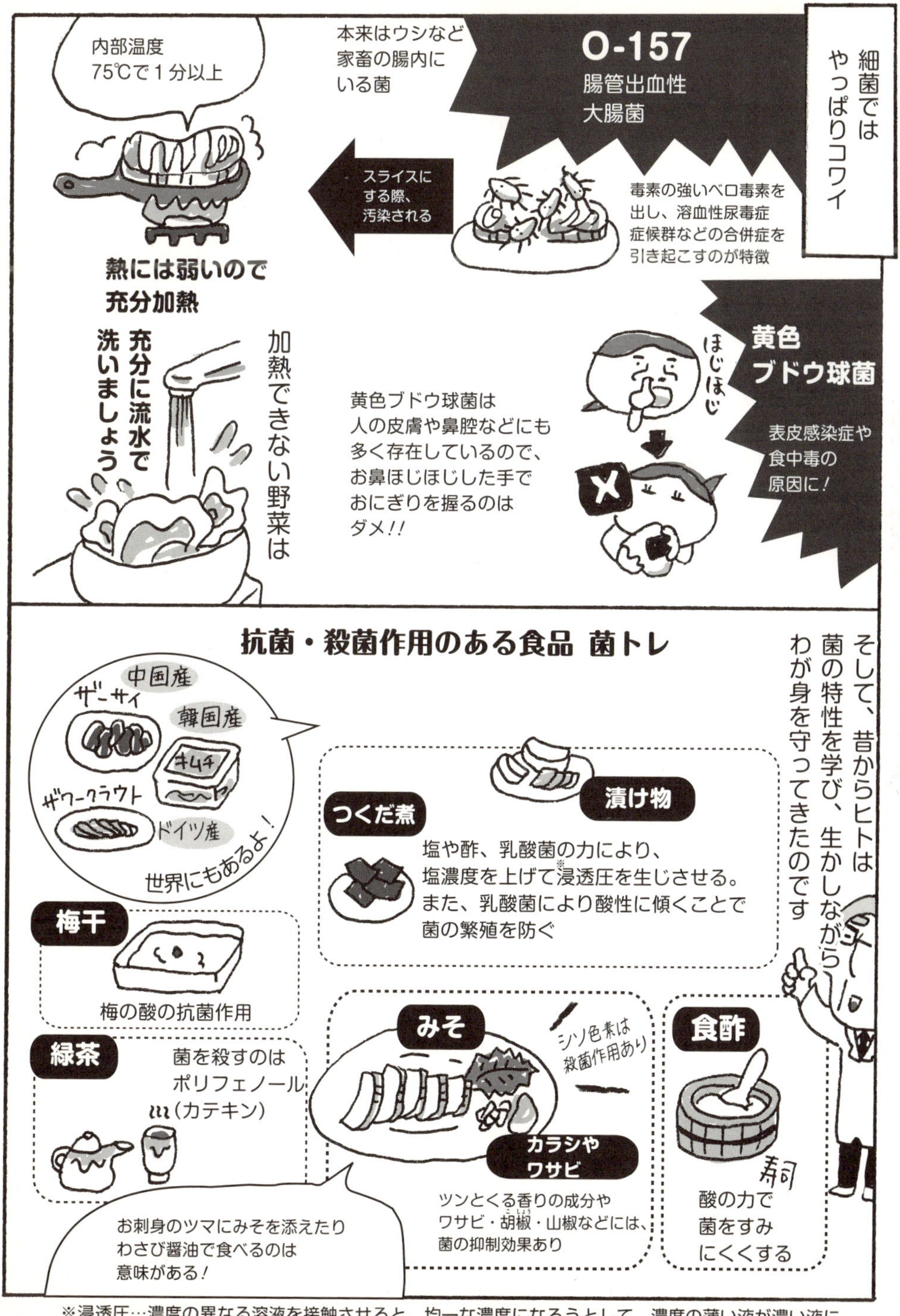
細菌ではやっぱりコワイ
O-157
腸管出血性
大腸菌
本来はウシなど
家畜の腸内に
いる菌
毒素の強いベロ毒素を
出し、溶血性尿毒症
症候群などの合併症を
引き起こすのが特徴
スライスに
する際、
汚染される
内部温度
75℃で１分以上
熱には弱いので
充分加熱
加熱できない野菜は
充分に流水で
洗いましょう
黄色
ブドウ球菌
表皮感染症や
食中毒の
原因に！
ほじほじ
黄色ブドウ球菌は
人の皮膚や鼻腔などにも
多く存在しているので、
お鼻ほじほじした手で
おにぎりを握るのは
ダメ！！
そして、昔からヒトは
菌の特性を学び、生かしながら
わが身を守ってきたのです
抗菌・殺菌作用のある食品 菌トレ
ザーサイ
中国産
韓国産
キムチ
ザワークラウト
ドイツ産
世界にもあるよ！
つくだ煮
漬け物
塩や酢、乳酸菌の力により、
塩濃度を上げて※浸透圧を生じさせる。
また、乳酸菌により酸性に傾くことで
菌の繁殖を防ぐ
梅干
梅の酸の抗菌作用
緑茶
菌を殺すのは
ポリフェノール
（カテキン）
みそ
シソ色素は
殺菌作用あり
カラシや
ワサビ
ツンとくる香りの成分や
ワサビ・胡椒・山椒などには、
菌の抑制効果あり
食酢
寿司
酸の力で
菌をすみ
にくくする
お刺身のツマにみそを添えたり
わさび醤油で食べるのは
意味がある！

※浸透圧…濃度の異なる溶液を接触させると、均一な濃度になろうとして、濃度の薄い液が濃い液に流れ込む現象。塩分の高い漬け物や濃縮されたはちみつに細菌が入ると、細菌の細胞内の濃度の方が薄いため、細胞内の水分が外へしみでて、細菌が死滅する。

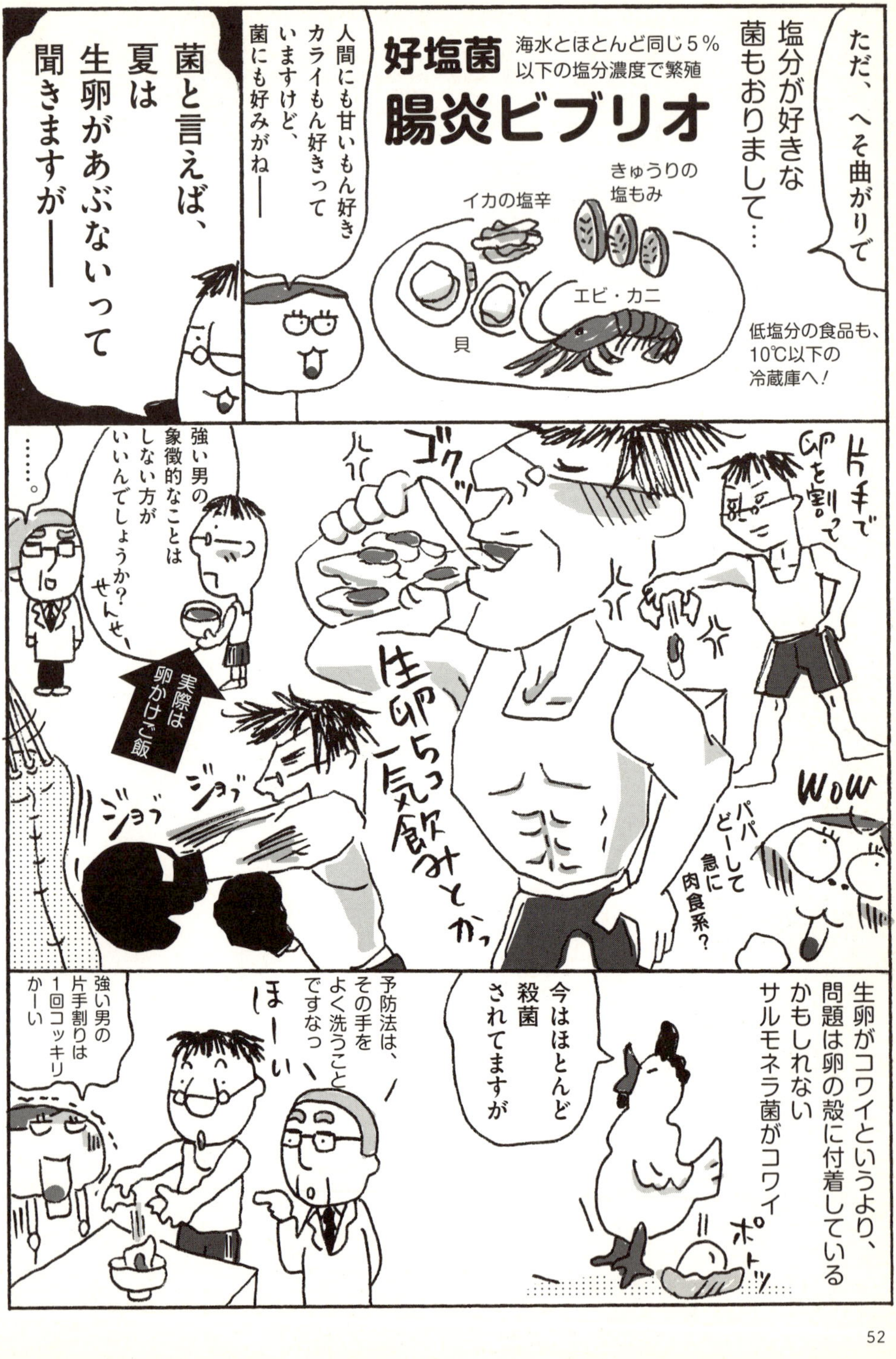
ただ、へそ曲がりで
塩分が好きな菌もおりまして…
好塩菌
海水とほとんど同じ5%以下の塩分濃度で繁殖
腸炎ビブリオ
きゅうりの塩もみ
イカの塩辛
エビ・カニ
貝
低塩分の食品も、10℃以下の冷蔵庫へ!
人間にも甘いもん好きカライもん好きっていますけど、菌にも好みがね――
菌と言えば、夏は生卵があぶないって聞きますが――
片手で卵を割って
ゴクッ
生卵ちょっ一気飲みとか
強い男の象徴的なことはしない方がいいんでしょうか? せんせ、
……。
実際は卵かけご飯
ジョブ
ジョブ
WOW
パパどーして急に肉食系?
生卵がコワイというより、問題は卵の殻に付着しているかもしれないサルモネラ菌がコワイ
今はほとんど殺菌されてますが
ポトッ
予防法は、その手をよく洗うことですなっ
ほーい
強い男の片手割りは1回コッキリかーい

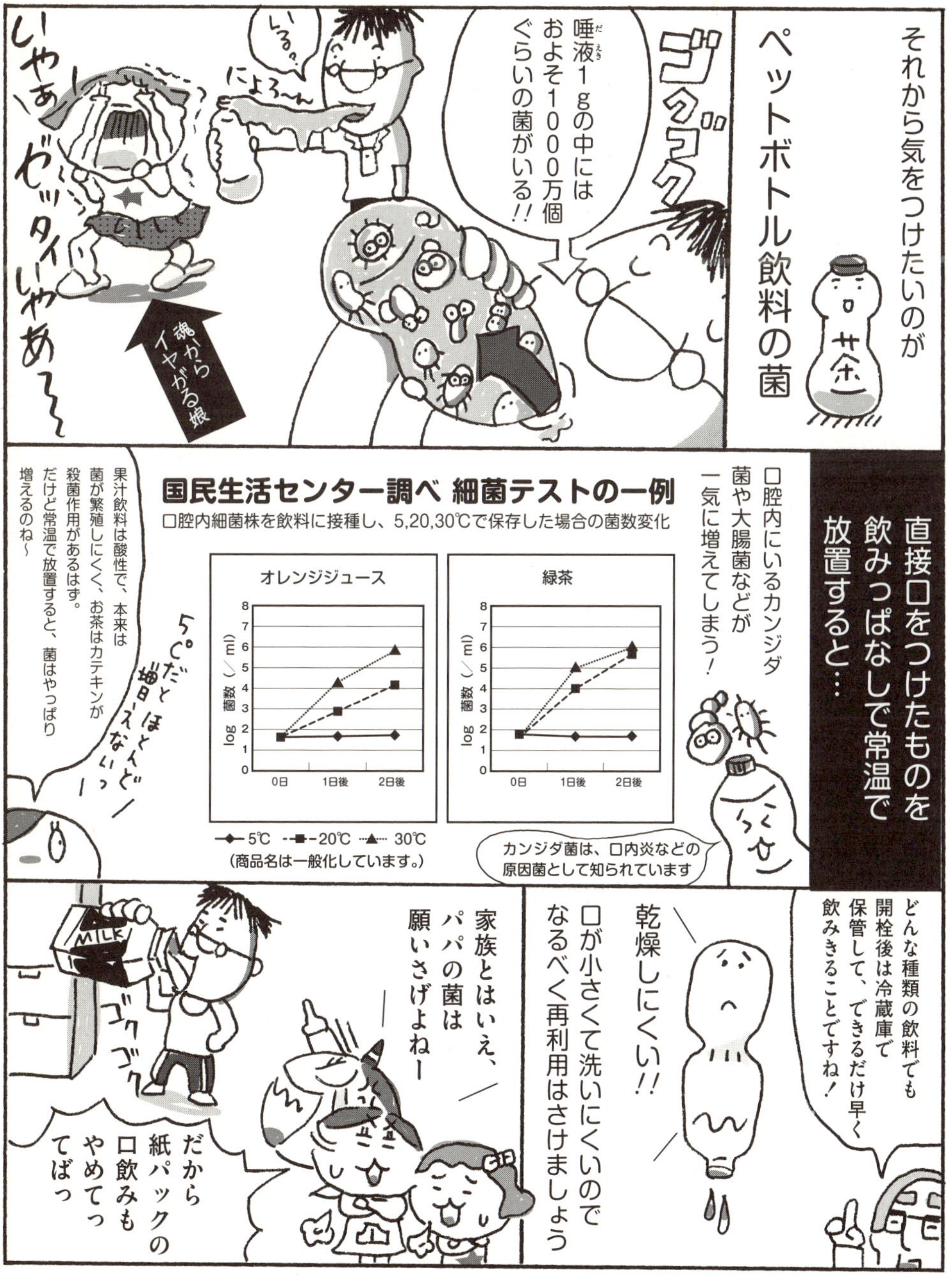
それから気をつけたいのが
ペットボトル飲料の菌
茶
ゴクゴク
唾液1gの中にはおよそ1000万個ぐらいの菌がいる!!
いる？
にょろ〜ん
いやぁ！ゼッタイいやぁ〜〜
魂からイヤがる娘
直接口をつけたものを飲みっぱなしで常温で放置すると…
口腔内にいるカンジダ菌や大腸菌などが一気に増えてしまう！
国民生活センター調べ 細菌テストの一例
口腔内細菌株を飲料に接種し、5,20,30℃で保存した場合の菌数変化
オレンジジュース
緑茶
log 菌数（／ml）
0 1 2 3 4 5 6 7 8
0日 1日後 2日後
5℃ 20℃ 30℃
（商品名は一般化しています。）
カンジダ菌は、口内炎などの原因菌として知られています
果汁飲料は酸性で、本来は菌が繁殖しにくく、お茶はカテキンが殺菌作用があるはず。だけど常温で放置すると、菌はやっぱり増えるのね〜
5℃だとほとんど増えないっ
どんな種類の飲料でも開栓後は冷蔵庫で保管して、できるだけ早く飲みきることですね！
乾燥しにくい!!
口が小さくて洗いにくいのでなるべく再利用はさけましょう
家族とはいえ、パパの菌は願いさげよねー
MILK
ゴクゴク
だから紙パックの口飲みもやめてってばっ

KINTORE

菌トレ！ 心得5

菌の特徴を理解して食中毒を予防すべし

3章 おさらい

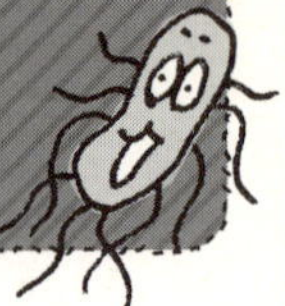

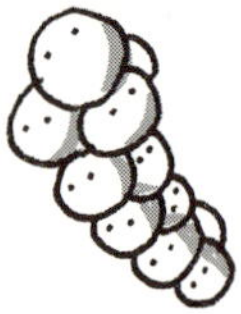

主な食中毒菌の種類と性質

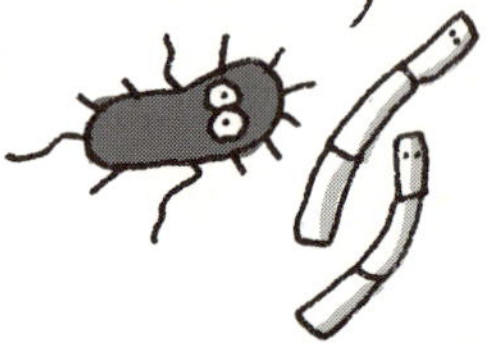

種類	潜伏期間	特徴／弱点	中毒症状	棲息場所・発生原因など
サルモネラ属菌	12〜24時間	・芽胞は作らない ・熱に弱い ・高温加熱で死滅	発熱・腹痛 頭痛・下痢 嘔吐など	・あらゆる動物、ペットや家畜の腸管内に常在 ・魚介類、食肉の加工品などの他卵も注意が必要
腸炎ビブリオ	発病ピークは17時間前後	・好塩性で塩分好き（塩分2〜5%） ・熱に弱い ・煮沸程度で死滅	腹痛や 下痢	・6〜10月に多発し、夏場がピーク ・塩分が多い魚介類、漬け物、海産物等が汚染源になることが多い
病原性大腸菌	10〜15時間	・毒性がきわめて高い ・ベロ毒素を放出 ・代表的なのは腸管出血性O-157 ・熱には弱い	ベロ毒素による下痢など 溶血性尿毒症や脳症になると、致命的になることもある	・飲料水や食物による経口感染が主
ボツリヌス菌	12〜36時間	・真夏でも生息 ・芽胞を形成 ・煮沸では死滅しない	毒素により 神経系の 麻痺を起こす	・魚介、肉類、および加工品の汚染や缶詰、真空パック中でも繁殖
ブドウ球菌	3〜6時間 （早い場合は30分）	・食中毒菌としては世界各地でみられる ・耐塩性。菌の産生する毒素（エンテロトキシン）は耐熱性で100℃でも死滅しない	ときに血流に入ると、菌血症や敗血症、肺炎などを引き起こすことがある	・黄色ブドウ球菌は、ヒトの皮膚や鼻腔に常在するので汚染の機会が多い
カンピロバクター	2〜7日	・乳幼児に発生する ・下痢症や食中毒の原因菌になることが多い ・乾燥に弱い ・30℃以下だと棲息できない	下痢／腹痛 発熱を伴うので 風邪と誤診されやすい	・鶏肉を主とした食肉類とその加工品
ウェルシュ菌	12時間	・耐熱性の芽胞形成 ・熱に強い ・100℃でも死滅しない	腹痛や下痢	・加熱調理後の食品全般 ・仕出し弁当や給食などが汚染源になりやすくしばしば集団食中毒を招く

残り物の食品は「疑わしきは捨てよ」を守ろう！

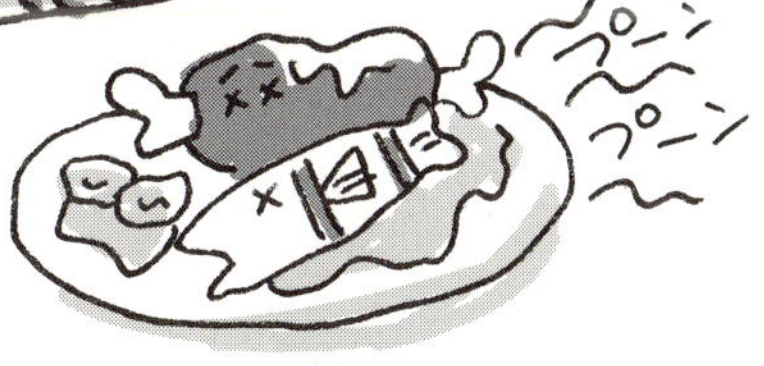
プーン
プーン

家庭では
圧力鍋を使うと便利！
（圧力が高めの
鍋がおすすめ）

食中毒防止には
75℃以上での加熱を1分以上

耐熱性の芽胞を形成する菌対策には　2気圧
121℃以上の加熱を20分以上

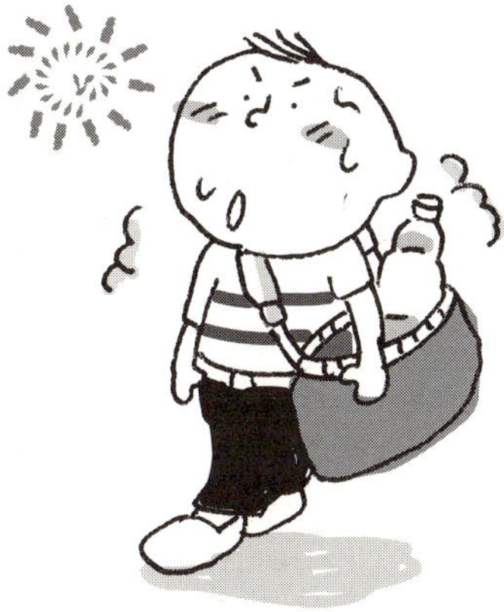

ペットボトルは、
常温で持ち歩いたら、
その日のうちに飲んで
しまいましょう！

お水の補足

浄水器の水は、すぐに飲もう！
塩素イオンも除去するため、
塩素臭は消えるが、
殺菌力はない。

一晩置いた水や
湯冷ましも、
塩素はぬけるが、
殺菌効果が
落ちるので
すぐ飲むべし！

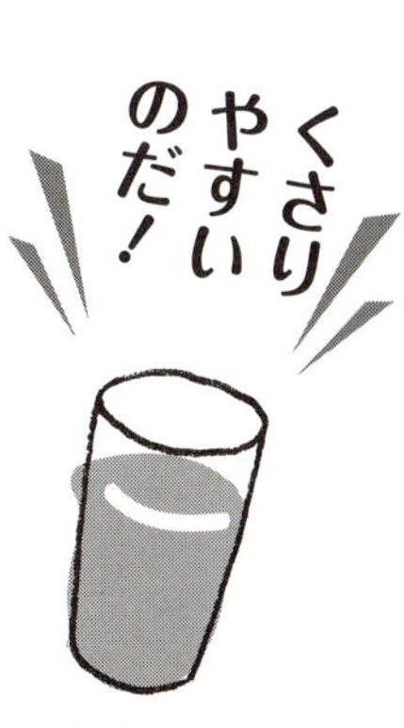
くさりやすいのだ！
浄水器の水

スーパーのレジにて

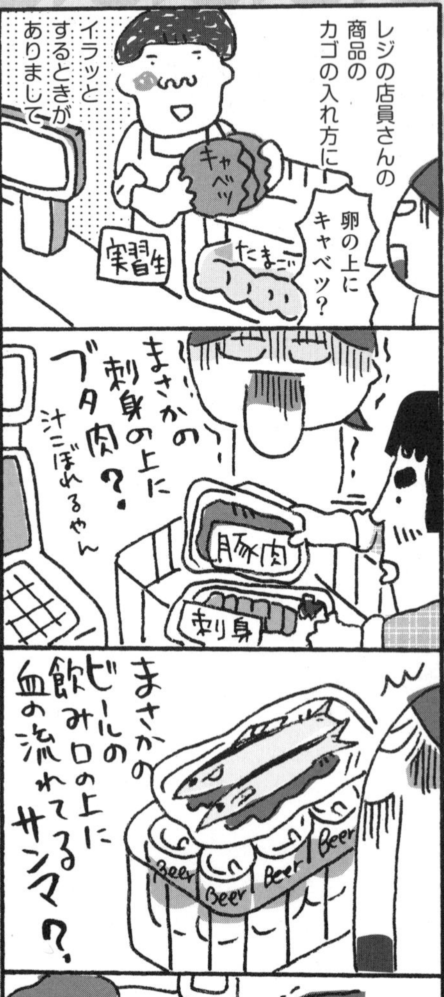

レジの店員さんの商品のカゴの入れ方に
イラッとするときがありまして
キャベツ
実習生
たまご
卵の上にキャベツ？
まさかの刺身の上にブタ肉？
汁こぼれるやん
豚肉
刺身
まさかのビールの飲み口の上に血の流れてるサンマ？
Beer
Beer
Beer
Beer
私が並んだレジの店員さんは
要注意デス
ジ〜
この人コワッ

〔第４章〕

お風呂・洗面所編

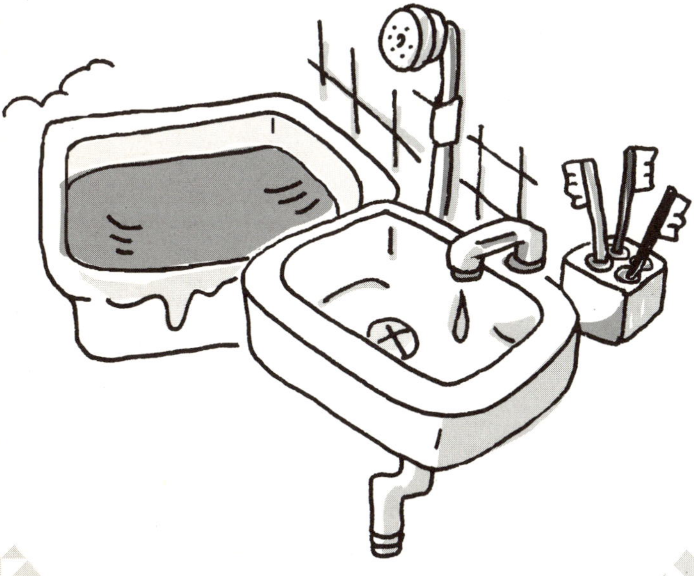

第4章 その1

お口に入れる歯ブラシだから

KINTORE

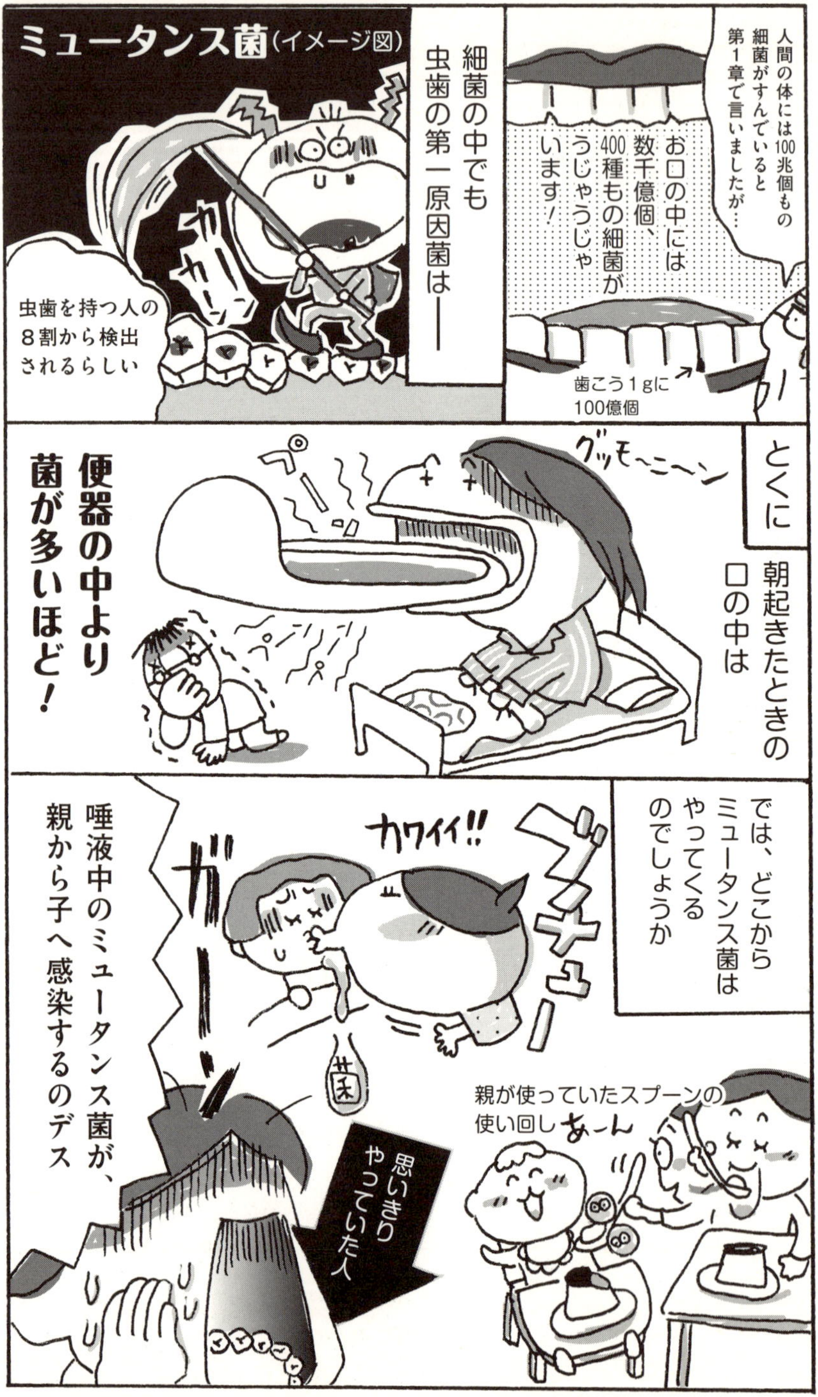

人間の体には100兆個もの細菌がすんでいると第1章で言いましたが…
お口の中には数千億個、400種もの細菌がうじゃうじゃいます!
歯こう1gに100億個
細菌の中でも虫歯の第一原因菌は——
ミュータンス菌(イメージ図)
カーカー
虫歯を持つ人の8割から検出されるらしい
とくに
朝起きたときの口の中は
グッモ〜ニ〜ン
プ〜
便器の中より菌が多いほど!
では、どこからミュータンス菌はやってくるのでしょうか
ブチュー
カワイイ!!
菌
親が使っていたスプーンの使い回し あ〜ん
唾液中のミュータンス菌が、親から子へ感染するのデス
ガーン
思いきりやっていた人

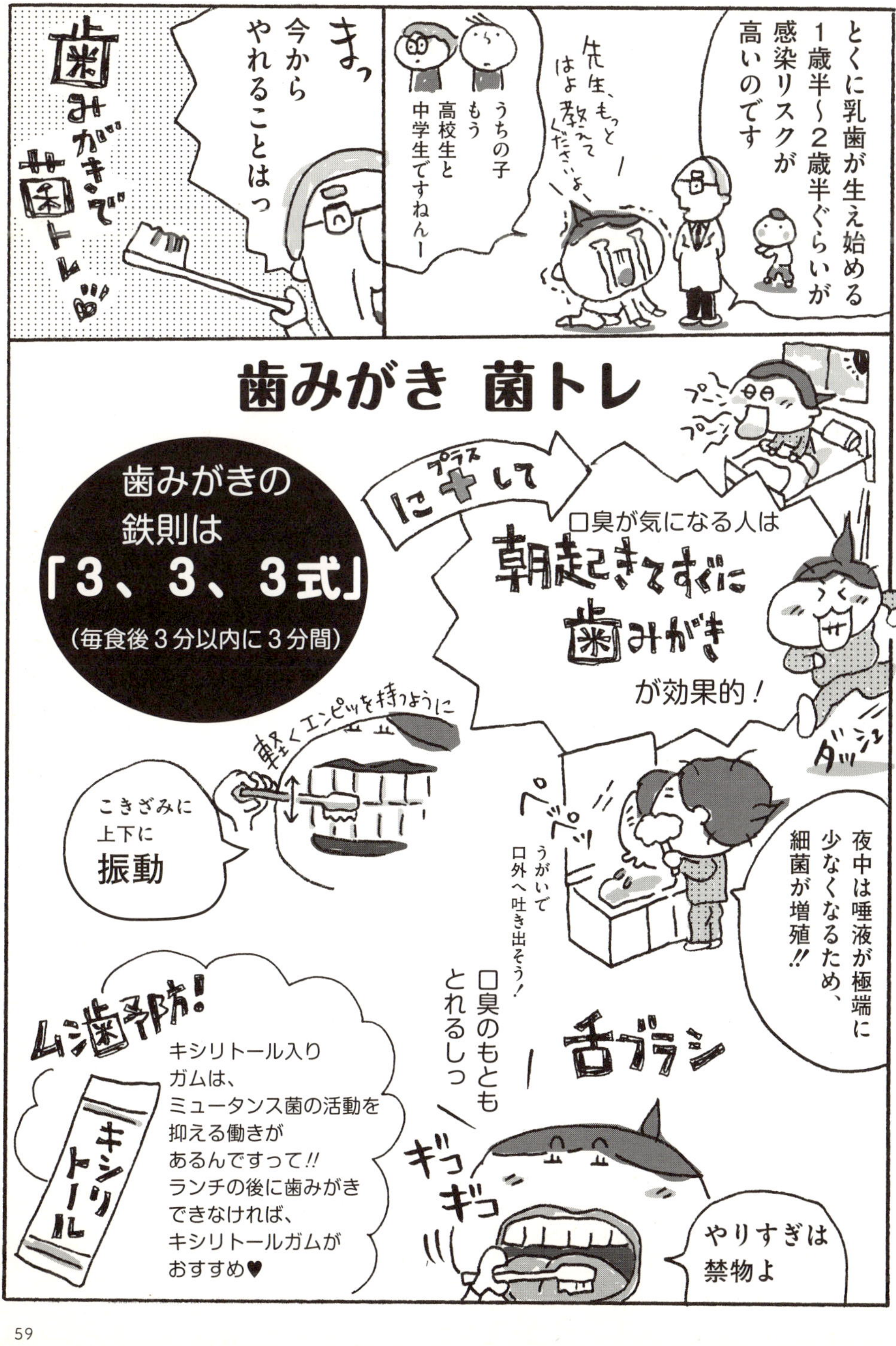
とくに乳歯が生え始める1歳半〜2歳半ぐらいが感染リスクが高いのです
先生、もっとはよ教えてくださいよ
うちの子もう高校生と中学生ですねん〜
まっ今からやれることはっ
歯みがきで菌トレ
歯みがき 菌トレ
歯みがきの鉄則は「3、3、3式」
(毎食後3分以内に3分間)
にプラスして
口臭が気になる人は朝起きてすぐに歯みがきが効果的！
夜中は唾液が極端に少なくなるため、細菌が増殖!!
ダッシュ
ペッペッ
うがいで口外へ吐き出そう！
軽くエンピツを持つように
こきざみに上下に振動
ムシ歯予防！
キシリトール
キシリトール入りガムは、ミュータンス菌の活動を抑える働きがあるんですって!! ランチの後に歯みがきできなければ、キシリトールガムがおすすめ♥
舌ブラシ
口臭のもともとれるしっ
ギコギコ
やりすぎは禁物よ

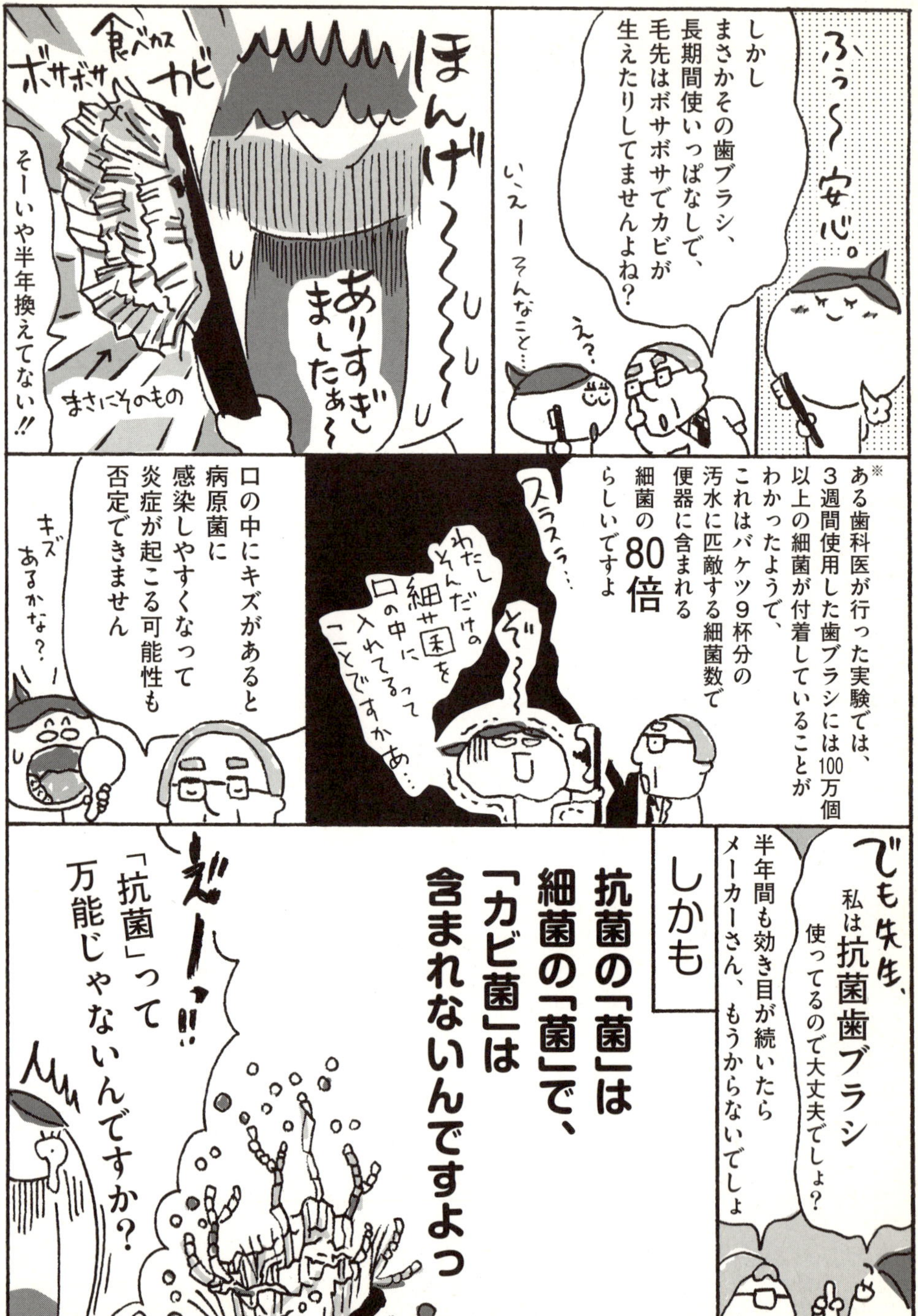
ふぅ〜安心。
しかし まさかその歯ブラシ、長期間使いっぱなしで、毛先はボサボサでカビが生えたりしてませんよね？
えっ？
いえーそんなこと…
ほんげ〜〜〜〜
ありすぎましたぁ〜
食べカス
ボサボサ
カビ
まさにそのもの
そーいや半年換えてない!!
※ある歯科医が行った実験では、3週間使用した歯ブラシには100万個以上の細菌が付着していることがわかったようで、これはバケツ9杯分の汚水に匹敵する細菌数で便器に含まれる細菌の80倍らしいですよ
スラスラ…
わたしそんだけの細菌を口の中に入れてるってことですかぁ…
ぞ〜〜
口の中にキズがあると病原菌に感染しやすくなって炎症が起こる可能性も否定できません
キズあるかな？
でも先生、私は抗菌歯ブラシ使ってるので大丈夫でしょ？
半年間も効き目が続いたらメーカーさん、もうからないでしょ
しかも
抗菌の「菌」は細菌の「菌」で、「カビ菌」は含まれないんですよっ。
えー!!
「抗菌」って万能じゃないんですか？

※http://news.livedoor.com/article/detail/4229921/

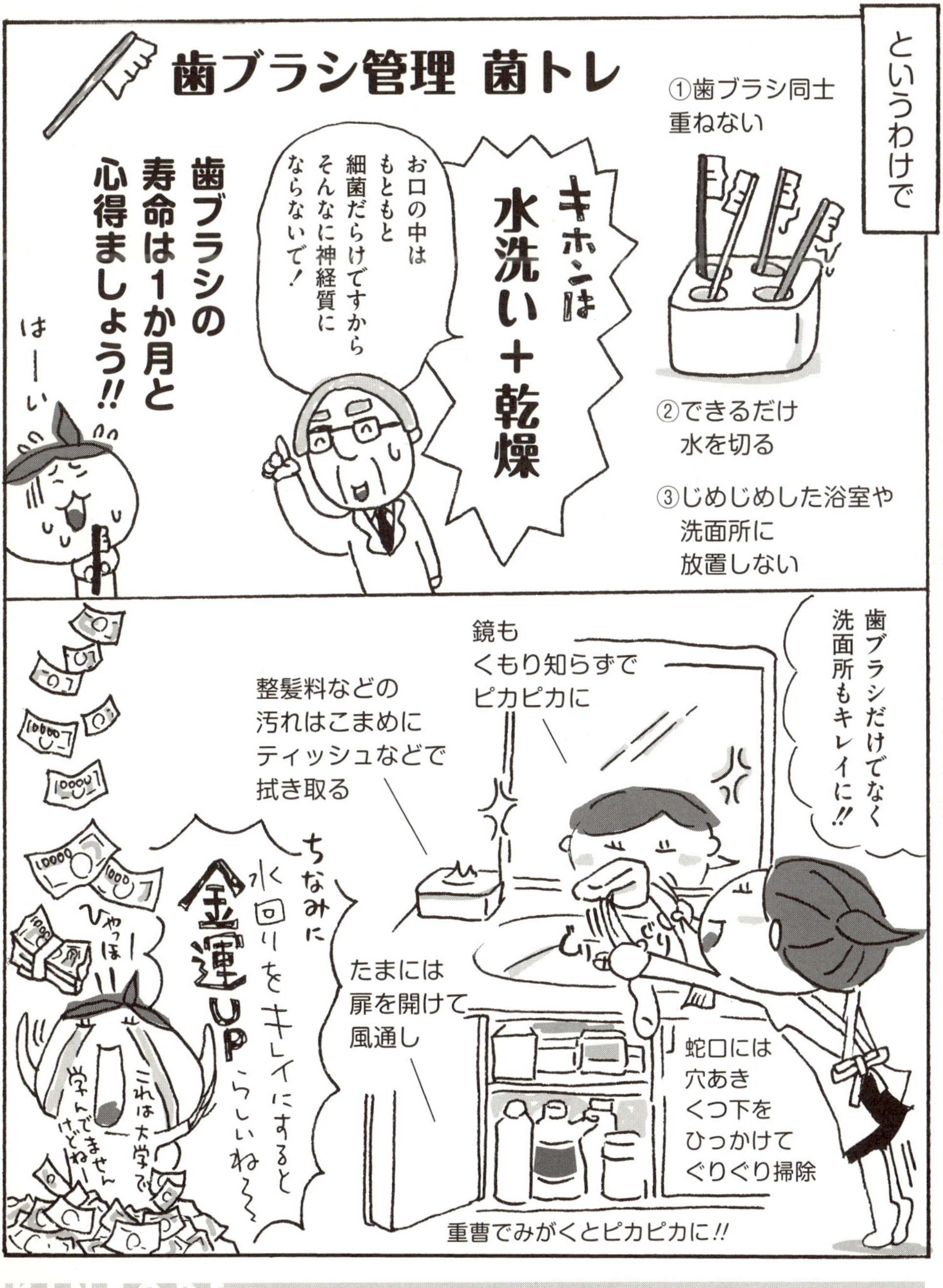
歯ブラシ管理　菌トレ
というわけで
①歯ブラシ同士重ねない
②できるだけ水を切る
③じめじめした浴室や洗面所に放置しない
キホンは水洗い＋乾燥
お口の中はもともと細菌だらけですからそんなに神経質にならないで！
歯ブラシの寿命は1か月と心得ましょう!!
はーーい
歯ブラシだけでなく洗面所もキレイに!!
鏡もくもり知らずでピカピカに
整髪料などの汚れはこまめにティッシュなどで拭き取る
たまには扉を開けて風通し
蛇口には穴あきくつ下をひっかけてぐりぐり掃除
ぐりぐり
重曹でみがくとピカピカに!!
ちなみに水回りをキレイにすると金運UPらしいねぇ〜
ひゃっほー
これは大学で学んでませんけどねー

KINTORE

菌トレ！ 心得6

お口の中も洗面所も、こまめみがきで菌なし金ピカ

正しい手の洗い方!

今日から菌ハカセ!

トイレから出たとき、外出先から帰ったとき、
手を洗うことが習慣になっている人も多いと思いますが、
本当に効果的な手洗いができていますか?

基本的に家庭での手洗いは
石けんをつけて10秒～15秒洗えば
日常的には問題ありません。
お水よりはお湯で、時間をかけた1回洗いより、
2回石けんを使って流水で流す
手洗いのほうが有効です。
手を洗った後は、ペーパータオルで
菌が好きな水分をしっかり拭き取るとベター。
そのあとに消毒用アルコールを使用する場合、
効き目もよくなりますよ。
タオルの使い回しは菌のたらい回しと同じこと。
タオルは、頻繁に交換しましょう。

正しい手洗いは大切ですが、
手を洗い過ぎると、手を守ってくれる
常在菌や手の皮脂まで減少させ、手荒れの原因に!
必要なときに必要な手洗いをしてくださいね。

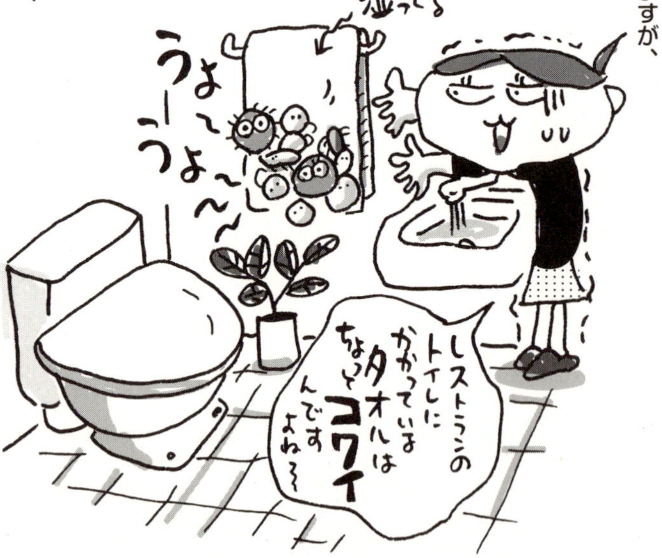
湿ってる
うよ～
うよ～
うよ～～
レストランのトイレにかかっているタオルはちょっとコワイんですよね～

正しい手洗いマニュアル（スクラブ法）

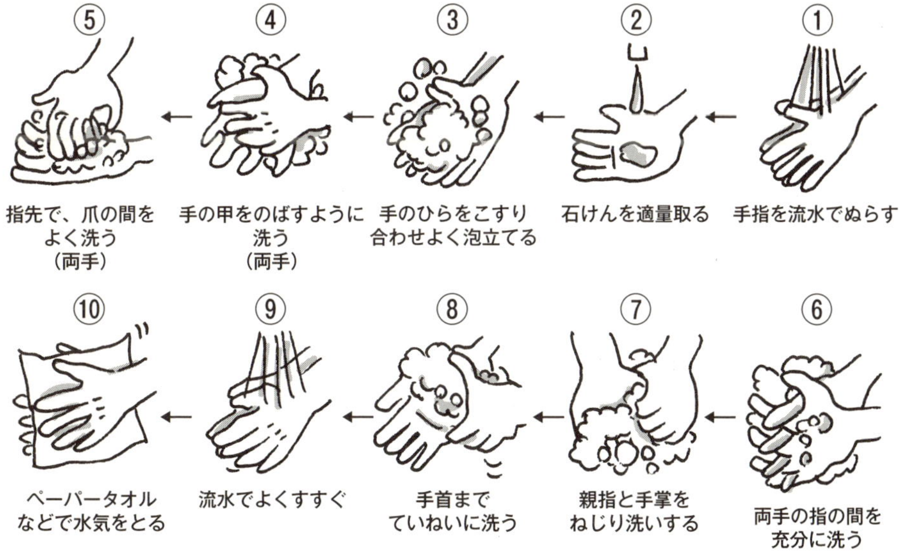

①
手指を流水でぬらす
②
石けんを適量取る
③
手のひらをこすり合わせよく泡立てる
④
手の甲をのばすように洗う（両手）
⑤
指先で、爪の間をよく洗う（両手）
⑥
両手の指の間を充分に洗う
⑦
親指と手掌をねじり洗いする
⑧
手首までていねいに洗う
⑨
流水でよくすすぐ
⑩
ペーパータオルなどで水気をとる

手洗いミスが多いところ

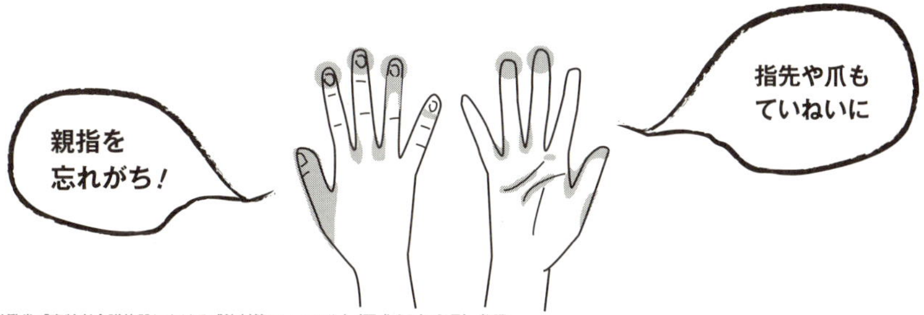

親指を忘れがち！
指先や爪もていねいに

※厚生労働省「高齢者介護施設における感染対策マニュアル」（平成25年3月）参照

指先、爪の間までキチンと洗おう！

数秒間流水のみで洗うと、かえって皮膚表面の菌が見かけ上増える場合があると聞きますが、それは手をこすることで手のしわの間に隠れていた菌が表面に出てくる場合があるから、だそうです！　皮膚の常在菌を含めて爪の間には手指細菌の80～90％が存在しているとか。調理の前は、指先や爪まで入念に石けん＋流水で洗いましょう!!

第4章
その2

お風呂のバイキンを増やさない術

KINTORE

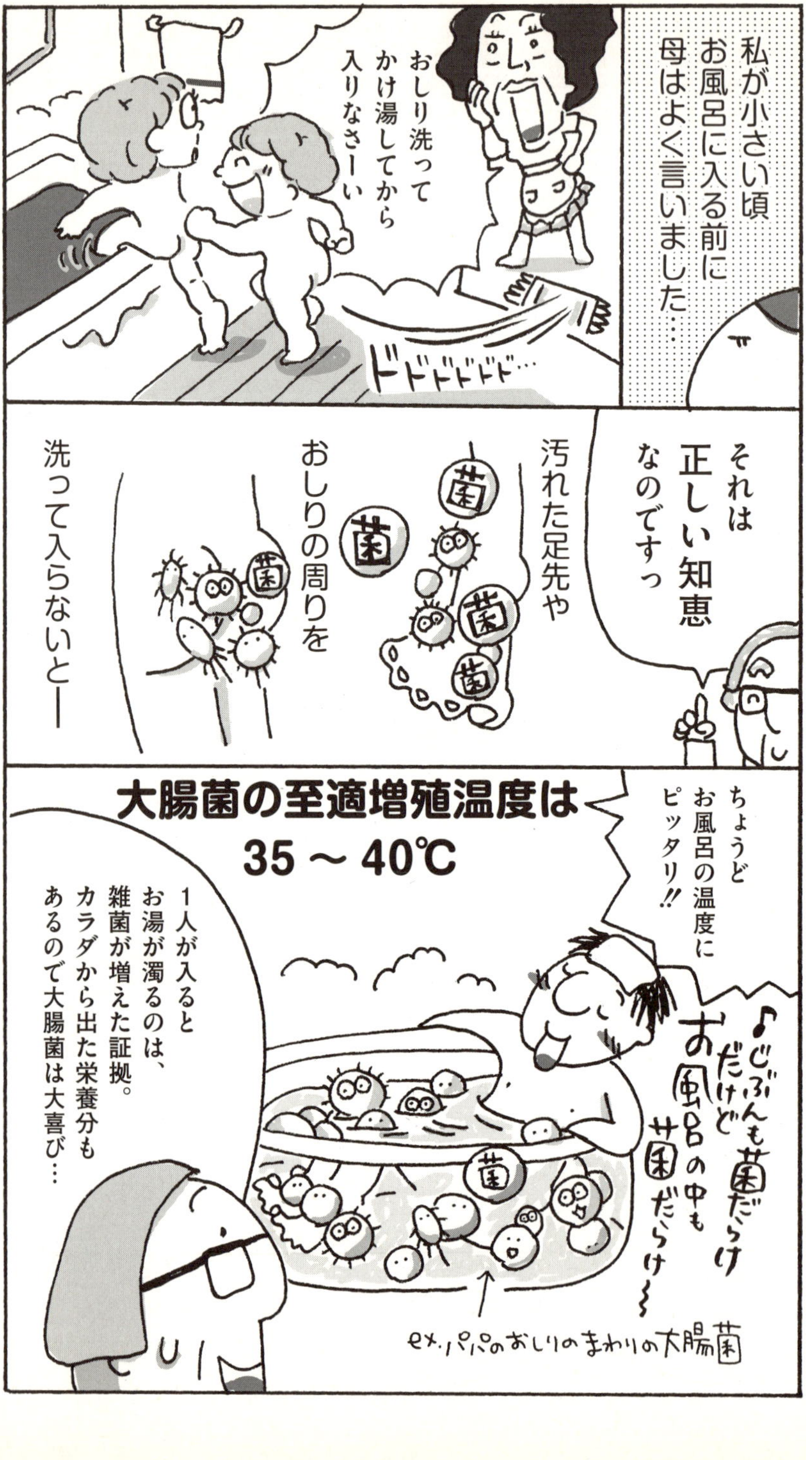

私が小さい頃
お風呂に入る前に
母はよく言いました…
おしり洗って
かけ湯してから
入りなさーーい
ドドドドドドド…
それは
正しい知恵
なのですっ
汚れた足先や
おしりの周りを
洗って入らないとー
菌
大腸菌の至適増殖温度は
35～40℃
ちょうど
お風呂の温度に
ピッタリ!!
♪じぶんも菌だらけ
だけど
お風呂の中も
菌だらけ～
1人が入ると
お湯が濁るのは、
雑菌が増えた証拠。
カラダから出た栄養分も
あるので大腸菌は大喜び…
ex.パパのおしりのまわりの大腸菌

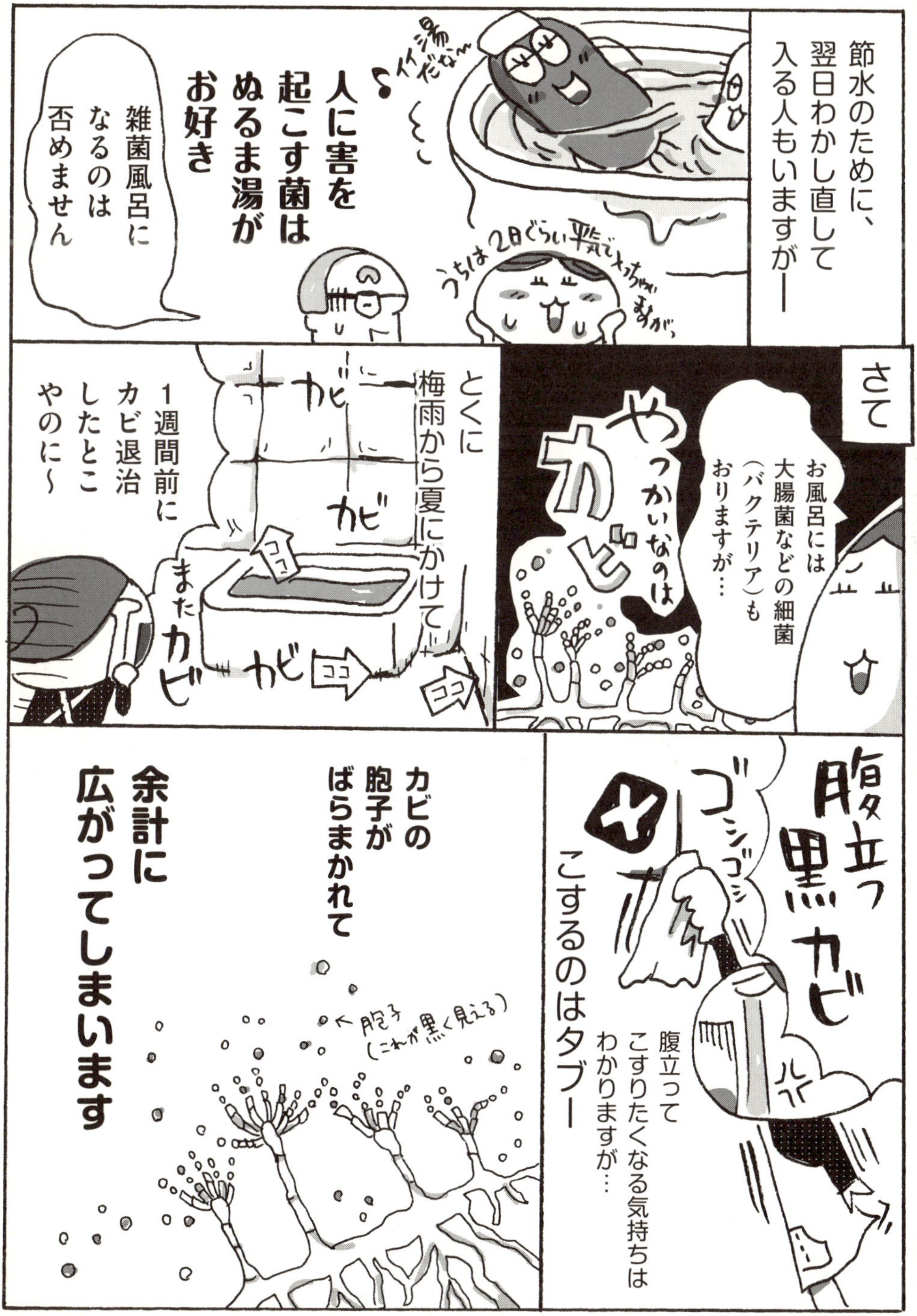
節水のために、翌日わかし直して入る人もいますがー
イイ湯だな〜
うちは2日ぐらい平気で入っちゃいますがっ
人に害を起こす菌はぬるま湯がお好き
雑菌風呂になるのは否めません
さて
お風呂には大腸菌などの細菌（バクテリア）もおりますが…
やっかいなのはカビ
とくに梅雨から夏にかけて
カビ
カビ
ココ
カビ
ココ
ココ
またカビ
1週間前にカビ退治したとこやのに〜
腹立つ黒カビ
ゴシゴシ
こするのはタブー
腹立ってこすりたくなる気持ちはわかりますが…
カビの胞子がばらまかれて
余計に広がってしまいます
←胞子（これが黒く見える）

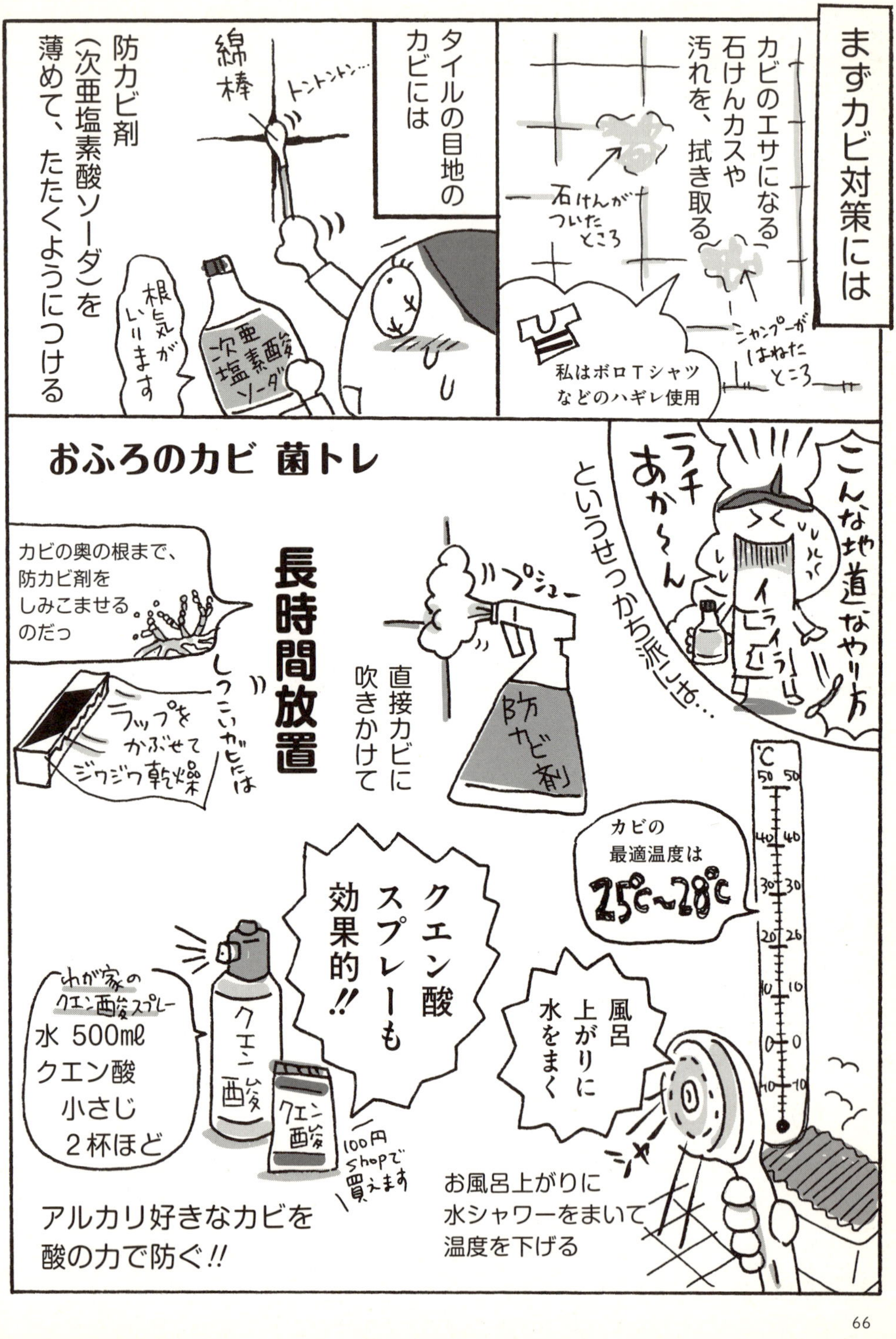
まずカビ対策には
カビのエサになる石けんカスや汚れを、拭き取る～
石けんがついたところ
シャンプーがはねたところ
私はボロTシャツなどのハギレ使用
タイルの目地のカビには
トントントン…
綿棒
防カビ剤（次亜塩素酸ソーダ）を薄めて、たたくようにつける
根気がいります
次亜塩素酸ソーダ
おふろのカビ 菌トレ
こんな地道なやり方
ウチあかーん
イライラ
というせっかち派には…
直接カビに吹きかけて
プシュー
防カビ剤
長時間放置
しつこいカビには
ラップをかぶせてジワジワ乾燥
カビの奥の根まで、防カビ剤をしみこませるのだっ
カビの最適温度は
25℃～28℃
風呂上がりに水をまく
シャー
お風呂上がりに水シャワーをまいて温度を下げる
クエン酸スプレーも効果的!!
わが家のクエン酸スプレー
水 500mℓ
クエン酸 小さじ2杯ほど
クエン酸
100円shopで買えます
アルカリ好きなカビを酸の力で防ぐ!!

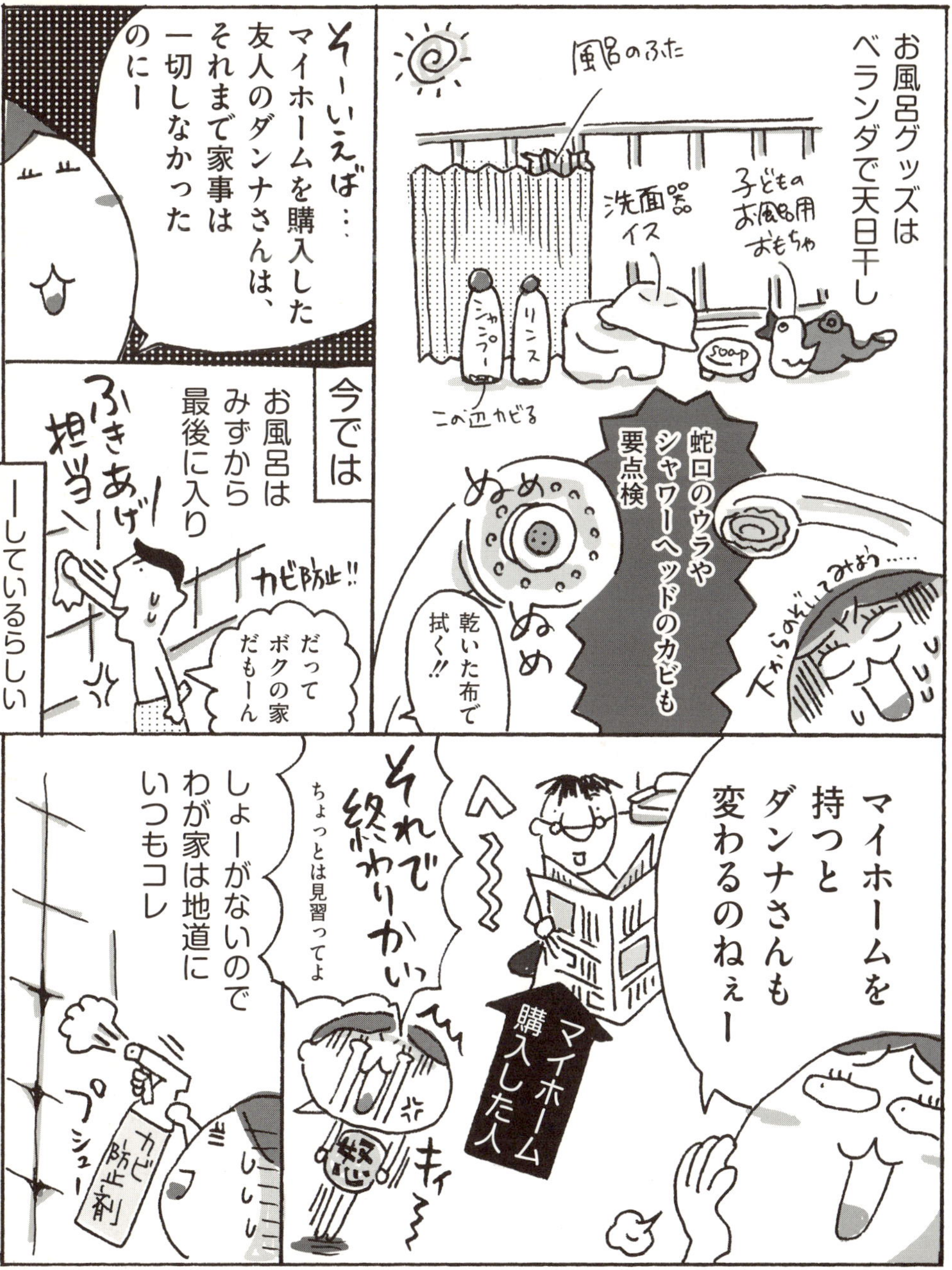
お風呂グッズは
ベランダで天日干し
風呂のふた
洗面器
イス
子どもの
お風呂用
おもちゃ
シャンプー
リンス
soap
この辺カビる
そーいえば…
マイホームを購入した
友人のダンナさんは、
それまで家事は
一切しなかった
のにー
蛇口のウラや
シャワーヘッドのカビも
要点検
ぬめ ぬめ
ぬめ ぬめ
下からのぞいてみよう……
乾いた布で
拭く!!
今では
お風呂は
みずから
最後に入り
ふきあげ担当
ーしているらしい
カビ防止!!
だって
ボクの家
だもーん
マイホームを
持つと
ダンナさんも
変わるのねぇー
へ〜〜
マイホーム購入した人
それで終わりかいっ
ちょっとは見習ってよ
しょーがないので
わが家は地道に
いつもコレ
プシュー
カビ防止剤

KINTORE

菌トレ! 心得7 お風呂に入るときは「おしりまわり」を、出るときには「浴室」キレイを心がけよ

4章 おさらい

歯みがきは1日3回毎食後!!

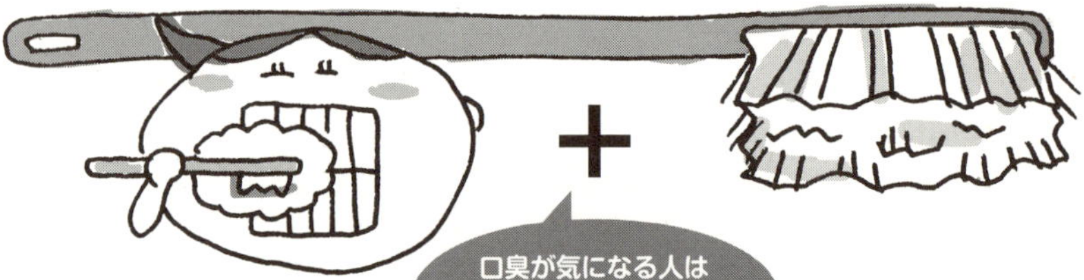

口臭が気になる人は
朝起きたとき

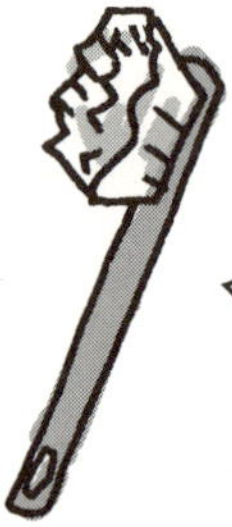

**「抗菌」は
カビまでは
防ぎません!**

毎日お口に入れるものだから

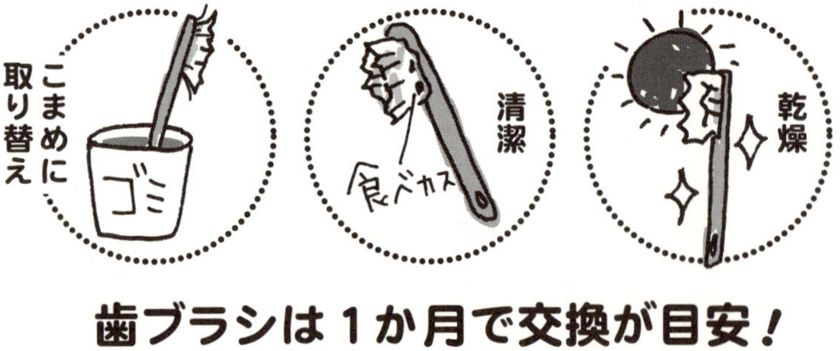

こまめに取り替え
ゴミ
清潔
食べカス
乾燥

歯ブラシは1か月で交換が目安!

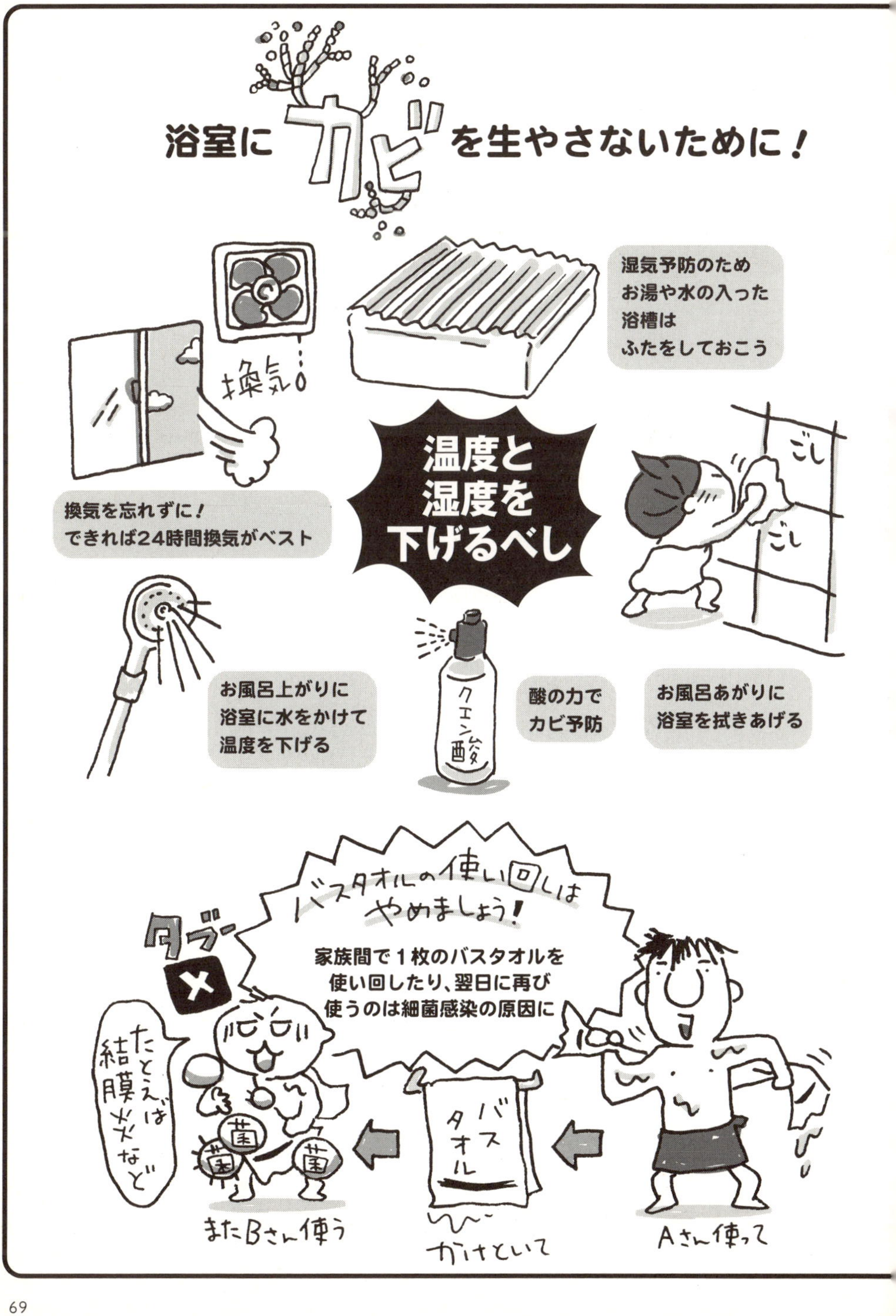
浴室にカビを生やさないために！
湿気予防のため
お湯や水の入った
浴槽は
ふたをしておこう
換気
温度と
湿度を
下げるべし
換気を忘れずに！
できれば24時間換気がベスト
ごし
ごし
お風呂上がりに
浴室に水をかけて
温度を下げる
クエン酸
酸の力で
カビ予防
お風呂あがりに
浴室を拭きあげる
バスタオルの使い回しは
やめましょう！
家族間で１枚のバスタオルを
使い回したり、翌日に再び
使うのは細菌感染の原因に
タブー
たとえば
結膜炎など
菌
菌
菌
バスタオル
またBさん使う
かけといて
Aさん使って

歯ブラシの共有はタブー

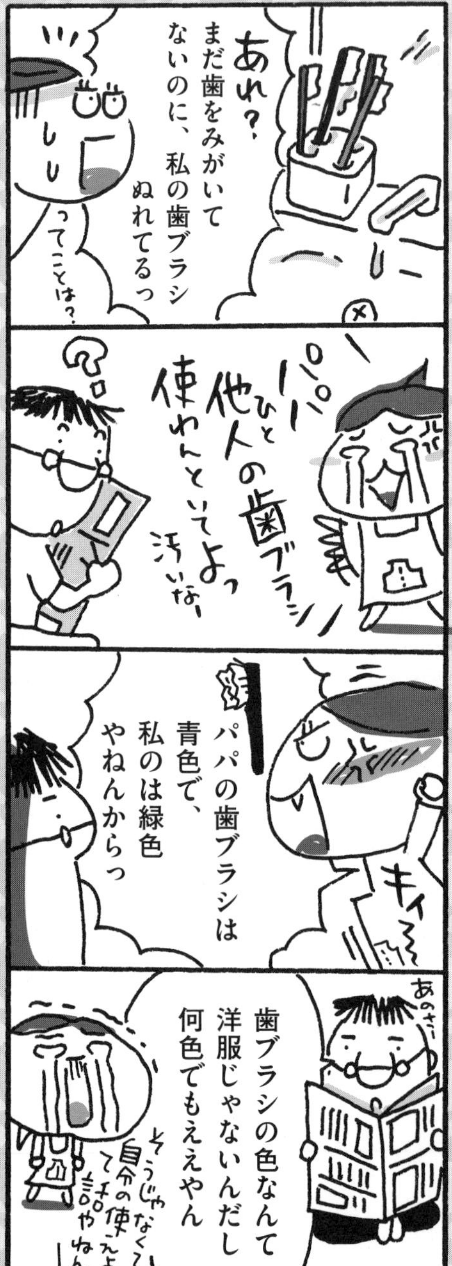
あれ？
まだ歯をみがいてないのに、私の歯ブラシぬれてるっ
ってことは？
パパ
他人の歯ブラシ使わんといてよっ
汚いな、
パパの歯ブラシは青色で、私のは緑色やねんからっ
あのさー
歯ブラシの色なんて洋服じゃないんだし何色でもええやん
そうじゃなくて自分の使えよって話やねんー

＊親しい人の間でも歯ブラシの共有はやめましょう

〔第５章〕

リビング・収納編

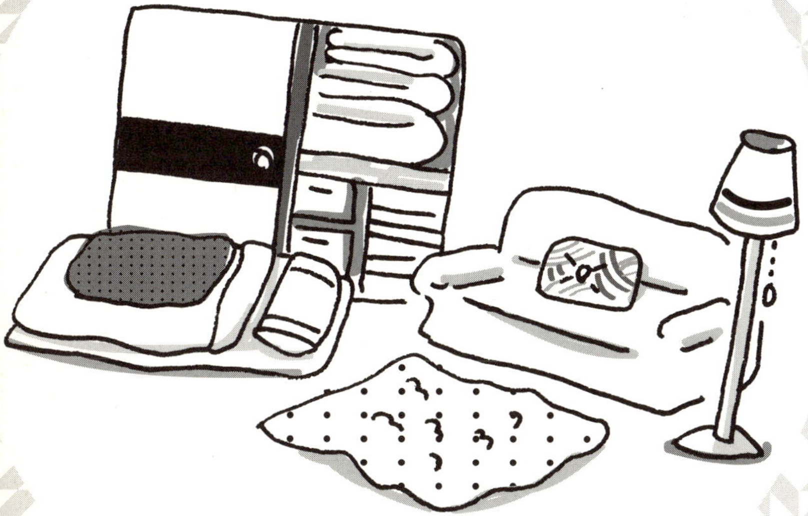

第5章 その1

おうちのハウスダスト対策

KINTORE

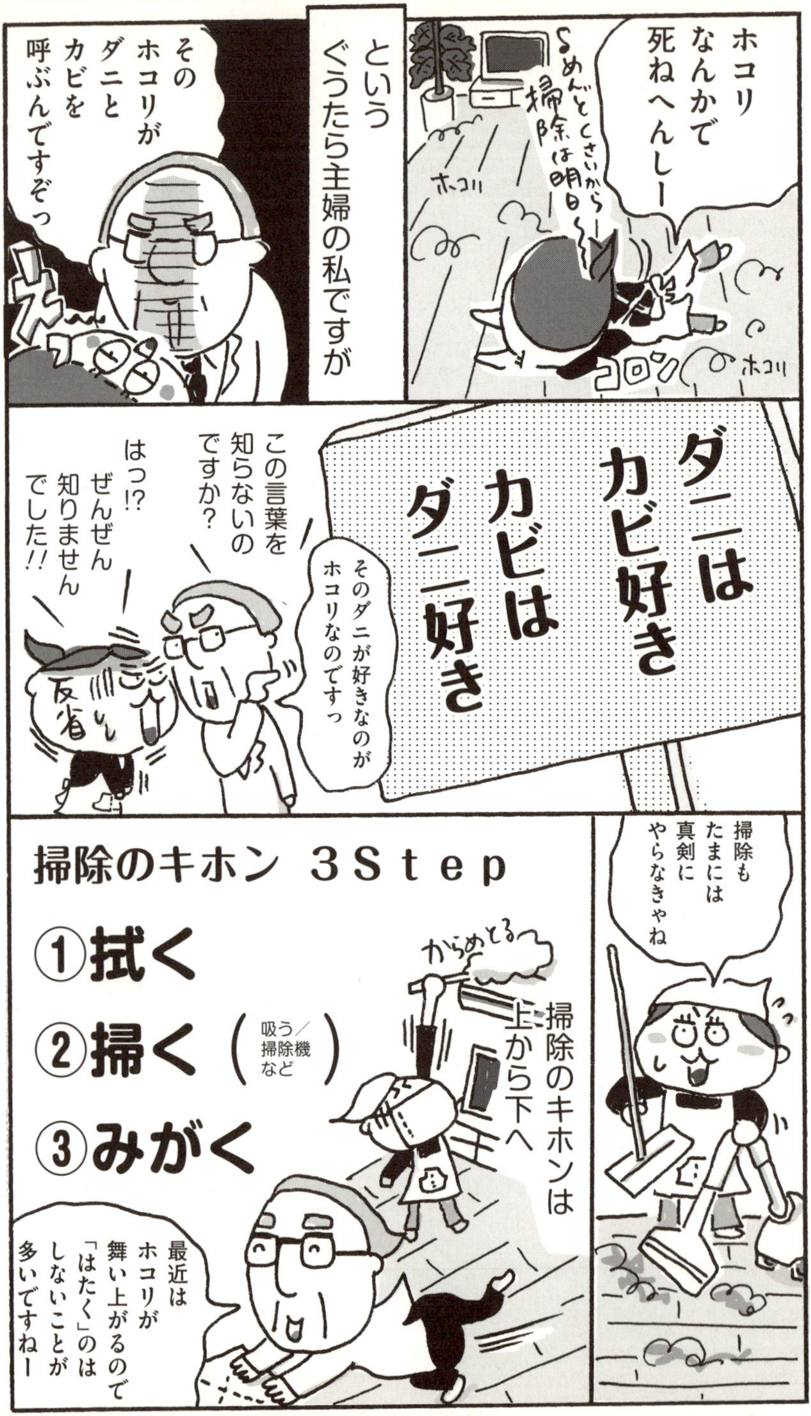
ホコリなんかで死ねへんしー
めんどくさいから掃除は明日〜
ホコリ
コロン
ホコリ
というぐうたら主婦の私ですが
そのホコリがダニとカビを呼ぶんですぞっ
ダニはカビ好き カビはダニ好き
そのダニが好きなのがホコリなのですっ
この言葉を知らないのですか?
はっ!? ぜんぜん知りませんでした!!
反省
掃除もたまには真剣にやらなきゃね
掃除のキホン 3Step
①拭く
②掃く（吸う／掃除機など）
③みがく
からめとる
掃除のキホンは上から下へ
最近はホコリが舞い上がるので「はたく」のはしないことが多いですねー

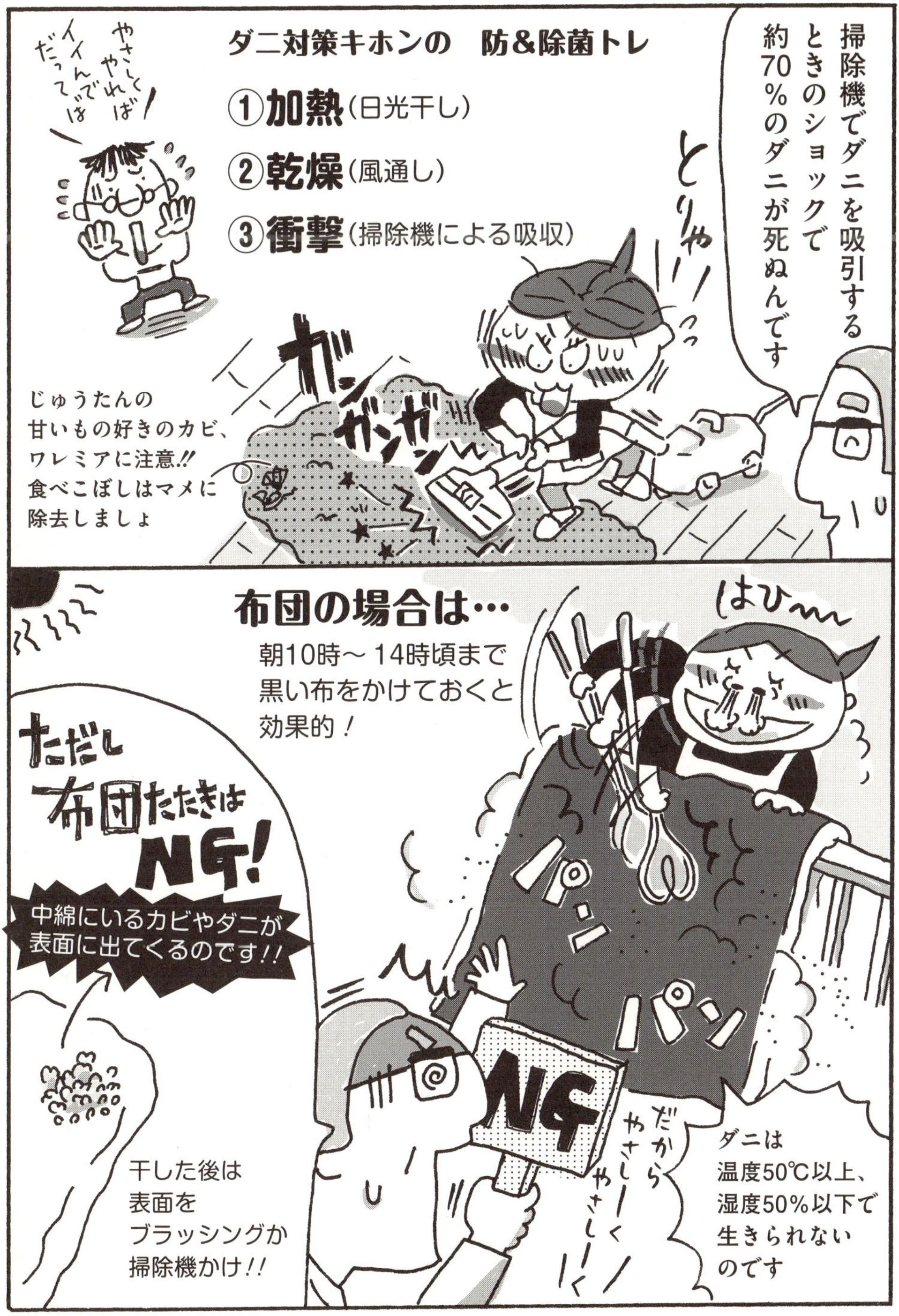
ダニ対策キホンの　防&除菌トレ
①加熱（日光干し）
②乾燥（風通し）
③衝撃（掃除機による吸収）
やさしくやればイイんではだって
掃除機でダニを吸引するときのショックで約70%のダニが死ぬんです
とりゃ
ガンガン
じゅうたんの
甘いもの好きのカビ、
ワレミアに注意!!
食べこぼしはマメに
除去しましょ
布団の場合は…
朝10時～14時頃まで
黒い布をかけておくと
効果的！
はひ～
ただし
布団たたきは
NG!
中綿にいるカビやダニが
表面に出てくるのです!!
パン
パン
NG
干した後は
表面を
ブラッシングか
掃除機かけ!!
だからやさしーくやさしーく
ダニは
温度50℃以上、
湿度50%以下で
生きられない
のです

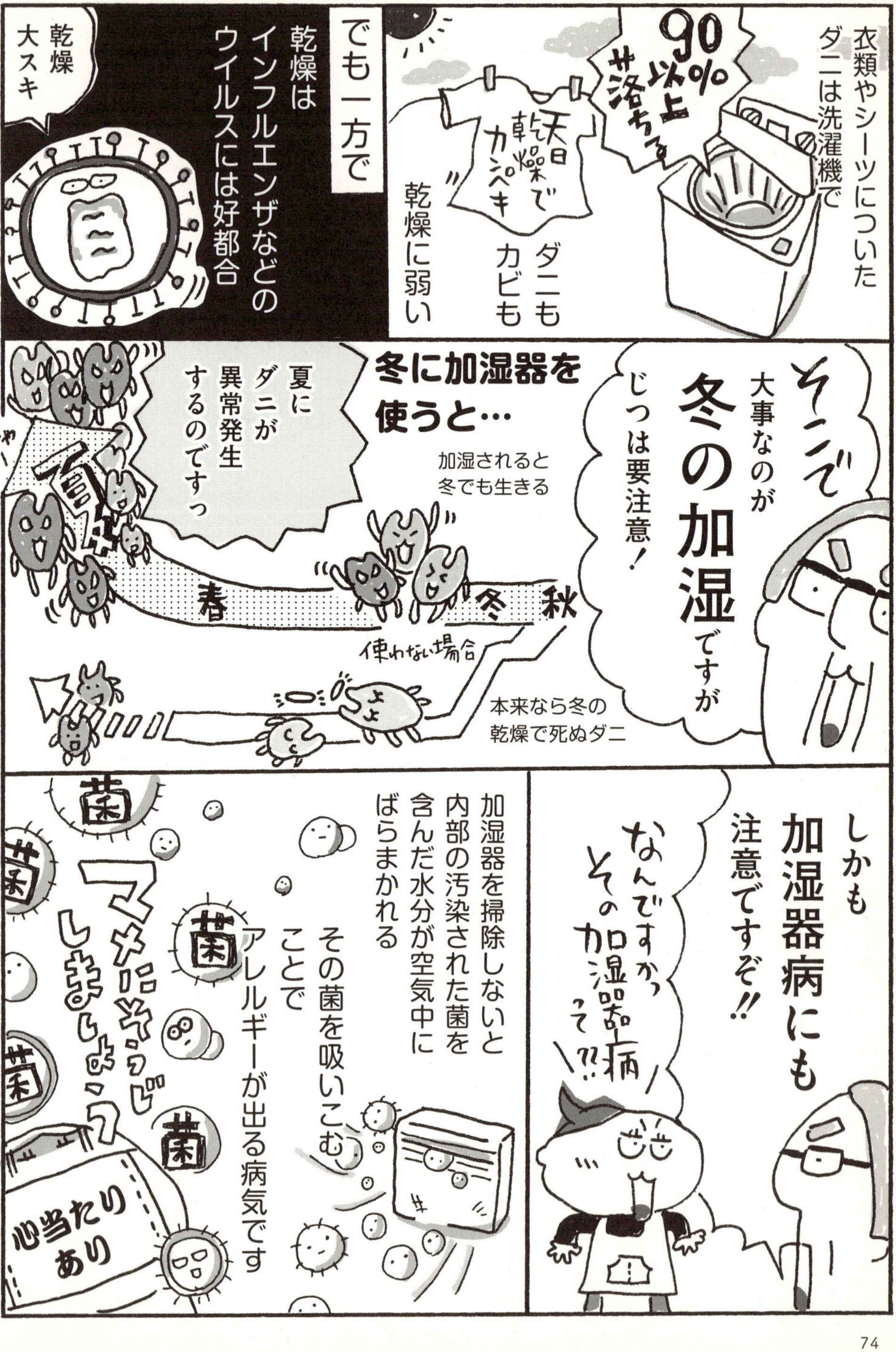
衣類やシーツについた
ダニは洗濯機で
90%以上落ちる
天日乾燥でカンペキ
ダニもカビも乾燥に弱い
でも一方で
乾燥はインフルエンザなどのウイルスには好都合
乾燥大スキ
そこで
大事なのが冬の加湿ですが
じつは要注意！
冬に加湿器を使うと…
加湿されると冬でも生きる
夏にダニが異常発生するのですっ
春
冬
秋
使わない場合
本来なら冬の乾燥で死ぬダニ
しかも加湿器病にも注意ですぞ!!
なんですかっその加湿器病って?!
加湿器を掃除しないと内部の汚染された菌を含んだ水分が空気中にばらまかれる
その菌を吸いこむことでアレルギーが出る病気です
マメにそうじしましょっ
心当たりあり

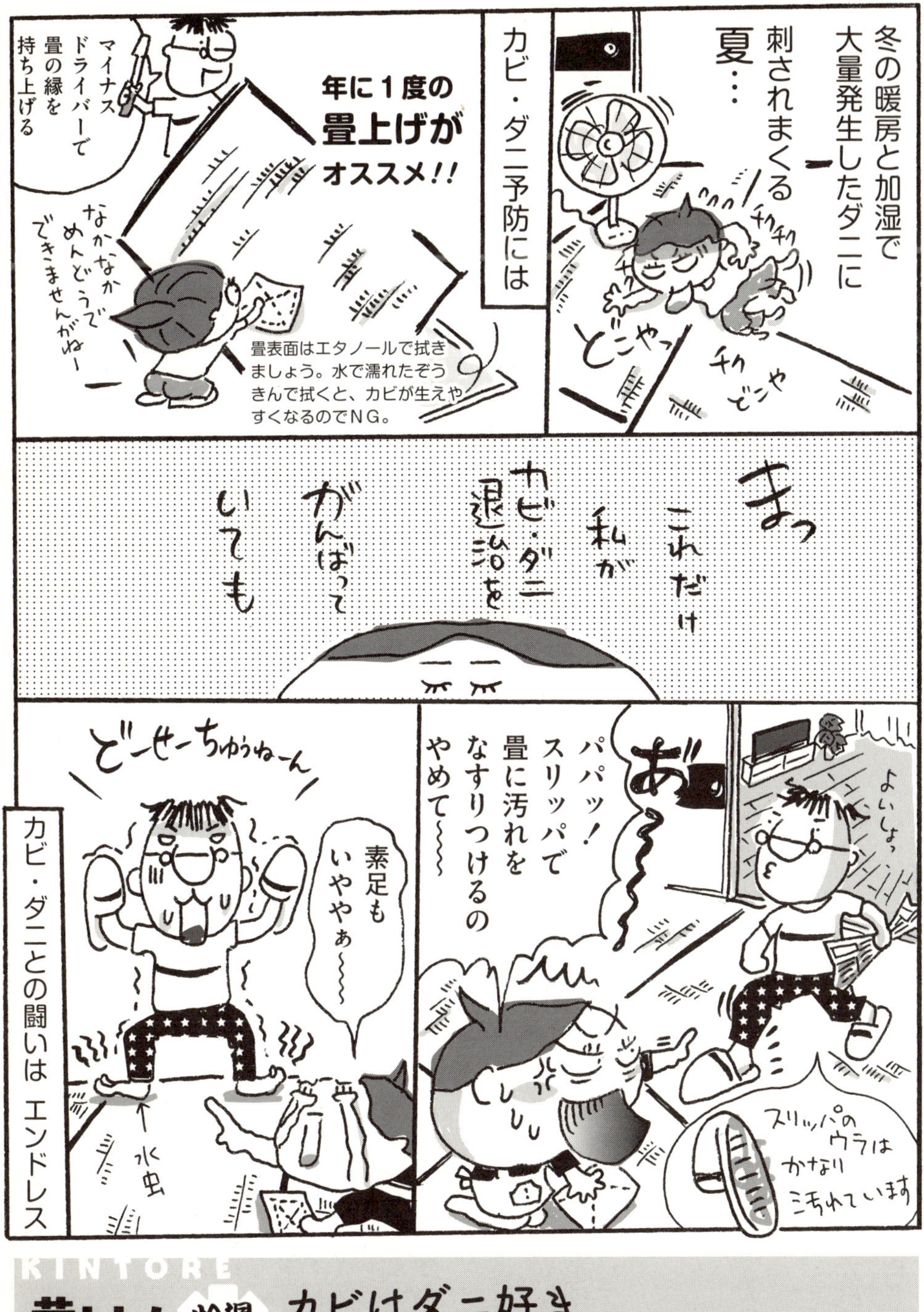
冬の暖房と加湿で大量発生したダニに刺されまくる夏…
チクチク
どこや
チク どこや
カビ・ダニ予防には
年に１度の畳上げがオススメ!!
マイナスドライバーで畳の縁を持ち上げる
なかなかめんどうでできませんがねー
畳表面はエタノールで拭きましょう。水で濡れたぞうきんで拭くと、カビが生えやすくなるのでNG。
まっ これだけ 私が カビ・ダニ退治を がんばっていても
よいしょ
あ〜〜〜
パパッ！スリッパで畳に汚れをなすりつけるのやめて〜〜〜
スリッパのウラはかなり汚れています
どーせーちゅうねーん
素足もいややぁ〜〜〜
水虫
カビ・ダニとの闘いは エンドレス

KINTORE 菌トレ! 心得 8

カビはダニ好き、ダニはカビ好きと心得よ

カビは梅雨時だけじゃない!

今日から菌ハカセ!

カビが生えるのは梅雨時。
そう思っている人が多いのではないですか。
じつは、カビは一年中生えます。

春は長雨時に。
温度と湿度が一気に上がる夏は
カビもダニも増えます。
秋は台風シーズンでじめじめ。
冬はエアコンにより
外気との温度差が生じて結露ができやすく、
カビの原因になります。

結局のところ…
カビ対策は、一年中気を抜けません!

カビぐらい生えてもいいかと油断すると、
カビの胞子が原因で
アレルギーや気管支ぜんそくを発症することも…。

カビは酸性にもアルカリ性にも強く、
どんなところでも生きられる微生物。
だから一度生えると退治するのも大変。
苦労する前にカビ対策は万全に!

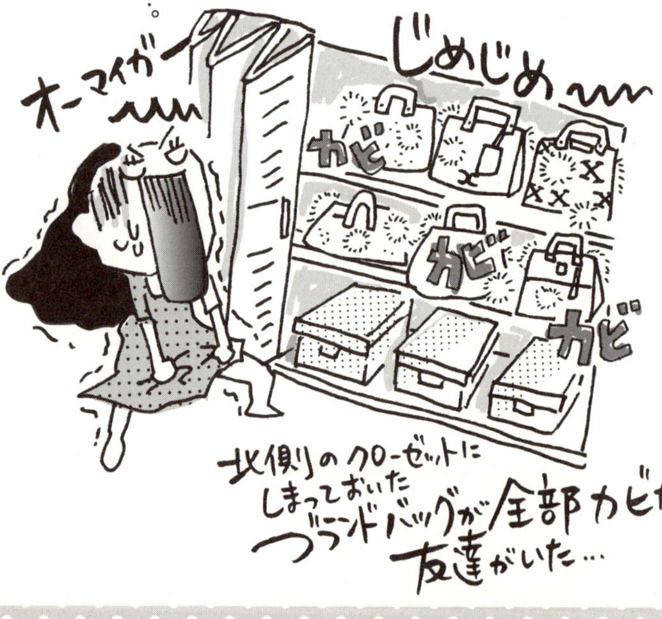
オーマイガー
じめじめ
カビ
カビ
カビ
北側のクローゼットにしまっておいたブランドバッグが全部カビた友達がいた…

おうちの中のカビの見つけ方

さぁ、あなたのおうちではどこにカビが生えそうですか？ 下の図を参考にチェック！

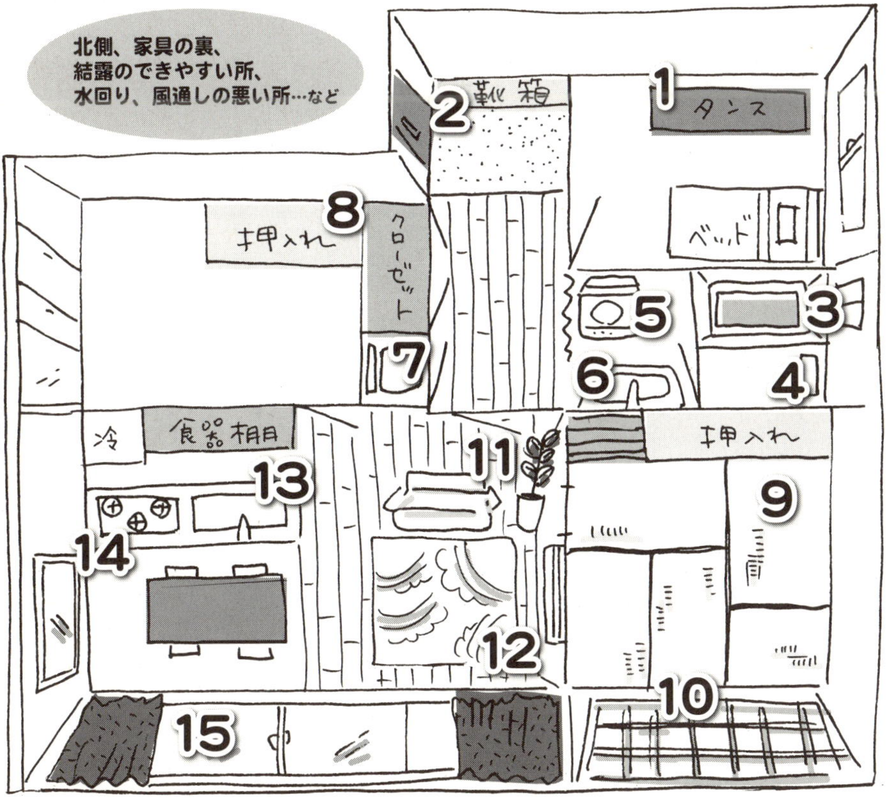
北側、家具の裏、
結露のできやすい所、
水回り、風通しの悪い所…など
1
タンス
2
靴箱
ベッド
8
押入れ
クローゼット
5
3
7
6
4
冷
食器棚
押入れ
11
13
9
14
12
10
15

カビが生えやすいのは…

1:北側の部屋のタンスの裏
2:靴箱の中
3:浴槽とタイルの間
4:おふろグッズ
5:洗濯槽の中
6:洗面所の下
7:トイレのタンク周辺
8:北側の押入れの壁や天井
9:部屋の隅の畳
10:障子の桟（さん）
11:観葉植物の鉢の中
12:エアコンのフィルター
13:シンクの下
14:換気扇の油汚れ周辺
15:カーテンと窓の間

カビが生えやすい場所は、換気に気をつけて掃除を念入りに。掃除のときにカビチェックを習慣づけたいですね。

第5章 その2

カビ防止の収納術

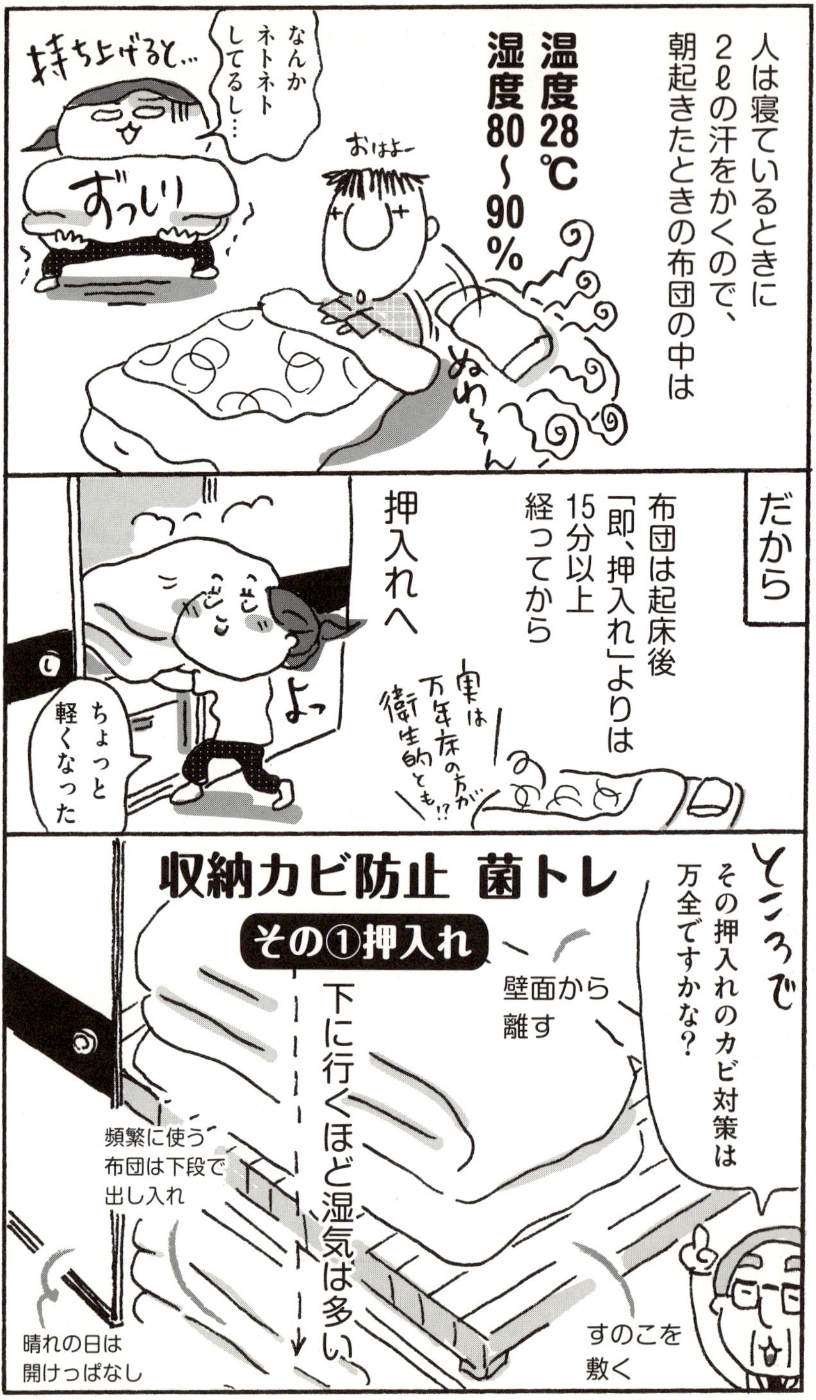
人は寝ているときに
2ℓの汗をかくので、
朝起きたときの布団の中は
温度28℃
湿度80～90％
おはよー
ぬわ〜ん
なんかネトネトしてるし…
持ち上げると…
ずっしり
だから
布団は起床後「即、押入れ」よりは15分以上経ってから
押入れへ
実は万年床の方が衛生的とも!?
よっ
ちょっと軽くなった
ところで
その押入れのカビ対策は万全ですかな?
収納カビ防止 菌トレ
その①押入れ
壁面から離す
下に行くほど湿気は多い
頻繁に使う布団は下段で出し入れ
すのこを敷く
晴れの日は開けっぱなし

KINTORE

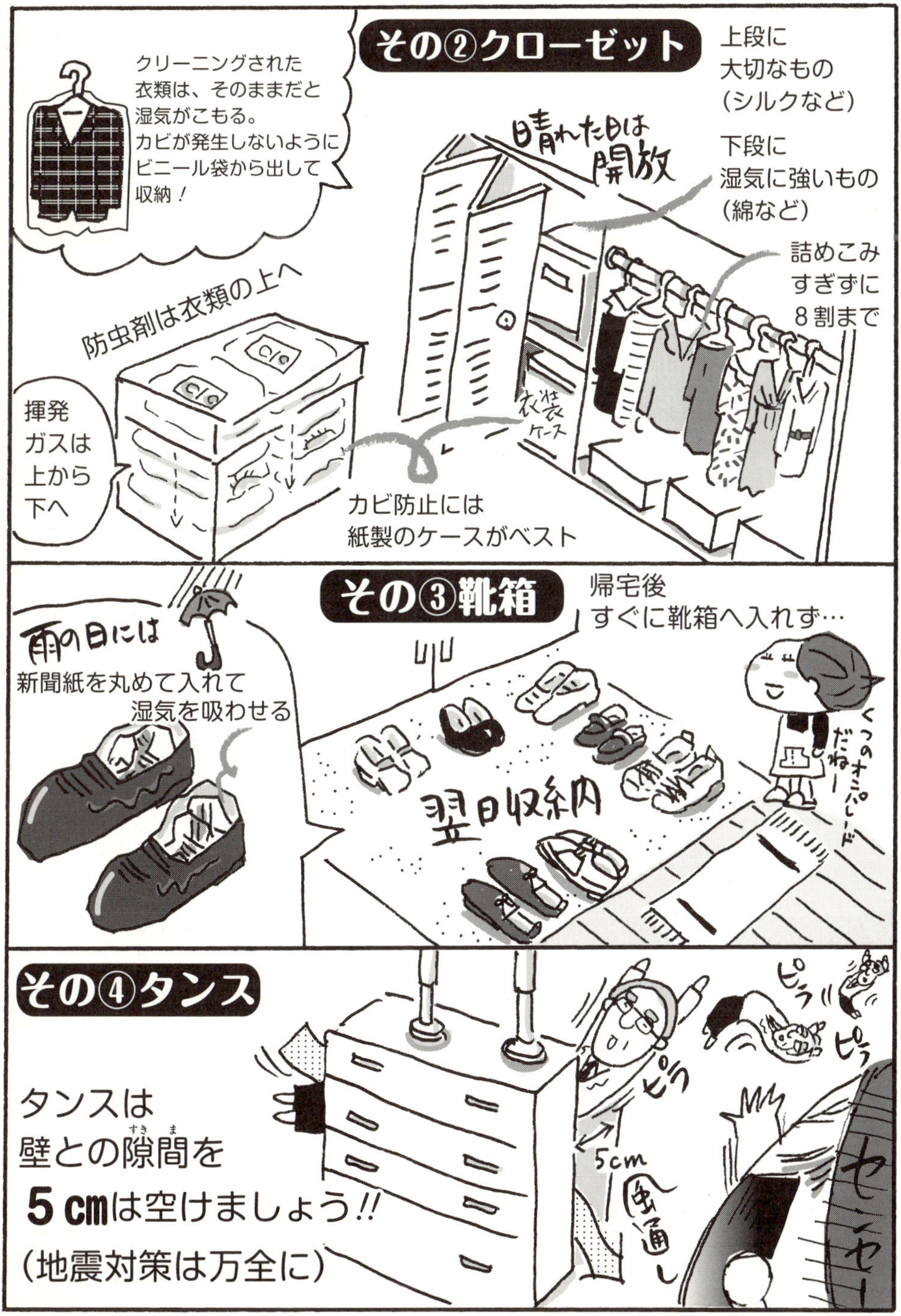
その②クローゼット
クリーニングされた
衣類は、そのままだと
湿気がこもる。
カビが発生しないように
ビニール袋から出して
収納！
上段に
大切なもの
（シルクなど）
下段に
湿気に強いもの
（綿など）
晴れた日は開放
詰めこみ
すぎずに
８割まで
防虫剤は衣類の上へ
揮発
ガスは
上から
下へ
衣装ケース
カビ防止には
紙製のケースがベスト
その③靴箱
帰宅後
すぐに靴箱へ入れず…
雨の日には
新聞紙を丸めて入れて
湿気を吸わせる
翌日収納
くつのオンパレードだねー
その④タンス
タンスは
壁との隙間を
５㎝は空けましょう!!
（地震対策は万全に）
5cm
風通し
ピラ
ピラ
ピラ
セーター

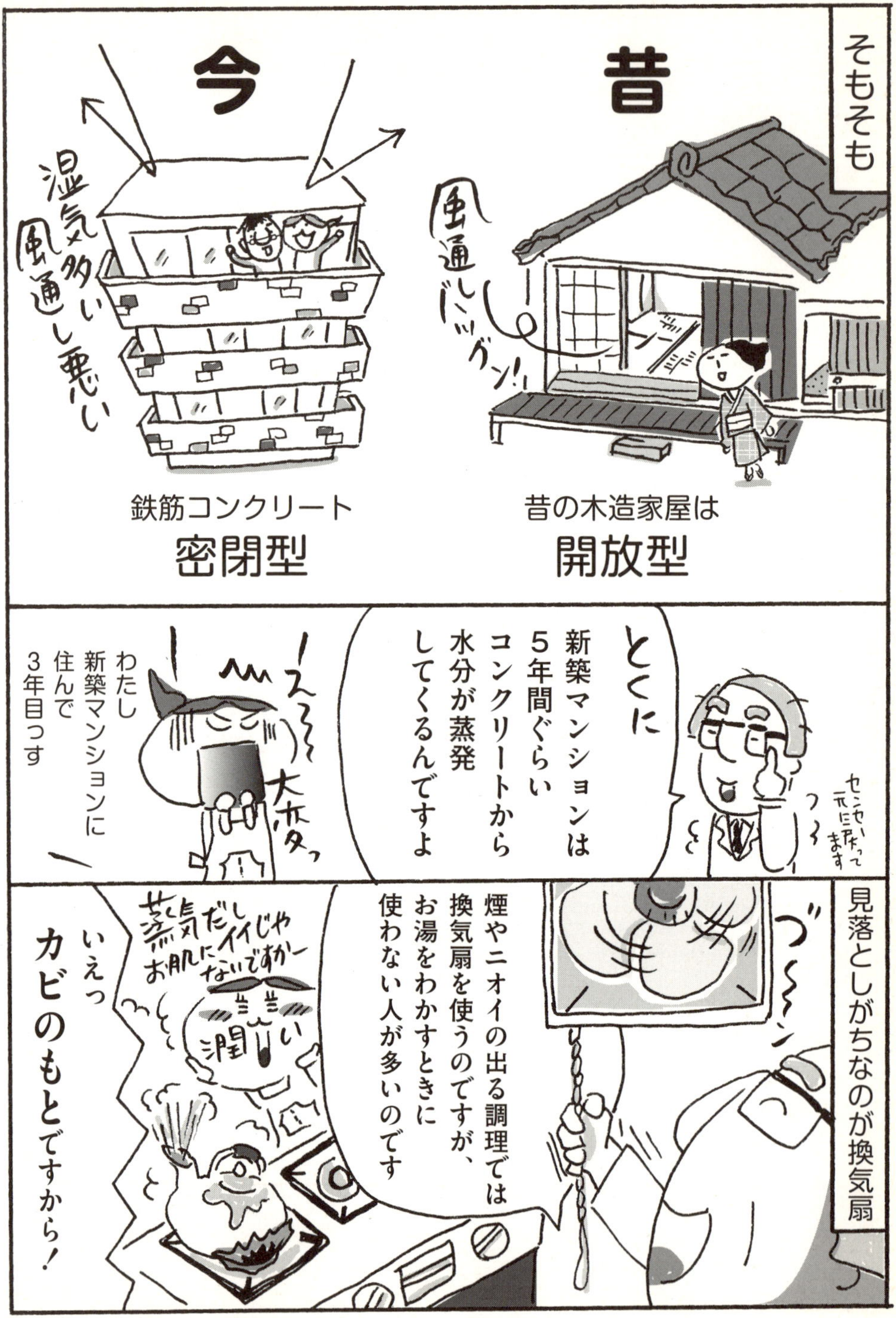

そもそも
昔
風通しバツグン!
昔の木造家屋は
開放型
今
湿気多い
風通し悪い
鉄筋コンクリート
密閉型
とくに
新築マンションは
5年間ぐらい
コンクリートから
水分が蒸発
してくるんですよ
センセ、元に戻ってます
ええ〜っ
大変っ
わたし
新築マンションに
住んで
3年目っす
見落としがちなのが換気扇
煙やニオイの出る調理では
換気扇を使うのですが、
お湯をわかすときに
使わない人が多いのです
ゴ〜ン
蒸気だしお肌にイイじゃないですか〜
潤い
いえっ
カビのもとですから!

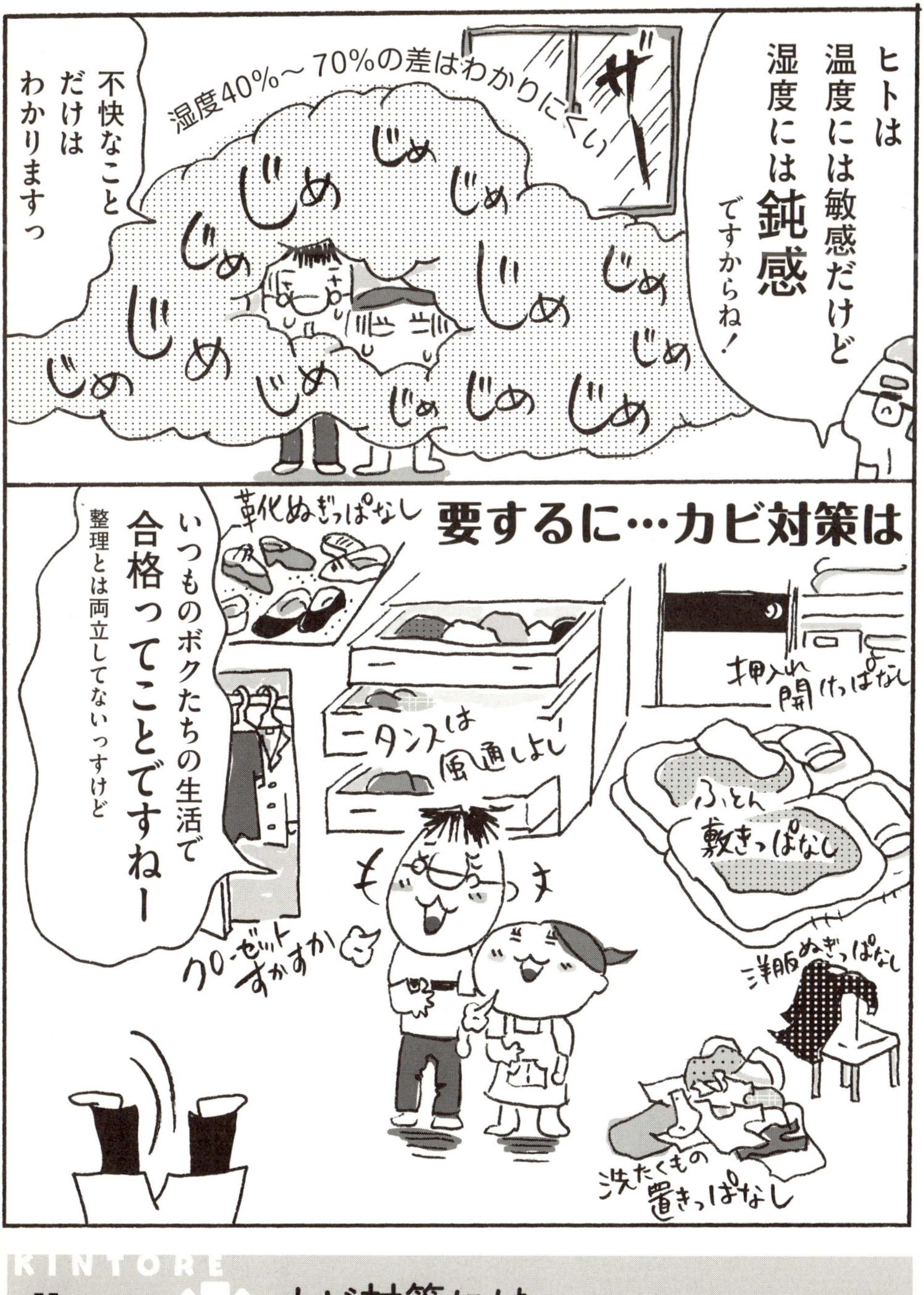
ヒトは温度には敏感だけど湿度には鈍感ですからね！
ザー
湿度40%～70%の差はわかりにくい
不快なことだけはわかりますっ
じめじめ
要するに…カビ対策は
いつものボクたちの生活で合格ってことですねー
整理とは両立してないっすけど
靴ぬぎっぱなし
押入れ開けっぱなし
タンスは風通しよし
ふとん敷きっぱなし
クローゼットすかすか
洋服ぬぎっぱなし
洗たくもの置きっぱなし

KINTORE

菌トレ！ 心得 9

カビ対策には温度と湿度を下げる＆風通し

5章 おさらい

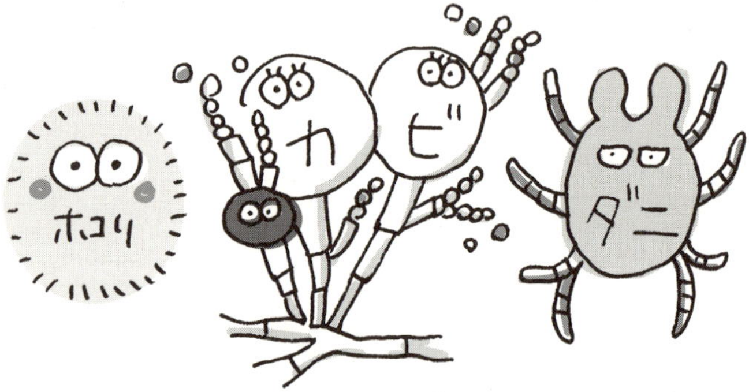
ホコリ
カビ
ダニ

ホコリ・カビ・ダニは仲良し！

新しい畳はカビが生えやすいので風通し＋エタノール拭きを！

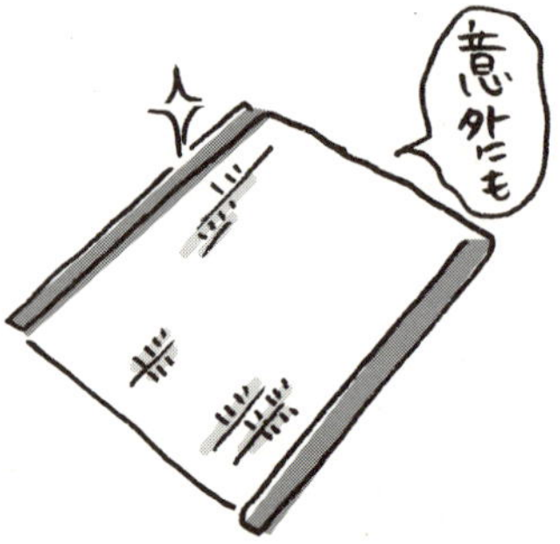
意外にも

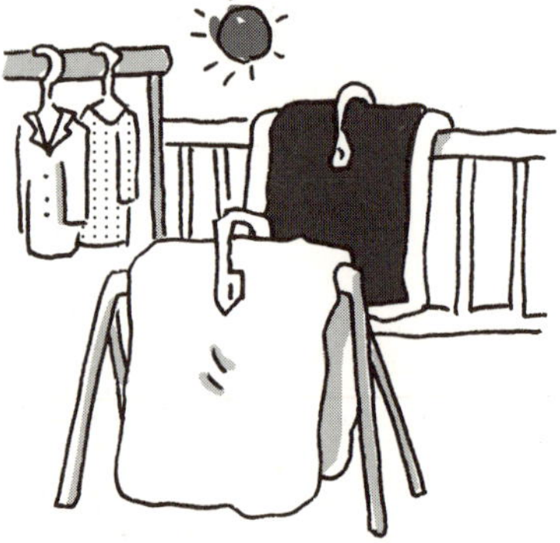

衣類・布団・じゅうたんは定期的に虫干し(日光消毒)を！

やっぱり

大切なのは押入れ換気

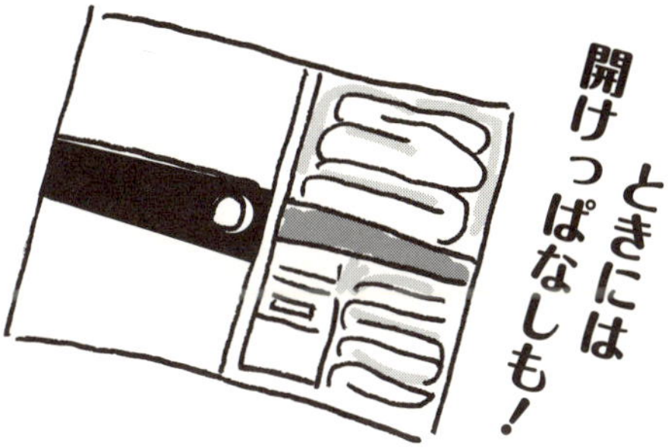
ときには
開けっぱなしも!

共働きでおうちを留守にするときは…

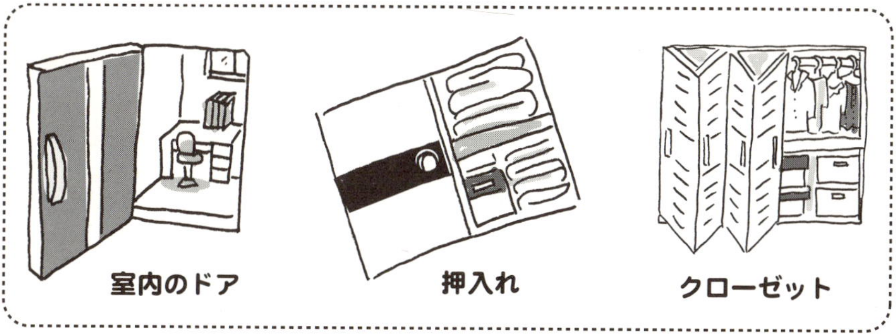
室内のドア
押入れ
クローゼット

開けられる所は開放する!

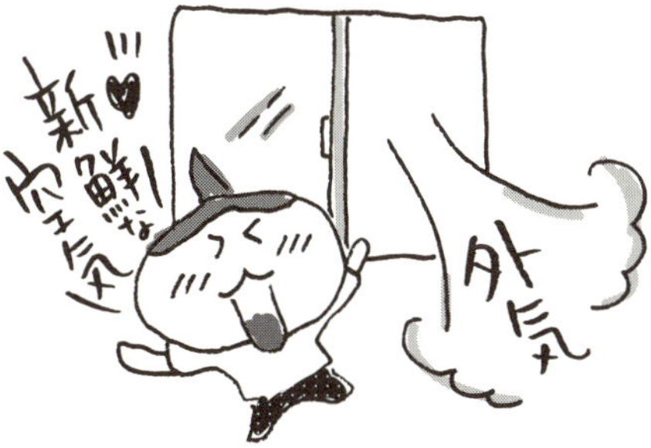
新鮮な空気!!!
外気

外出先から帰ってきたら10分間は窓を開けて外気を入れよう!

マイホーム購入時の
条件に、
日当たりと風通しは、
はずせませんね。

シリカゲル一石二鳥の再利用

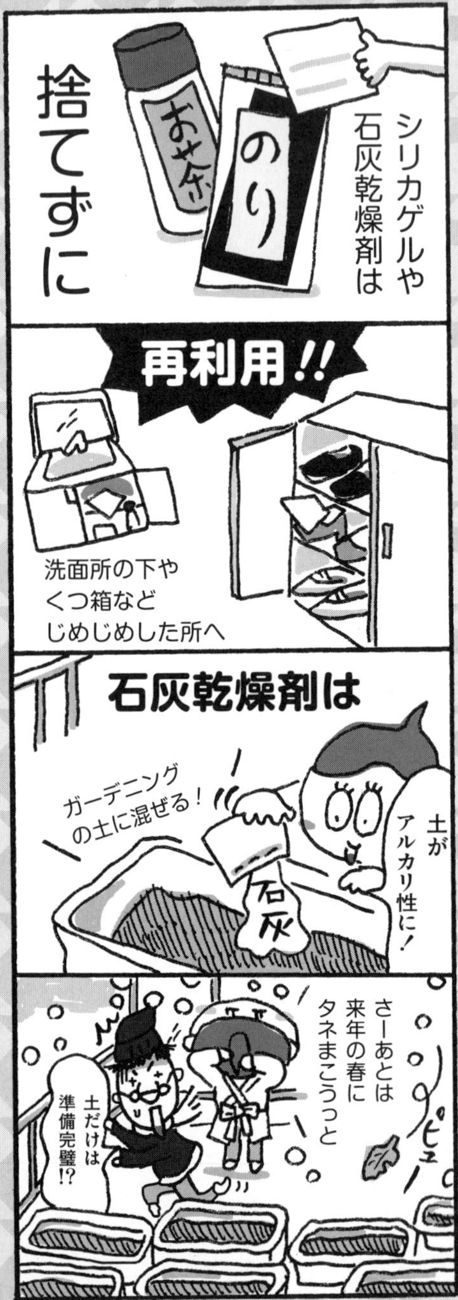
シリカゲルや石灰乾燥剤は
捨てずに
お茶
のり
再利用!!
洗面所の下やくつ箱などじめじめした所へ
石灰乾燥剤は
土がアルカリ性に!
ガーデニングの土に混ぜる!
石灰
さーあとは来年の春にタネまこうっと
ピュー
土だけは準備完璧!?

［第６章］

トイレ編

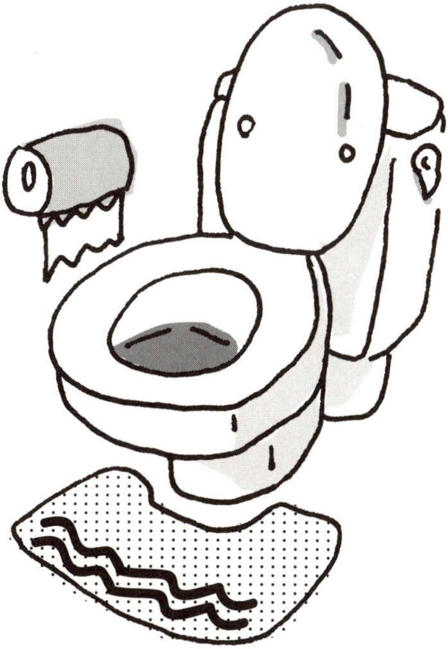

第6章 その1

うんちでわかる健康診断

KINTORE

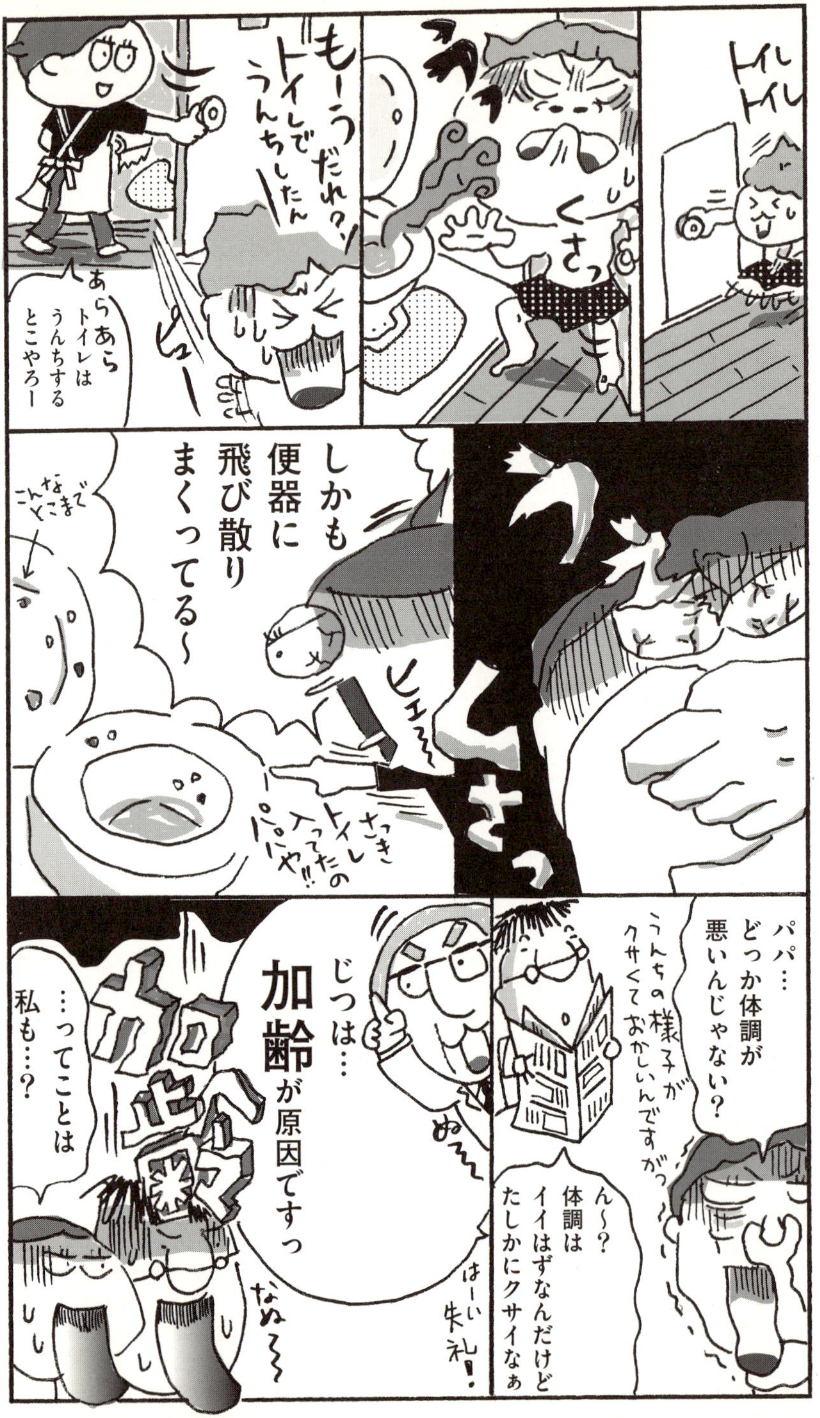
トイレ トイレ
くさっ
もーう だれ？！ トイレでうんちしたん
ヒュー
あらあら トイレはうんちするとこやろー
くさっ
しかも便器に飛び散りまくってる～
ヒェ～
さっきトイレ入ってたのパパや!!
こんなとこまで
パパ…どっか体調が悪いんじゃない？
うんちの様子がクサくておかしいんですがっ
ん～？ 体調はイイはずなんだけど たしかにクサイなぁ
じつは…加齢が原因ですっ
ぬ～
はーい 失礼!
…ってことは私も…？
なぬ～

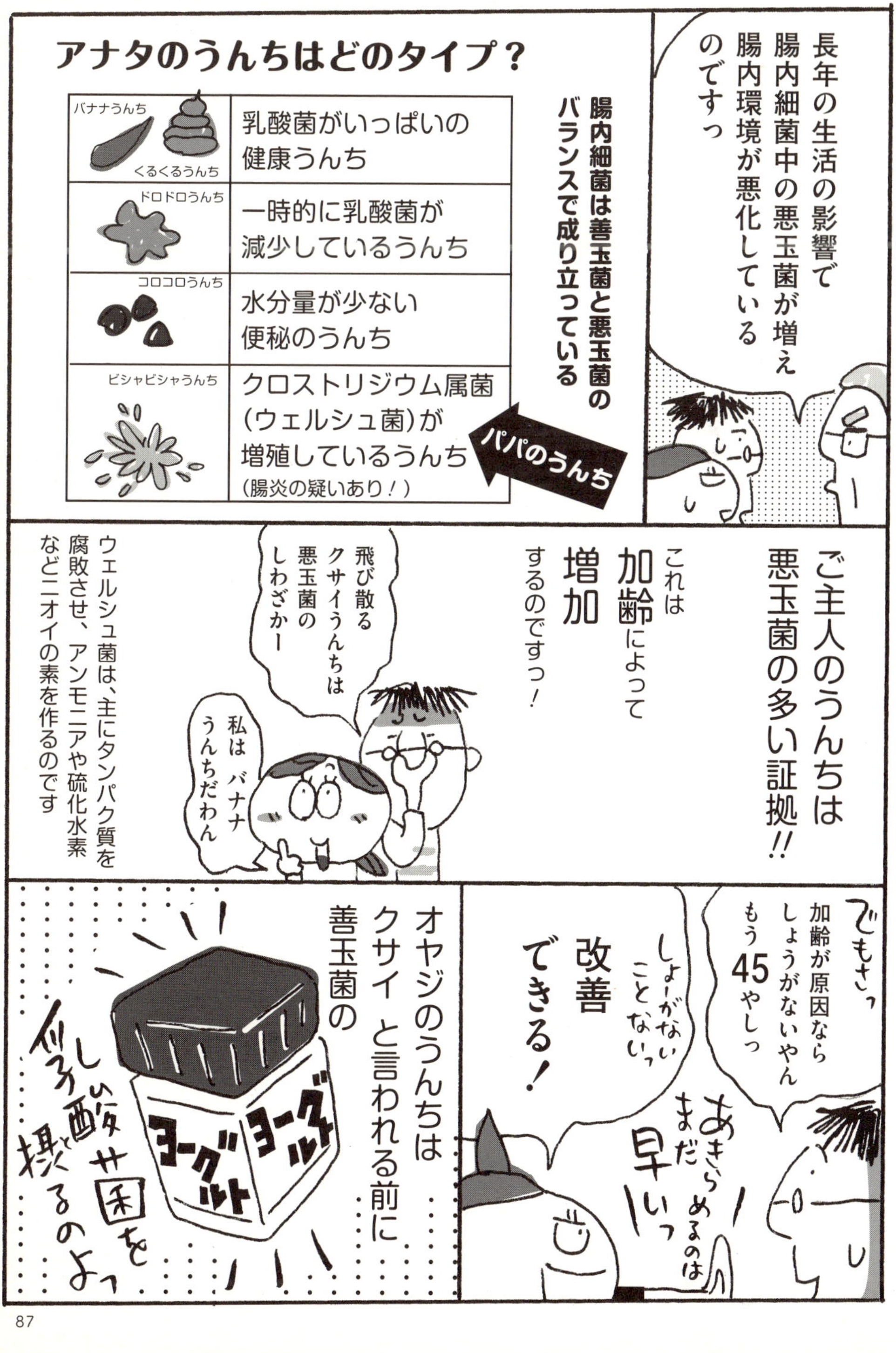
長年の生活の影響で腸内細菌中の悪玉菌が増え腸内環境が悪化しているのですっ
アナタのうんちはどのタイプ？
腸内細菌は善玉菌と悪玉菌のバランスで成り立っている
バナナうんち くるくるうんち
乳酸菌がいっぱいの健康うんち
ドロドロうんち
一時的に乳酸菌が減少しているうんち
コロコロうんち
水分量が少ない便秘のうんち
ビシャビシャうんち
クロストリジウム属菌（ウェルシュ菌）が増殖しているうんち（腸炎の疑いあり！）
パパのうんち
ご主人のうんちは悪玉菌の多い証拠!!
これは加齢によって増加するのですっ！
飛び散るクサイうんちは悪玉菌のしわざかー
私は バナナうんちだわん
ウェルシュ菌は、主にタンパク質を腐敗させ、アンモニアや硫化水素などニオイの素を作るのです
でもさっ 加齢が原因ならしょうがないやん もう45やしっ
しょーがないことないっ
改善できる！
あきらめるのはまだ早いっ
オヤジのうんちはクサイと言われる前に善玉菌の
乳酸菌を摂るのよっ
ヨーグルト
ヨーグルト

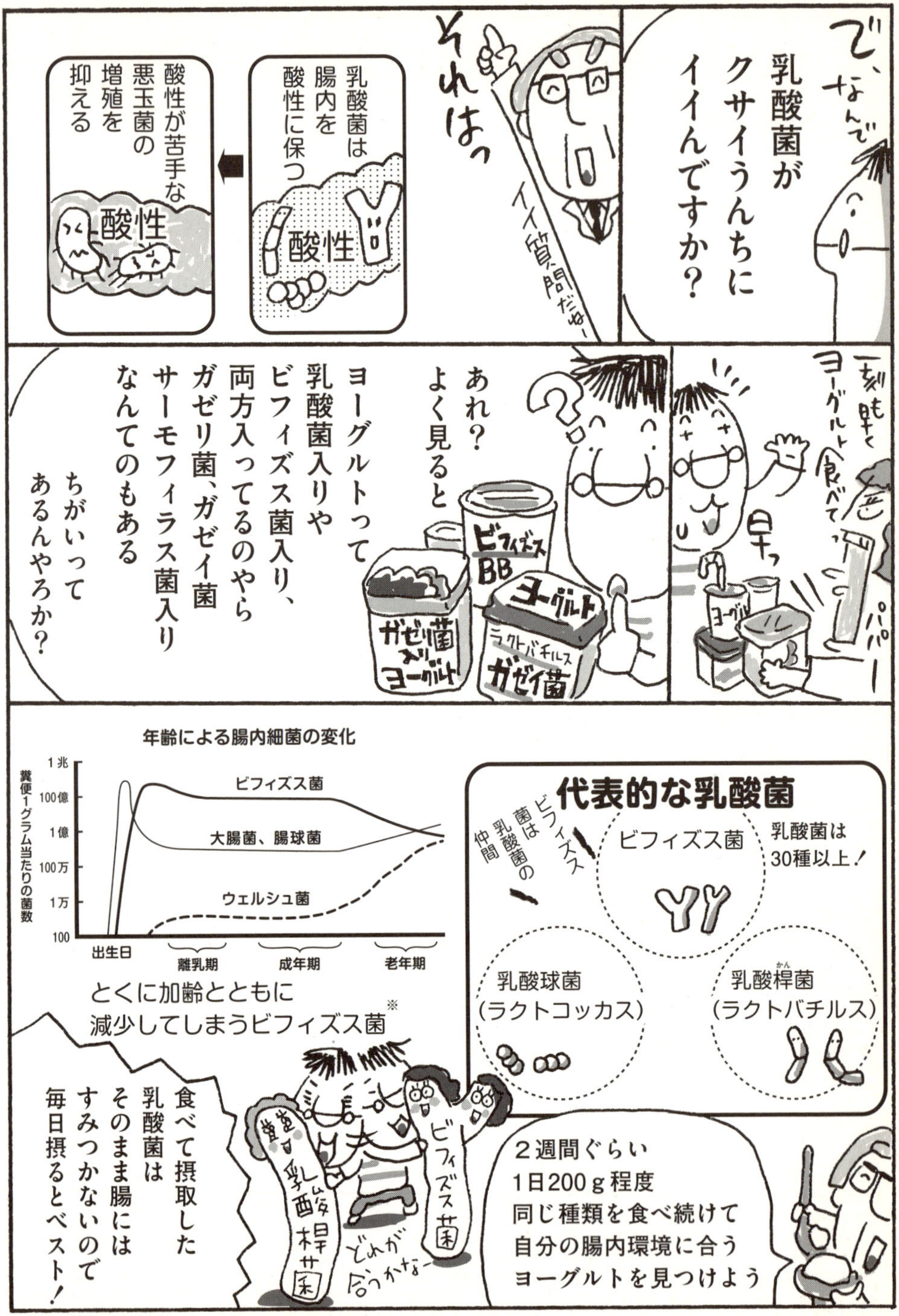

で、なんで
乳酸菌がクサイうんちにイイんですか？
それはっ
イイ質問だねぇ
乳酸菌は腸内を酸性に保つ
酸性
酸性が苦手な悪玉菌の増殖を抑える
酸性
一刻も早くヨーグルト食べてっ
早っ
パパー
あれ？よく見ると
ヨーグルトって乳酸菌入りやビフィズス菌入り、両方入ってるのやらガゼリ菌、ガゼイ菌サーモフィラス菌入りなんてのもある
ちがいってあるんやろか？
ビフィズスBB
ガゼリ菌入りヨーグルト
ヨーグルト
ラクトバチルス
ガゼイ菌
年齢による腸内細菌の変化
糞便1グラム当たりの菌数
1兆
100億
1億
100万
1万
100
ビフィズス菌
大腸菌、腸球菌
ウェルシュ菌
出生日
離乳期
成年期
老年期
代表的な乳酸菌
ビフィズス菌は乳酸菌の仲間
ビフィズス菌
乳酸菌は30種以上！
乳酸球菌（ラクトコッカス）
乳酸桿菌（ラクトバチルス）
とくに加齢とともに減少してしまうビフィズス菌※
食べて摂取した乳酸菌はそのまま腸にはすみつかないので毎日摂るとベスト！
ビフィズス菌
どれが合うかなー
2週間ぐらい
1日200ｇ程度
同じ種類を食べ続けて
自分の腸内環境に合う
ヨーグルトを見つけよう

※http://www.nyukyou.jp/dairy/yogurt/yogurt06.html

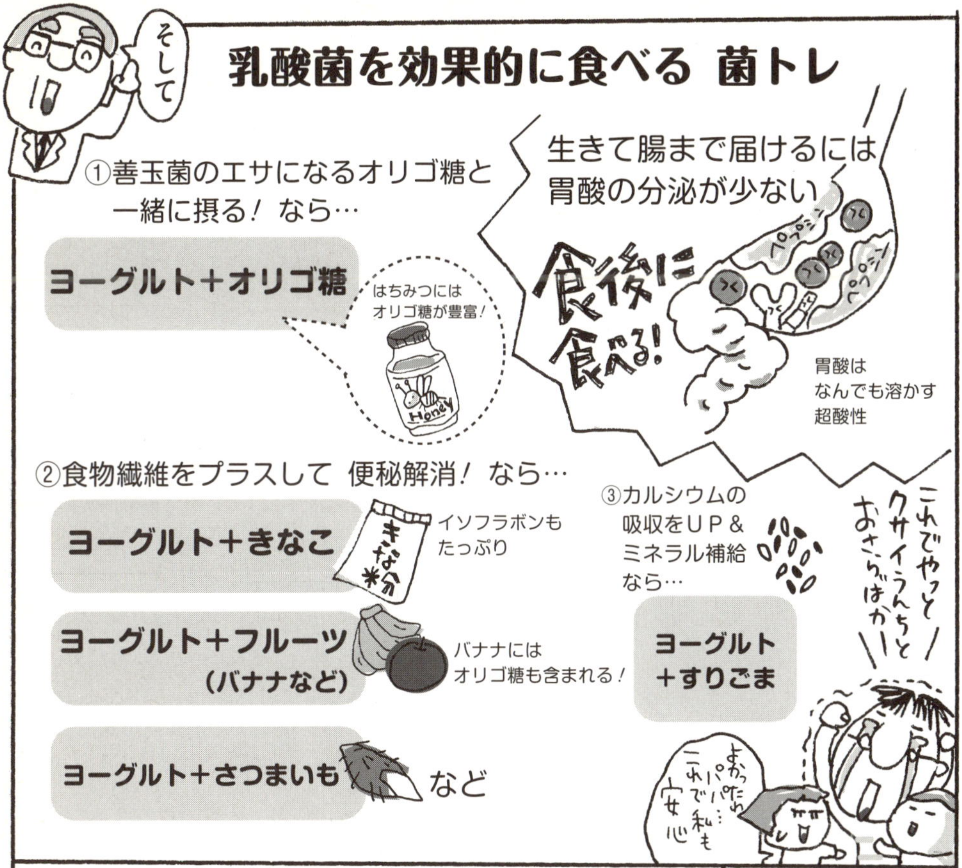
そして
乳酸菌を効果的に食べる 菌トレ
①善玉菌のエサになるオリゴ糖と一緒に摂る！ なら…
ヨーグルト＋オリゴ糖
はちみつにはオリゴ糖が豊富！
Honey
生きて腸まで届けるには胃酸の分泌が少ない
食後に食べる！
ペプシン
ペプシン
胃酸はなんでも溶かす超酸性
②食物繊維をプラスして 便秘解消！ なら…
ヨーグルト＋きなこ
きな粉
イソフラボンもたっぷり
ヨーグルト＋フルーツ（バナナなど）
バナナにはオリゴ糖も含まれる！
ヨーグルト＋さつまいも
など
③カルシウムの吸収をＵＰ＆ミネラル補給なら…
ヨーグルト＋すりごま
これでやっとクサイうんちとおさらばか！
まったくパパ…これで私も安心

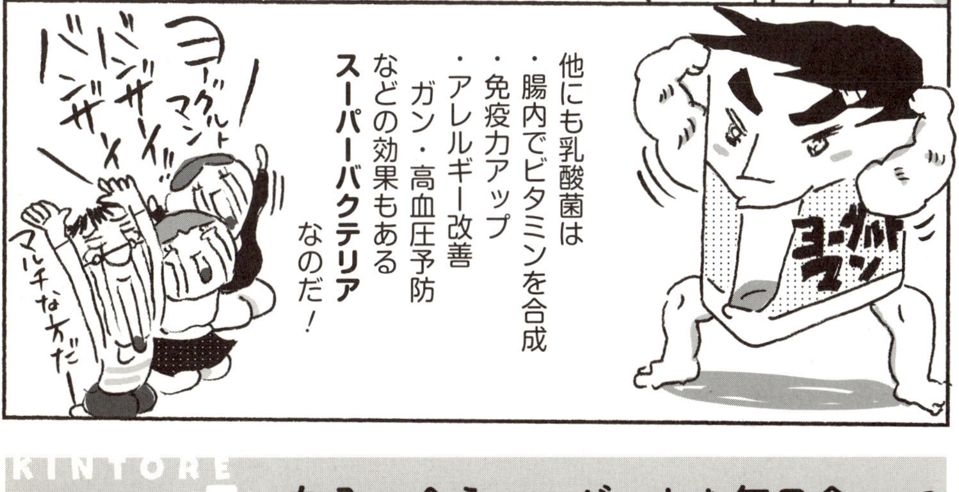
他にも乳酸菌は
・腸内でビタミンを合成
・免疫力アップ
・アレルギー改善
ガン・高血圧予防
などの効果もある
スーパーバクテリア
なのだ！
ヨーグルトマン
ヨーグルトマン！
バンザーイ!!
バンザイ
マルチな方だ

KINTORE

菌トレ！ 心得10 自分に合うヨーグルトを毎日食べて効果的に善玉菌を増やせ！

ヒトの体にすむ細菌と共に生きる！

今日から菌ハカセ！

人体には、ヒトの細胞の何倍もの細菌（バクテリアフローラ）が
共存していて、マイクロバイオームという
まとまりを作り、ヒト細胞とやりとりをして、
私たちの生理機能を陰で支えています。
そんな微生物生態系の実体を、
微生物の遺伝子からさぐって
明らかにしようとする計画が進んでいて、
「マイクロバイオーム計画」と呼ばれています。

腸内細菌をはじめ、ヒトが自分では
作り出せない重要な物質を合成してくれる菌、
免疫反応や肥満まで調整してくれる菌もいます。
また、人体内の細菌は、
ヒトの神経作用にも関わっているため、
うつ症状や心の状態にも
影響していることがわかってきました！
私たちの消化管にいる細菌の遺伝子数を調べると
ヒトゲノム（約2万2000）の
150倍もの遺伝子が存在したとか。
つまり、今後ますます私たちが思いも寄らぬ菌の働きが
解明されていく可能性がいっぱい。
とくに腸内細菌と免疫疾患との関連性の解明が、
期待されているそうです。

私たちの守り神、バクテリアフローラまで消滅させる
過剰な「抗菌」や「抗生物質」の乱用は避け、
キレイ好きもほどほどに、「菌」と共存をめざしたいですね。

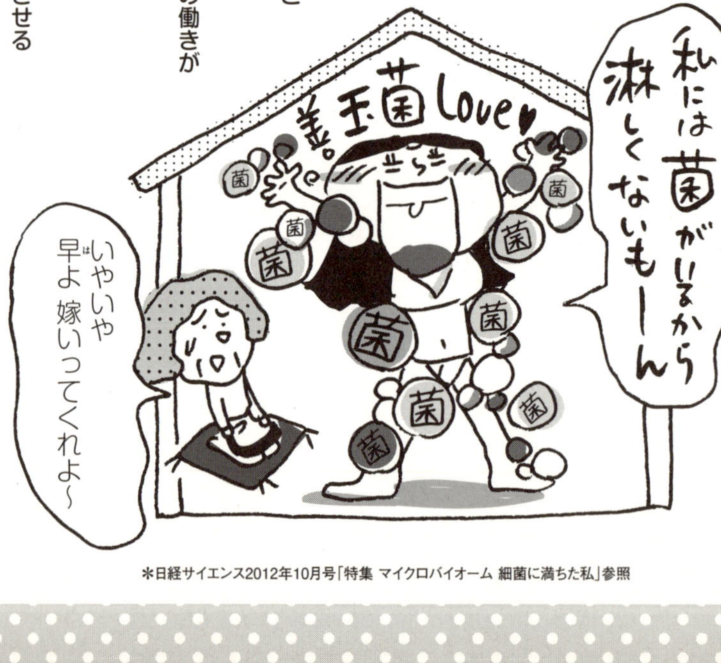
私には菌がいるから淋しくないもーん
善玉菌Love♥
菌
いやいや早(は)よ嫁いってくれよ〜

＊日経サイエンス2012年10月号「特集 マイクロバイオーム 細菌に満ちた私」参照

私たちと共生している微生物たち バクテリアフローラ

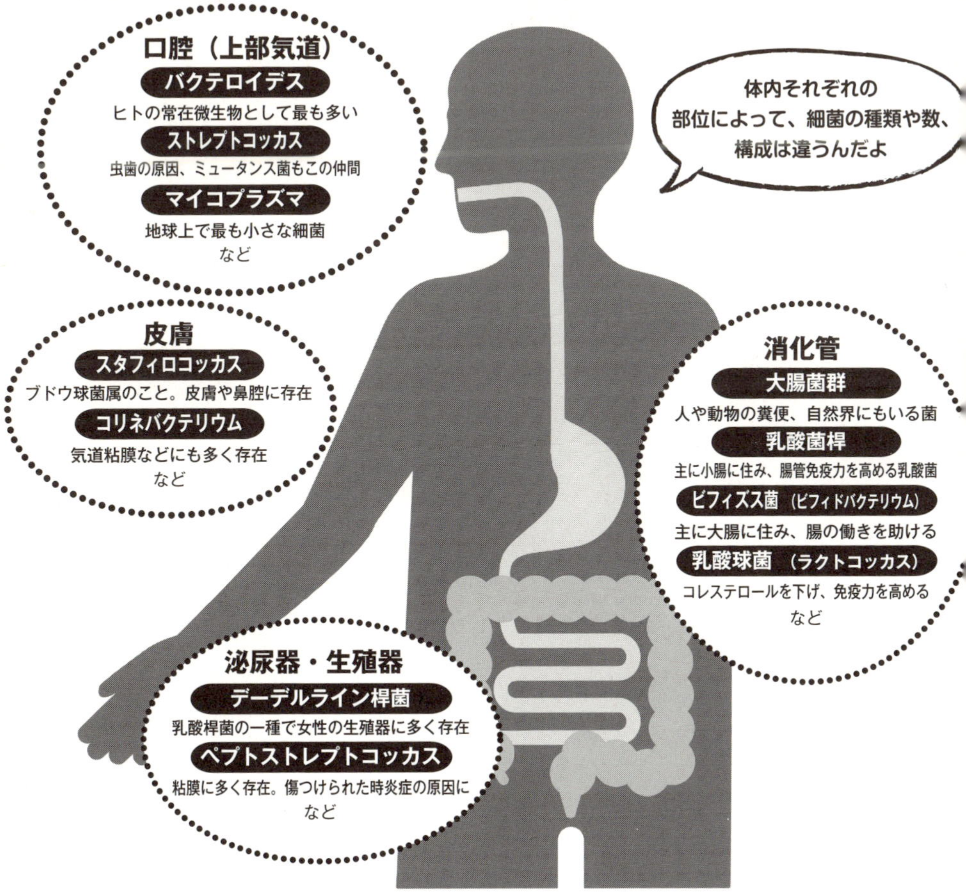
口腔（上部気道）
バクテロイデス
ヒトの常在微生物として最も多い
ストレプトコッカス
虫歯の原因、ミュータンス菌もこの仲間
マイコプラズマ
地球上で最も小さな細菌
など
体内それぞれの部位によって、細菌の種類や数、構成は違うんだよ
皮膚
スタフィロコッカス
ブドウ球菌属のこと。皮膚や鼻腔に存在
コリネバクテリウム
気道粘膜などにも多く存在
など
消化管
大腸菌群
人や動物の糞便、自然界にもいる菌
乳酸菌桿
主に小腸に住み、腸管免疫力を高める乳酸菌
ビフィズス菌（ビフィドバクテリウム）
主に大腸に住み、腸の働きを助ける
乳酸球菌（ラクトコッカス）
コレステロールを下げ、免疫力を高める
など
泌尿器・生殖器
デーデルライン桿菌
乳酸桿菌の一種で女性の生殖器に多く存在
ペプトストレプトコッカス
粘膜に多く存在。傷つけられた時炎症の原因に
など

肥満もマイクロバイオームのせい？

一人として同じマイクロバイオームの構成を持つ人はいません。日頃使っているパソコンのキーボードに付着したマイクロバイオームを調べると、2週間後でも持ち主が判明できるほど個人差があるとか！　マイクロバイオームの構成が人種・民族の特徴、ヒトの個性や性格や肥満体質にまで影響しているという報告もあります。今後のマイクロバイオーム研究には目が離せませんね！

第6章 その2

うんちの正体&トイレのマナー

KINTORE

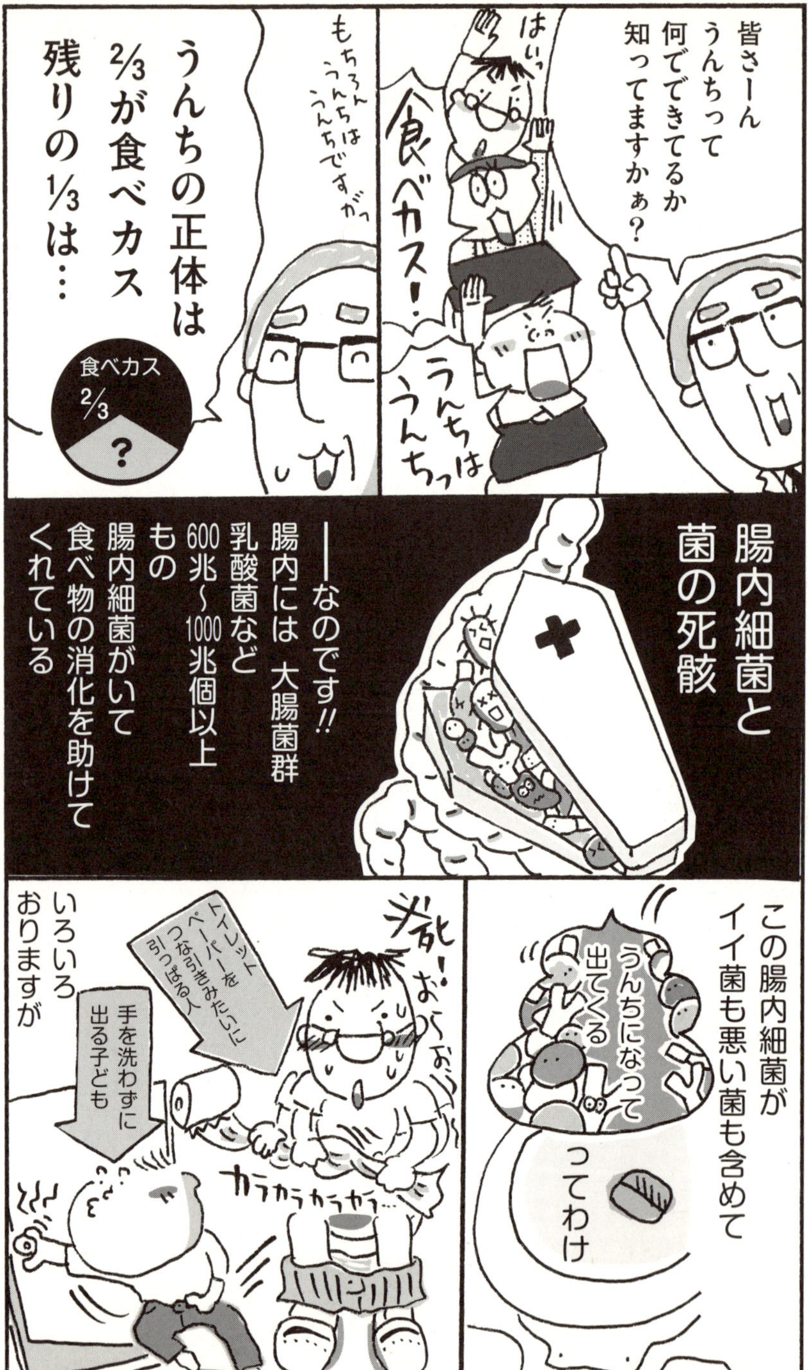

皆さーん うんちって何でできてるか知ってますかぁ?
はいっ
食べカス!
うんちはうんちっ
もちろんうんちはうんちですがっ
うんちの正体は 2/3が食べカス 残りの1/3は…
食べカス 2/3
?
腸内細菌と菌の死骸
――なのです!! 腸内には 大腸菌群 乳酸菌など 600兆~1000兆個以上もの 腸内細菌がいて 食べ物の消化を助けてくれている
この腸内細菌が イイ菌も悪い菌も含めて
うんちになって出てくる
ってわけ
いろいろおりますが
トイレットペーパーをつな引きみたいに引っぱる人
手を洗わずに出る子ども
必死!
おら~おら~
カラカラカラカラカラ…

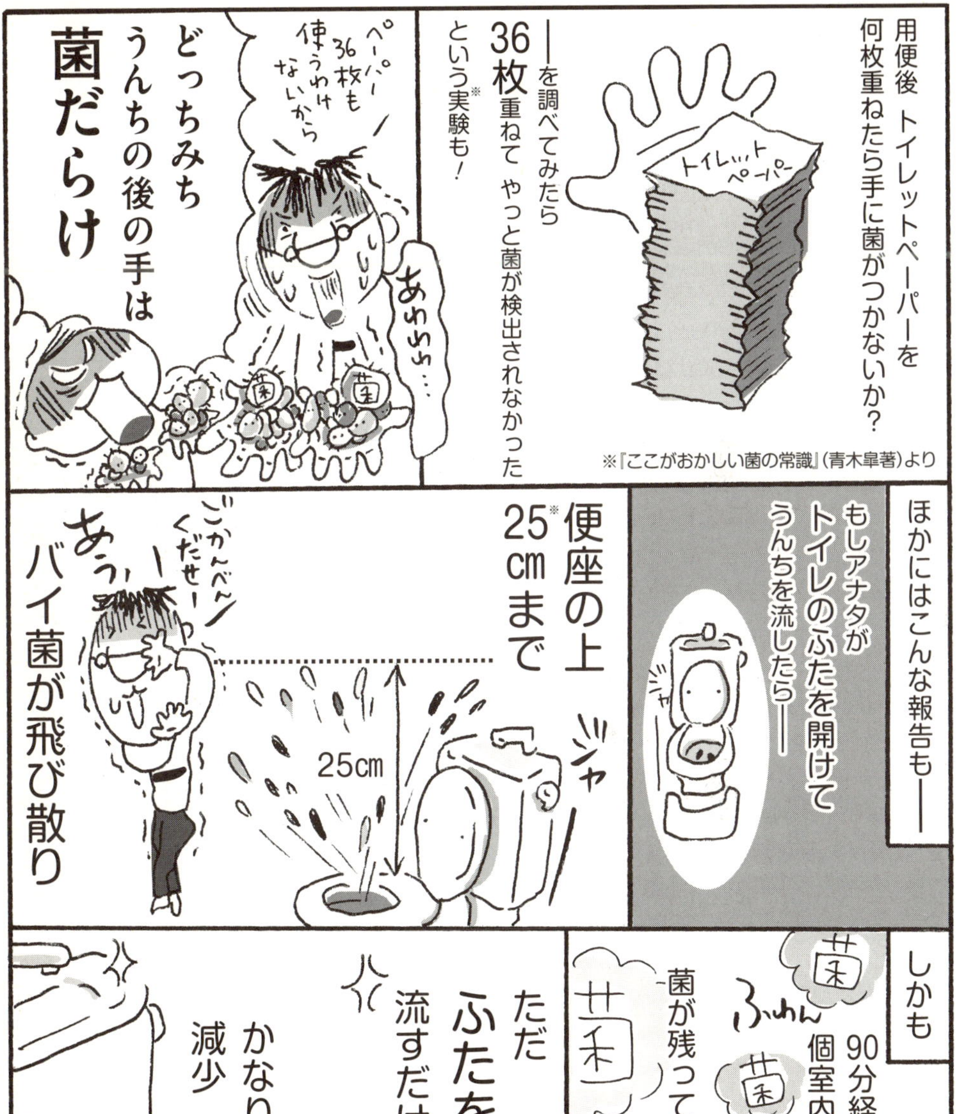
用便後 トイレットペーパーを何枚重ねたら手に菌がつかないか？
トイレットペーパー
※『ここがおかしい菌の常識』（青木皐著）より
──を調べてみたら
36枚重ねて やっと菌が検出されなかったという実験※も！
ペーパー36枚も使うわけないから
あわわわ…
菌
どっちみち
うんちの後の手は
菌だらけ
ほかにはこんな報告も──
もしアナタがトイレのふたを開けてうんちを流したら──
ジャ
便座の上
25cm※まで
ジャ
25cm
ごかんべんくだせー！
あう
バイ菌が飛び散り
しかも
90分経った後でも個室内の空気中に
菌が残っているらしい
ふわん
ふわん
菌
ただ
ふたを閉めて
流すだけで
かなり
減少

※http://www.qlifepro.com/news/20121114/in-the-flush-of-a-toilet-without-closing-the-lid-of-pathogenic-bacterial-infections.html

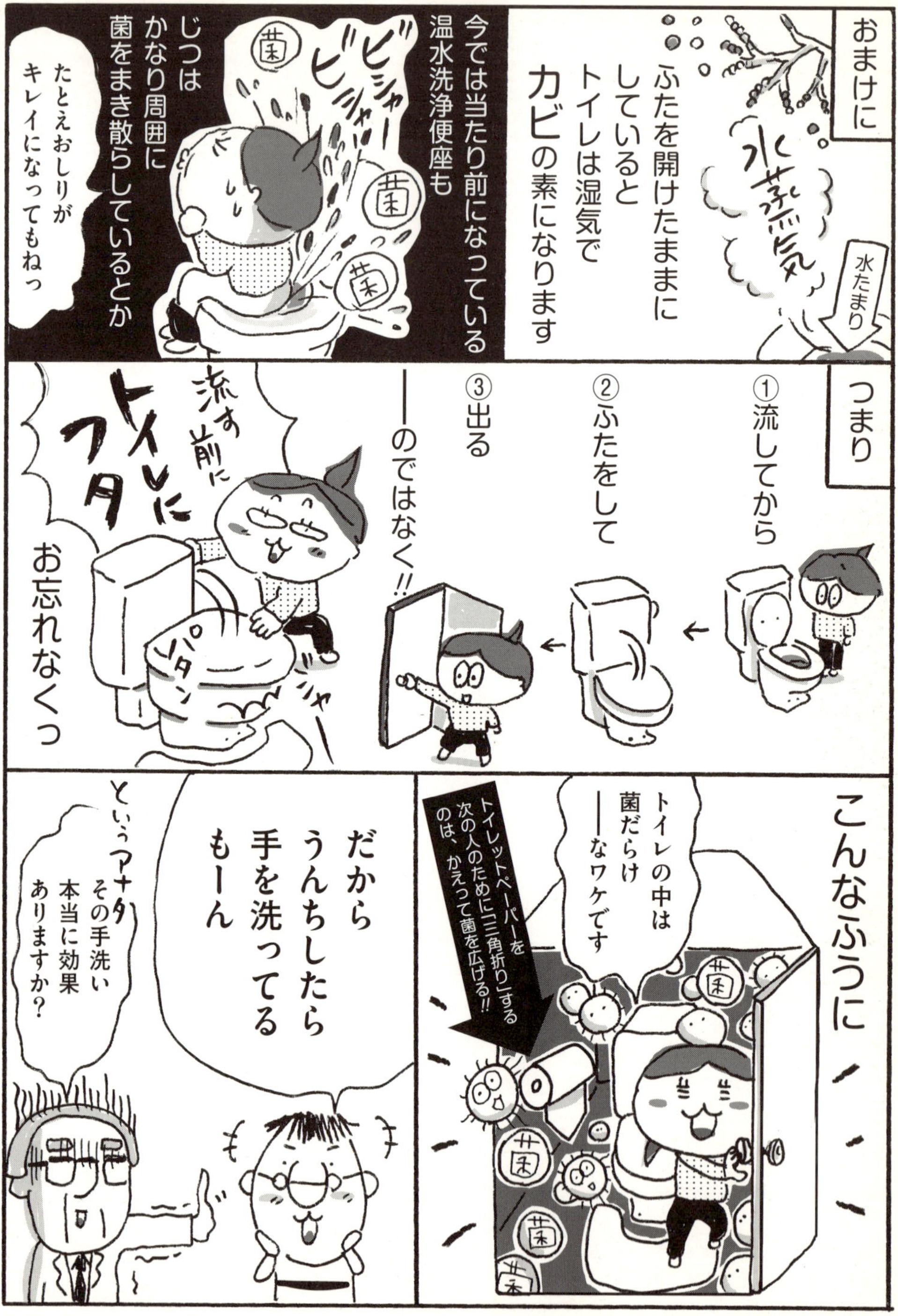

おまけに
ふたを開けたままにしていると
トイレは湿気で
カビの素になります
水蒸気
水たまり
今では当たり前になっている
温水洗浄便座も
ビシャー
ビシャー
じつは
かなり周囲に
菌をまき散らしているとか
たとえおしりが
キレイになってもねっ
つまり
①流してから
②ふたをして
③出る
――のではなく!!
流す前に
トイレにフタ
お忘れなくっ
パタン
ジャー
こんなふうに
トイレの中は
菌だらけ
――なワケです
トイレットペーパーを次の人のために「三角折り」するのは、かえって菌を広げる!!
だから
うんちしたら
手を洗ってる
もーん
というアナタ
その手洗い
本当に効果
ありますか？

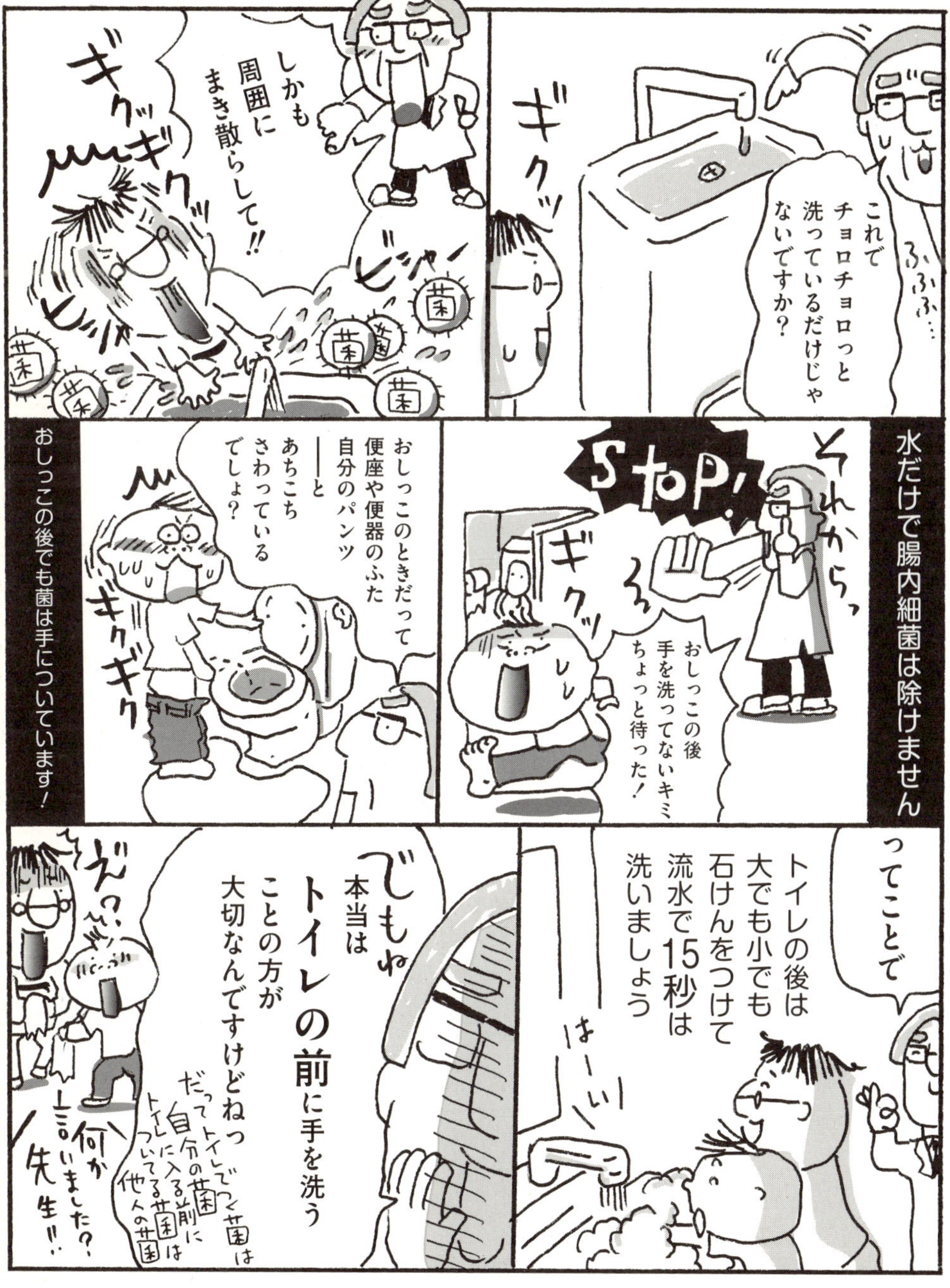

ギクッ
これでチョロチョロっと洗っているだけじゃないですか？
ふふふ…
しかも周囲にまき散らして!!
ギクッ ギクッ
ビシャー
菌
水だけで腸内細菌は除けません
それから、
STOP!
ギクッ
おしっこの後手を洗ってないキミちょっと待った！
おしっこのときだって便座や便器のふた自分のパンツ――とあちこちさわっているでしょ？
ギクギク
おしっこの後でも菌は手についています！
ってことでトイレの後は大でも小でも石けんをつけて流水で15秒は洗いましょう
は～い
でもね本当はトイレの前に手を洗うことの方が大切なんですけどねっ
だってトイレでつく菌は自分の菌 トイレに入る前についてる菌は他人の菌
え!?
何か言いました？先生!!

KINTORE

菌トレ! 心得11 菌は目に見えないと心得てトイレにはふたを！

6章 おさらい

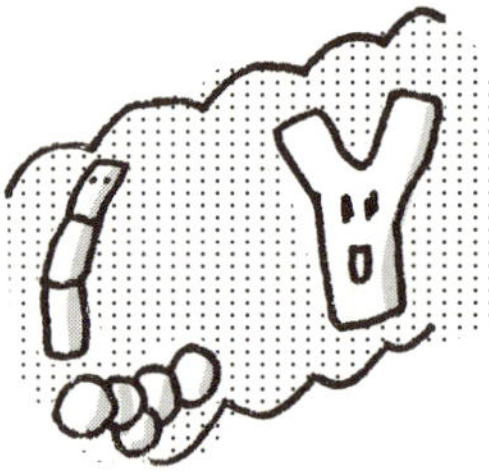

腸内の善玉菌を増やすには毎日乳酸菌を!!

ヨーグルトの食べ方イロイロ

夏は凍らせて
フローズンヨーグルト、
冬は温めて
ホットヨーグルトに
するのもおすすめ！

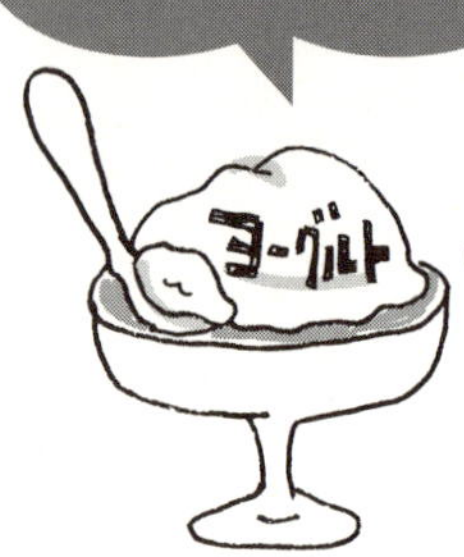
ヨーグルト

プラス ＋

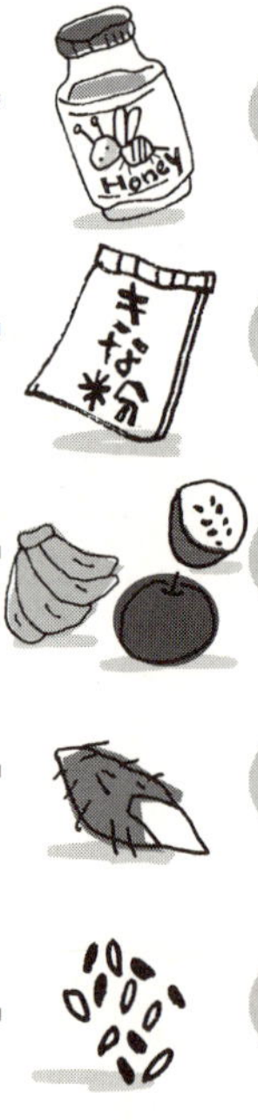
Honey
きな粉

- **はちみつ**　オリゴ糖は乳酸菌を元気にする！
- **きなこ**　栄養満点＋大豆イソフラボン
- **フルーツ**　ビタミンCと一緒に摂ると、健康と美容にgood！
- **さつまいも**　食物繊維＋ビタミンC
- **ごま**　カルシウム＋ミネラル補給に

★乳酸菌が死滅するので、温めすぎには注意！

トイレのふたは大事です!!

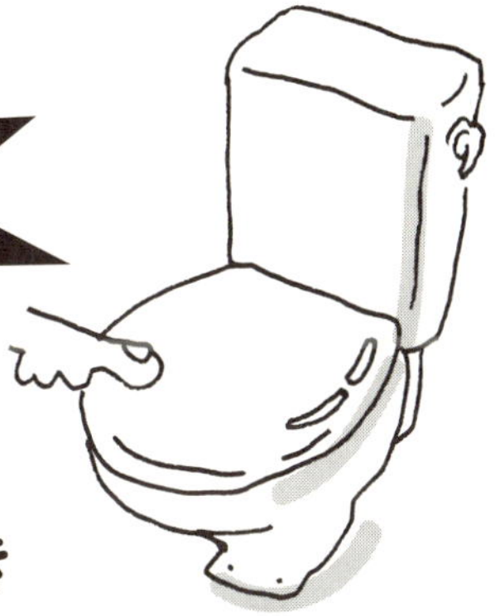

①使用しないとき
②使用後、水を流すとき

①、②どちらのときもふたを閉めましょう！

ちなみに

トイレそうじは、
1日5分でも
いいので
毎日行うのが
ベスト!!

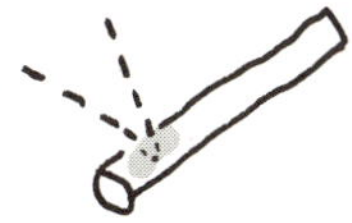

温水洗浄便座のノズルも、菌check！
トイレ用洗剤orエタノールor酢で、
ノズル全体を包むように拭きましょう！
（電源を切ってから引き出して！）

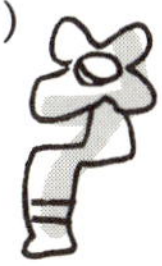

手洗いの水道の蛇口もみがきましょ！

手の温風乾燥機にも注意！
温風で雑菌が飛び散って
手についている可能性も！

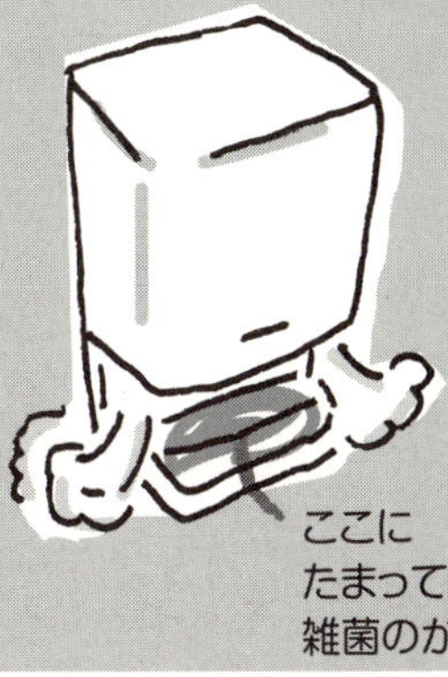

ここに
たまっている水は
雑菌のかたまり

トイレの使用後は、
石けん＋流水で
最短でも
15秒間は
手を洗い
ましょう!!

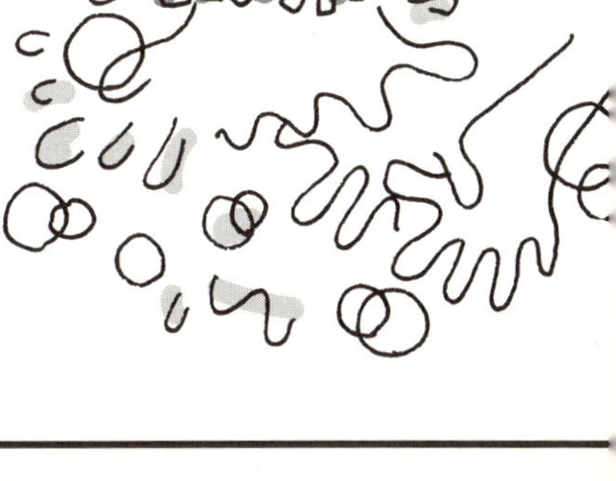
Wash!

プロバイオティクスって？

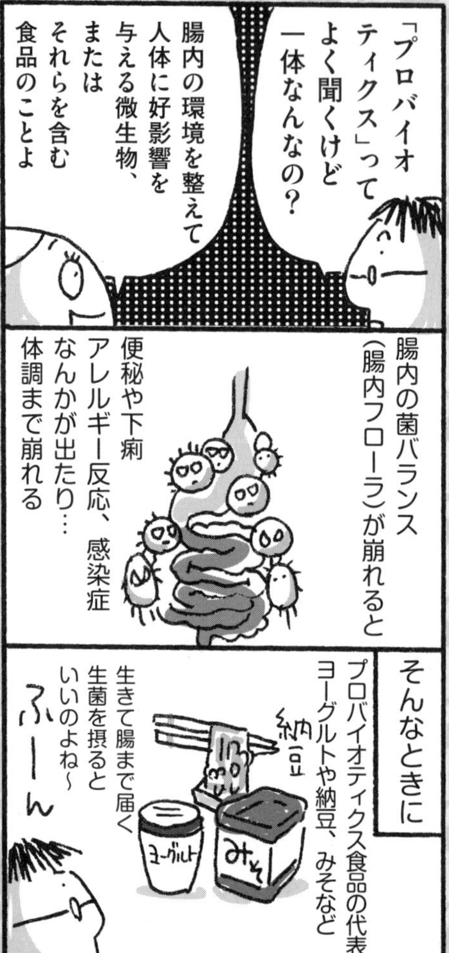

「プロバイオティクス」ってよく聞くけど一体なんなの？
腸内の環境を整えて人体に好影響を与える微生物、またはそれらを含む食品のことよ
腸内の菌バランス（腸内フローラ）が崩れると
便秘や下痢アレルギー反応、感染症なんかが出たり…体調まで崩れる
そんなときに
プロバイオティクス食品の代表ヨーグルトや納豆、みそなど
納豆
みそ
ヨーグルト
生きて腸まで届く生菌を摂るといいのよね～
ふーーん
要するに漢字とひらがなでカンタンに言えば「お腹にいい菌」ってことだよねっ
ヨーグルト
日本人なんだから日本語にしてよね
ネバ
まっ たしかに

〔第７章〕

美容編

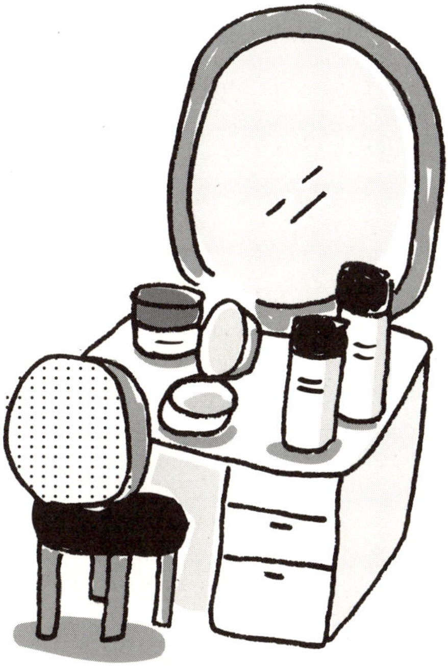

第7章
その1

お肌を守る菌の話

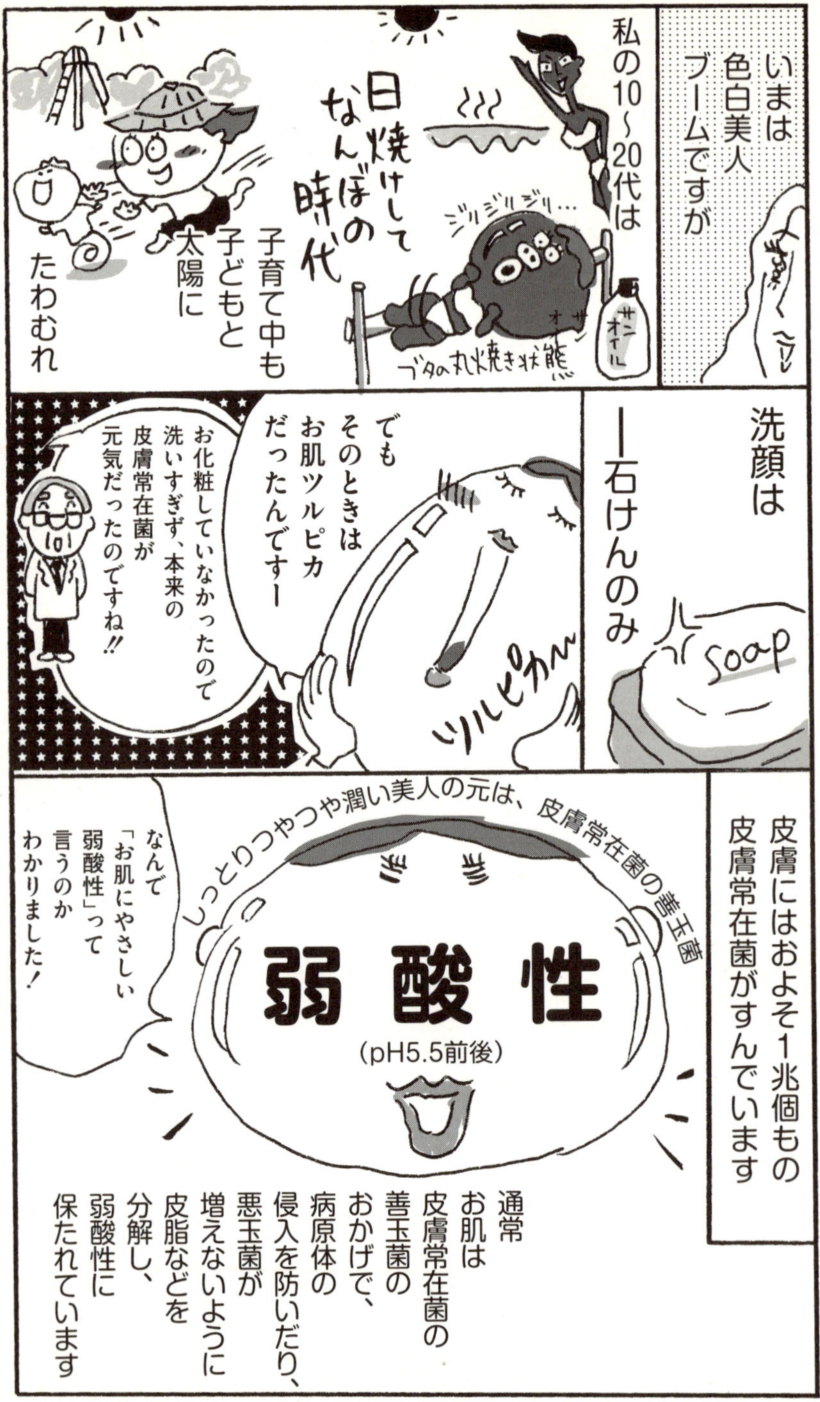

いまは色白美人ブームですが
私の10～20代は
日焼けしてなんぼの時代
ジリジリジリ…
サンオイル
ブタの丸焼き状態
子育て中も子どもと太陽にたわむれ
洗顔は
ー石けんのみ
soap
でもそのときはお肌ツルピカだったんですー
ツルピカー
お化粧していなかったので洗いすぎず、本来の皮膚常在菌が元気だったのですね!!
皮膚にはおよそ1兆個もの皮膚常在菌がすんでいます
しっとりつやつや潤い美人の元は、皮膚常在菌の善玉菌
弱酸性
(pH5.5前後)
通常お肌は皮膚常在菌の善玉菌のおかげで、病原体の侵入を防いだり、悪玉菌が増えないように皮脂などを分解し、弱酸性に保たれています
なんで「お肌にやさしい弱酸性」って言うのかわかりました!

KINTORE

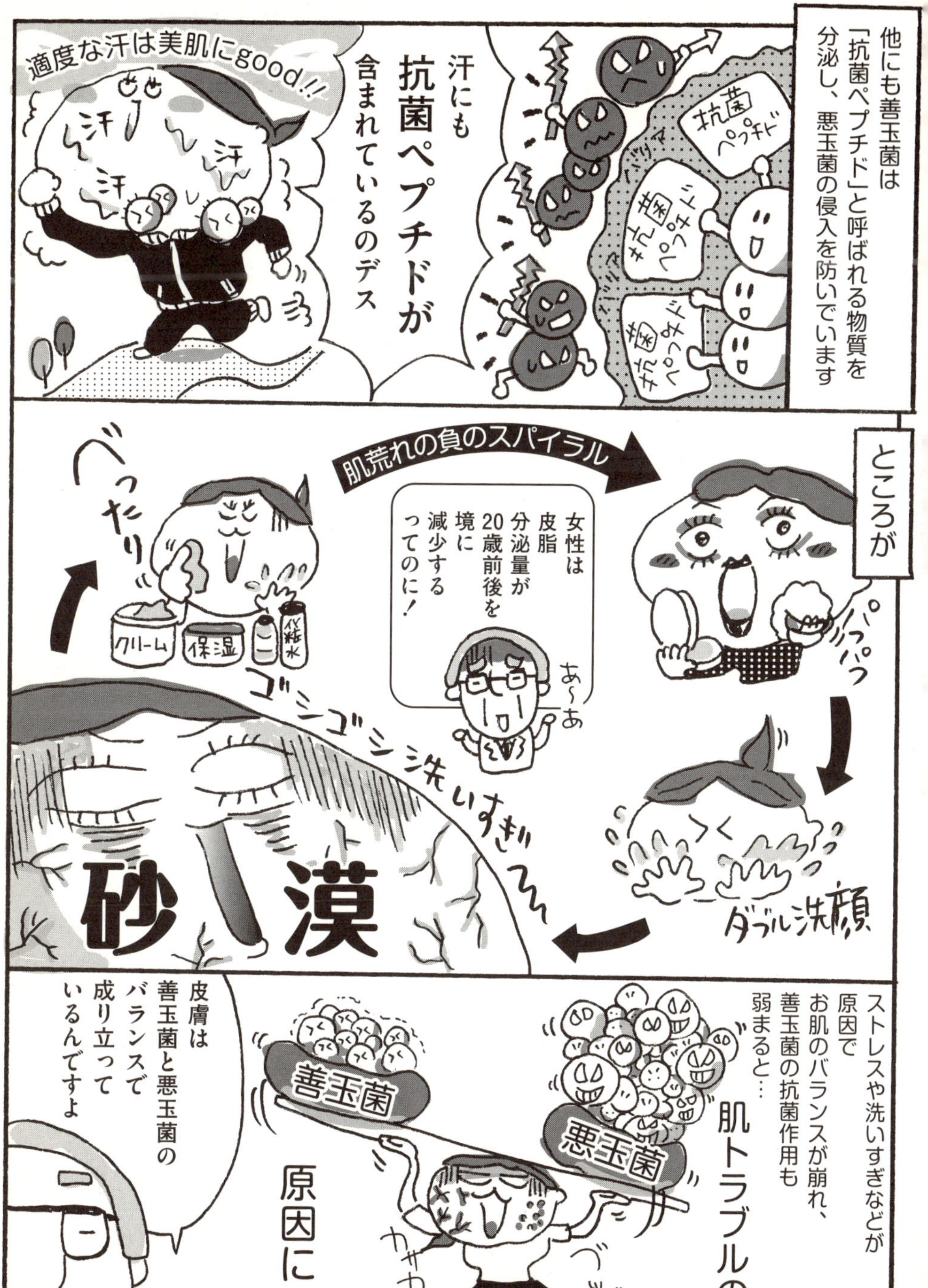
他にも善玉菌は「抗菌ペプチド」と呼ばれる物質を分泌し、悪玉菌の侵入を防いでいます
抗菌ペプチド
汗にも抗菌ペプチドが含まれているのデス
適度な汗は美肌にgood!!
汗
ところが
肌荒れの負のスパイラル
パフパフ
女性は皮脂分泌量が20歳前後を境に減少するってのに！
あ〜あ
ダブル洗顔
ゴシゴシ洗いすぎ
砂漠
べったり
クリーム
保湿
化粧水
ストレスや洗いすぎなどが原因でお肌のバランスが崩れ、善玉菌の抗菌作用も弱まると…
肌トラブルの原因に
皮膚は善玉菌と悪玉菌のバランスで成り立っているんですよ
善玉菌
悪玉菌
カサカサ
ブツブツ

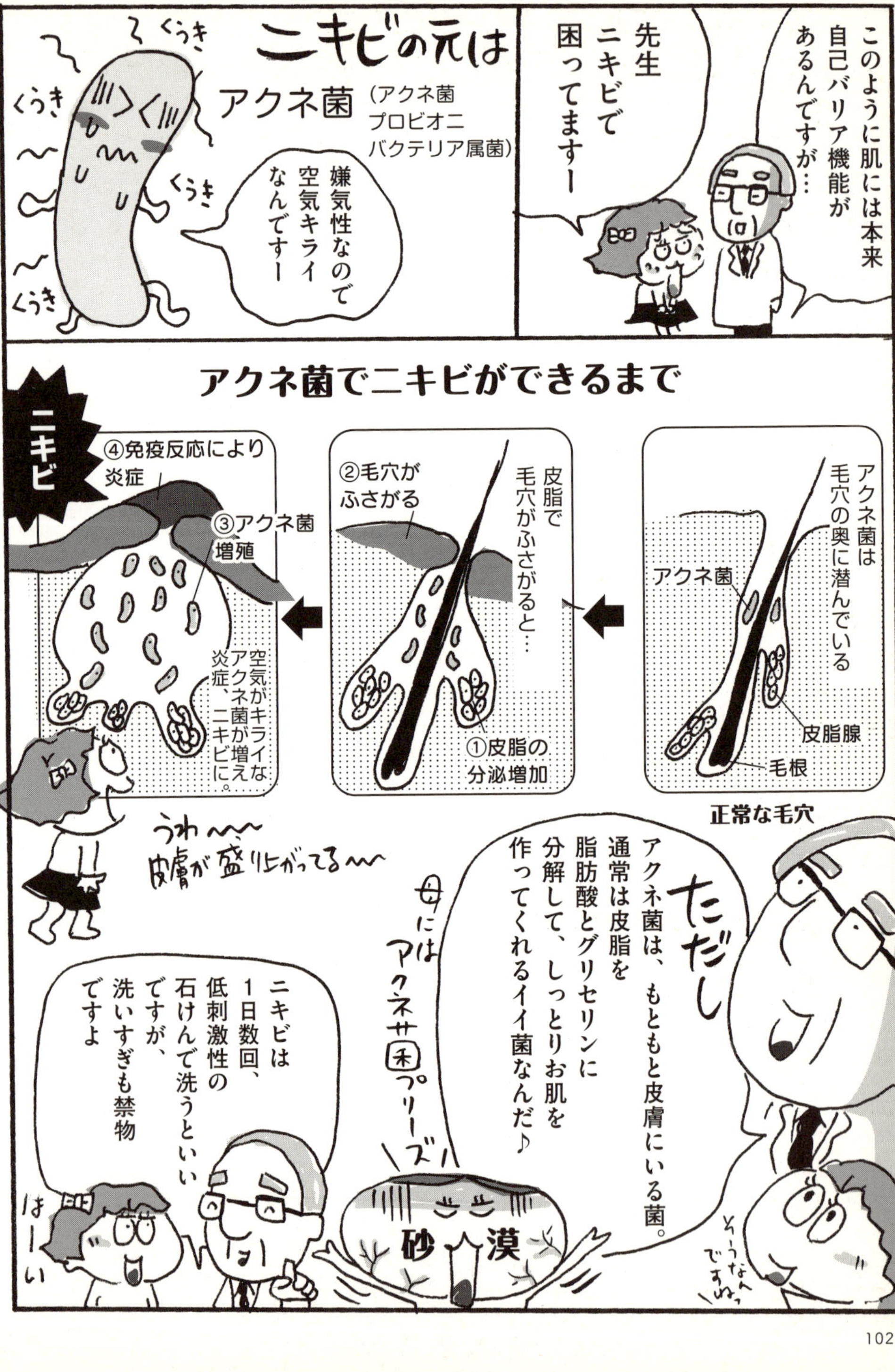
このように肌には本来自己バリア機能があるんですが…
先生ニキビで困ってますー
ニキビの元は
アクネ菌
(アクネ菌プロピオニバクテリア属菌)
嫌気性なので空気キライなんですー
くうき
くうき
くうき
くうき
アクネ菌でニキビができるまで
アクネ菌は毛穴の奥に潜んでいる
アクネ菌
皮脂腺
毛根
正常な毛穴
皮脂で毛穴がふさがると…
②毛穴がふさがる
①皮脂の分泌増加
ニキビ
④免疫反応により炎症
③アクネ菌増殖
空気がキライなアクネ菌が増え炎症、ニキビに。
うわ〜〜 皮膚が盛り上がってる〜〜
ただし
アクネ菌は、もともと皮膚にいる菌。通常は皮脂を脂肪酸とグリセリンに分解して、しっとりお肌を作ってくれるイイ菌なんだ♪
そうなんですねっ
母にはアクネ菌プリーズ
砂漠
ニキビは1日数回、低刺激性の石けんで洗うといいですが、洗いすぎも禁物ですよ
はーい

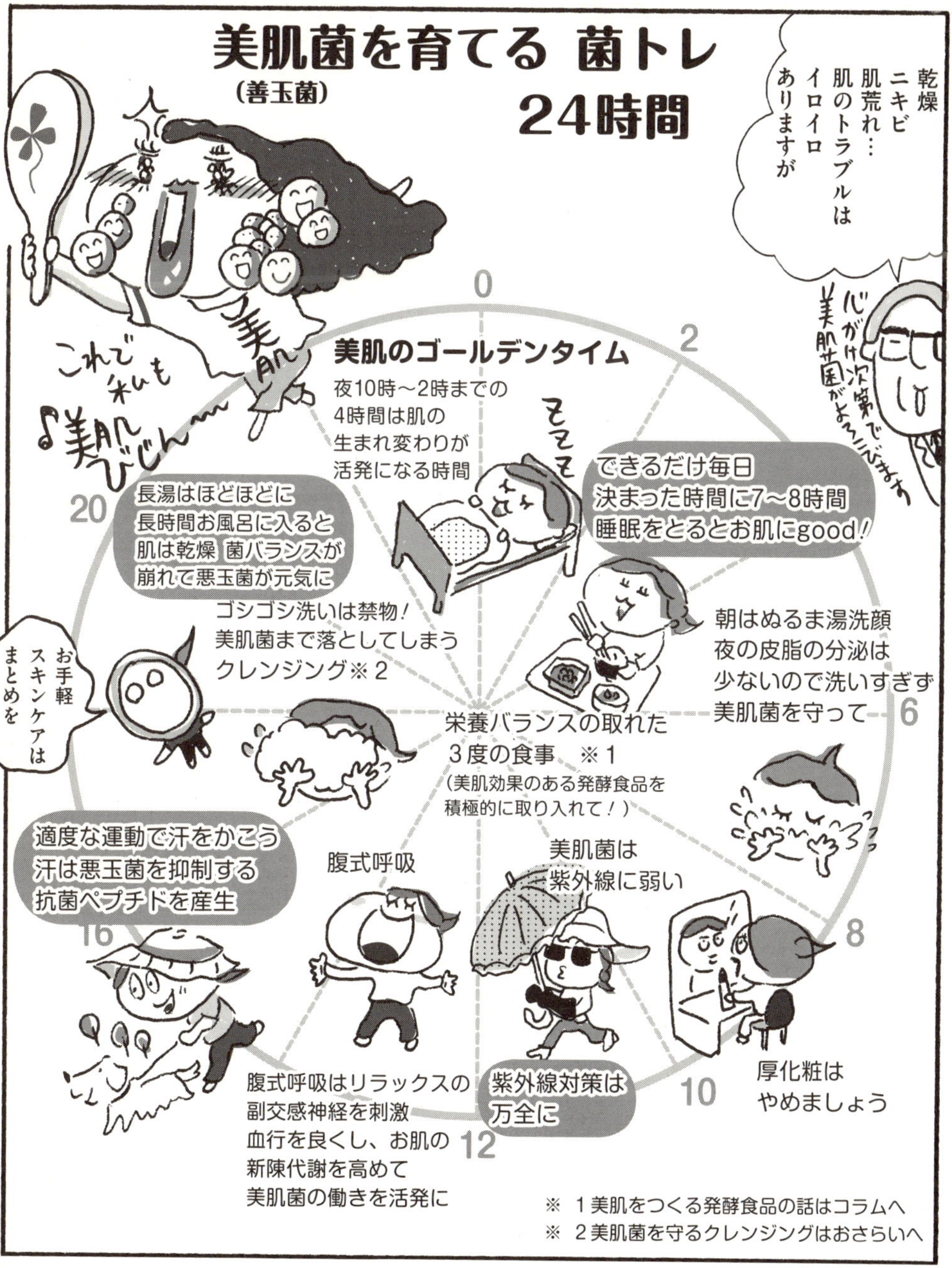
美肌菌を育てる 菌トレ
(善玉菌)
24時間
乾燥
ニキビ
肌荒れ…
肌のトラブルは
イロイロ
ありますが
心がけ次第で
美肌菌がよろこびます
これで私も
♪美肌びじん〜〜
美肌
美肌のゴールデンタイム
夜10時〜2時までの
4時間は肌の
生まれ変わりが
活発になる時間
できるだけ毎日
決まった時間に7〜8時間
睡眠をとるとお肌にgood！
長湯はほどほどに
長時間お風呂に入ると
肌は乾燥 菌バランスが
崩れて悪玉菌が元気に
ゴシゴシ洗いは禁物！
美肌菌まで落としてしまう
クレンジング※2
朝はぬるま湯洗顔
夜の皮脂の分泌は
少ないので洗いすぎず
美肌菌を守って
お手軽
スキンケアは
まとめを
見てね！
栄養バランスの取れた
3度の食事 ※1
(美肌効果のある発酵食品を
積極的に取り入れて！)
適度な運動で汗をかこう
汗は悪玉菌を抑制する
抗菌ペプチドを産生
腹式呼吸
美肌菌は
紫外線に弱い
腹式呼吸はリラックスの
副交感神経を刺激
血行を良くし、お肌の
新陳代謝を高めて
美肌菌の働きを活発に
紫外線対策は
万全に
厚化粧は
やめましょう
0
2
6
8
10
12
16
20
※ 1美肌をつくる発酵食品の話はコラムへ
※ 2美肌菌を守るクレンジングはおさらいへ

KINTORE

菌トレ！ 心得 12

美肌菌(善玉菌)を育てて美肌美人をめざせ！

カラダの中と外からキレイに

今日から菌ハカセ！

キレイな肌は皮膚の善玉菌のおかげ。
ということはお伝えしましたが、
それだけでは美肌の継続には不充分です。
本当の健康美とは、
カラダの中からも導き出されるものです！

まず大切なのは、お通じ。
便秘になると腸内の悪玉菌が増え、
カラダによくない有害ガスや毒素が
血液を通して体内に流れ、
肌荒れだけでなく
体調不良の原因にもなります。
腸内環境を整えて
毎日スッキリ快便、がキレイの鍵ですね。

それから美肌にオススメなのは発酵食品。
日頃なにげなく食べている
納豆、漬け物、おみそ汁にヨーグルト。
菌の力で発酵している食品には
カラダと美肌にいい成分が
たくさん含まれています。

左ページで紹介する「食べる美肌菌」を
積極的に取り入れて、内面から輝く
本当のキレイをめざしましょう。

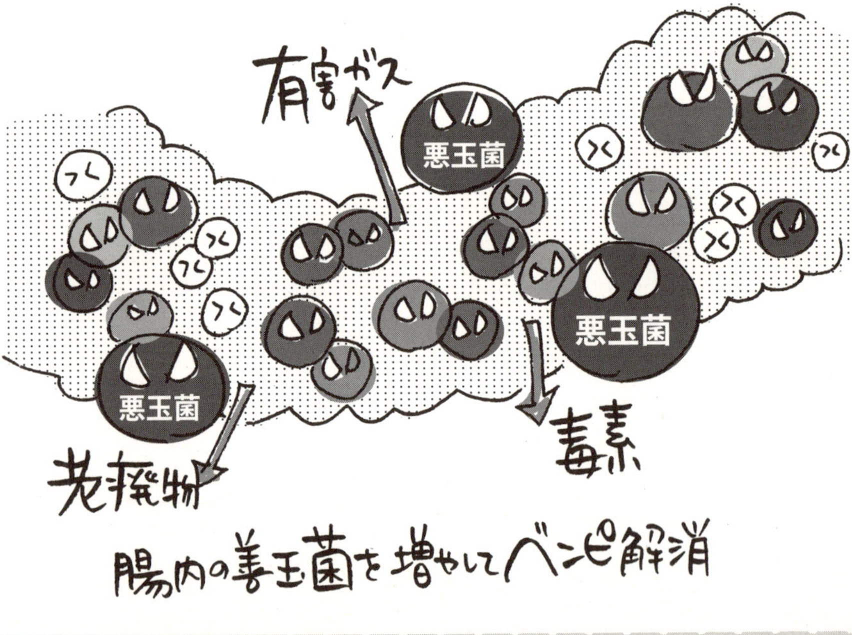
有害ガス
悪玉菌
悪玉菌
悪玉菌
毒素
老廃物
腸内の善玉菌を増やしてベンピ解消

食べる美肌菌

麹カビ

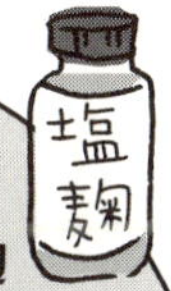
塩麹

みそ（米麹）

栄養豊富、
女性ホルモン活性化。
ビタミンEやサポニンが
体内の酸化を防止する、
アンチエイジング
効果あり。

塩麹

麹は細胞の酸化を抑制。
腸の調子を整えると共に
代謝を促すビタミンを合成。
美肌作りに役立つ。

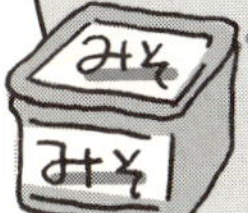
みそ
みそ

甘酒

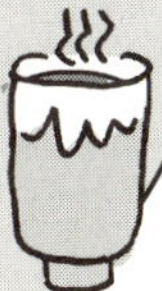

天然のビタミン総合栄養食。
その体内吸収率は90%以上。
天然の必須アミノ酸を
最も多く含むドリンク。

乳酸菌

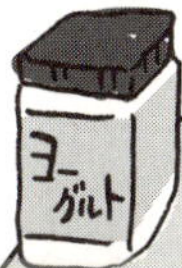
ヨーグルト

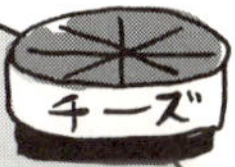
チーズ

ヨーグルト

乳酸菌が腸内の
善玉菌を増やして、
腸内環境を整える。
便秘解消、美肌効果。

チーズ

肝臓の働きを助ける
メチオニンが多く含まれる。
肝臓は血液を
浄化し美肌に。

キムチ

キムチの辛み成分カプサイシンは
発汗作用あり。食物繊維が多く、
乳酸菌と共に腸内の老廃物を
排出。腸をキレイにする。

漬け物

しっかり発酵させた
漬け物に含まれる
乳酸菌は、腸内の
善玉菌の働きを助ける。

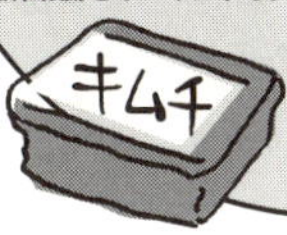
キムチ

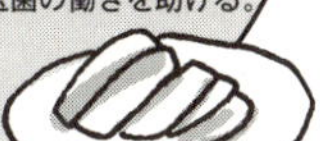

酢酸菌

酢

酢に含まれるクエン酸は
疲労の原因となる
乳酸を抑える。
また酢は美肌を促進する
ビタミンCの吸収も
助ける。

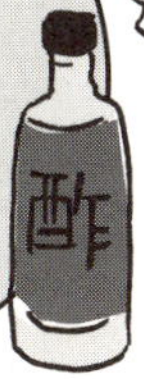
酢

納豆菌

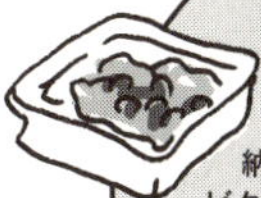

納豆

納豆には、肌荒れに効く
ビタミンB2が多く含まれる。
またメラニンの代謝を
促進する亜鉛が
多く含まれるため、
シミそばかすの予防にも。

酵母菌

天然酵母

酵母は乳酸菌と同じく、
善玉菌の仲間。
乳酸菌がおもに大腸で、
酵母は小腸で働く。
酵母はビタミン、ミネラルも
豊富で、美肌を作る。

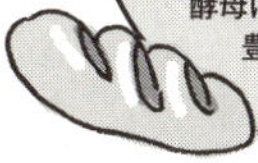

菌で発酵しているお茶の話

お茶は製造のちがいによって、３種類に分かれるって知ってますか？　不発酵茶（緑茶）、半発酵茶（ウーロン茶）、発酵茶（紅茶、プーアール茶）の３つです。発酵茶のうち、紅茶は茶葉に含まれる酸化酵素による酵素発酵。プーアール茶は微生物の力を借りた麹カビによって発酵させています。プーアール茶は脂肪分解作用があるので、脂っこいものを食べたときに一緒に飲むとダイエット効果がある、メタボ対策に効果あり！などと言われて人気があります。お茶の世界でも菌の力が活躍しているのですね。

気をつけて！化粧品の使い方

KINTORE

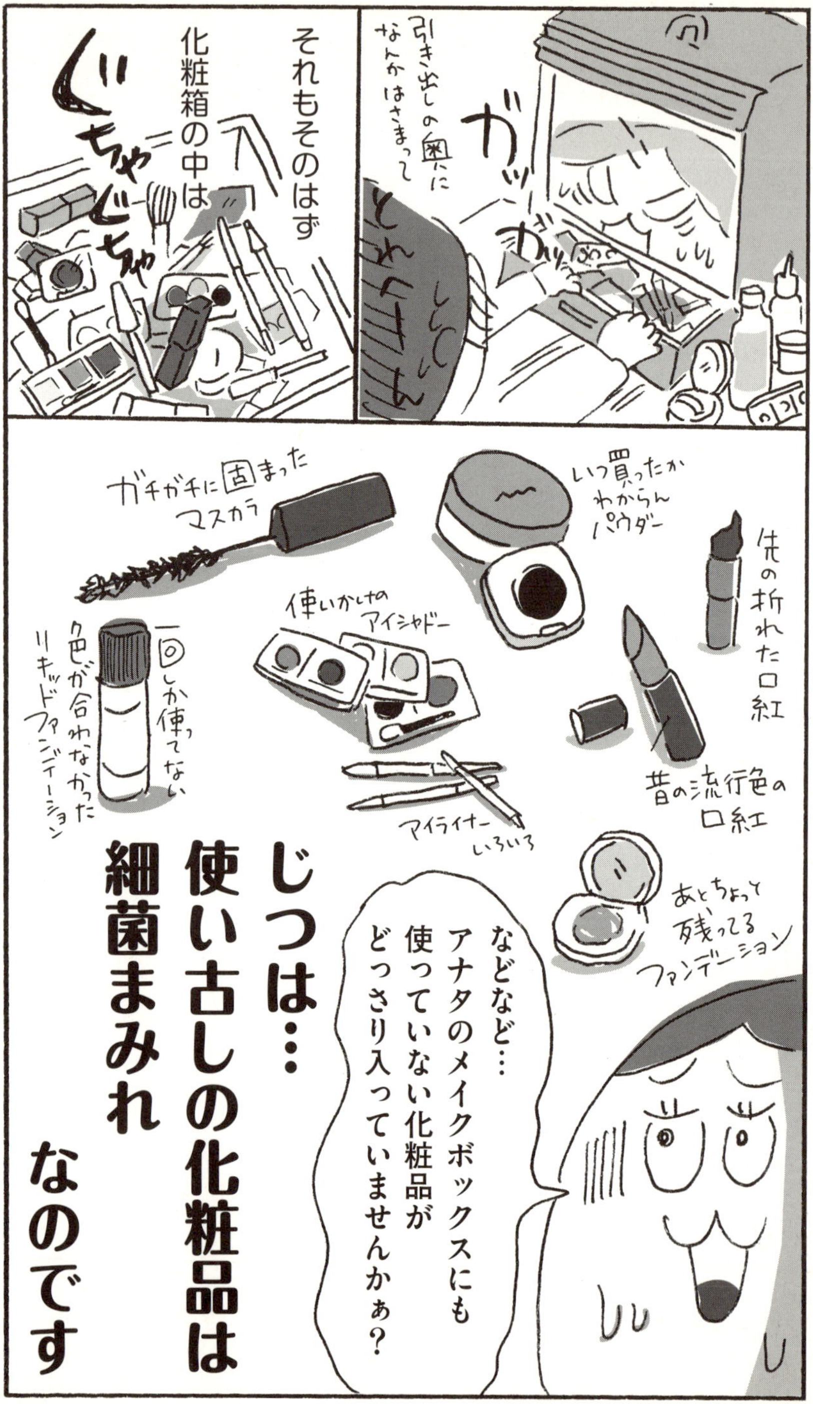
引き出しの奥になんかはさまって
ガッ
ガッ
とれ〜ん
それもそのはず
化粧箱の中は
ぐちゃぐちゃ
ガチガチに固まったマスカラ
いつ買ったかわからんパウダー
先の折れた口紅
使いかけのアイシャドー
一回しか使ってない
色が合わなかったリキッドファンデーション
昔の流行色の口紅
アイライナーいろいろ
あとちょっと残ってるファンデーション
などなど…
アナタのメイクボックスにも
使っていない化粧品が
どっさり入っていませんかぁ？
じつは…
使い古しの化粧品は
細菌まみれ
なのです

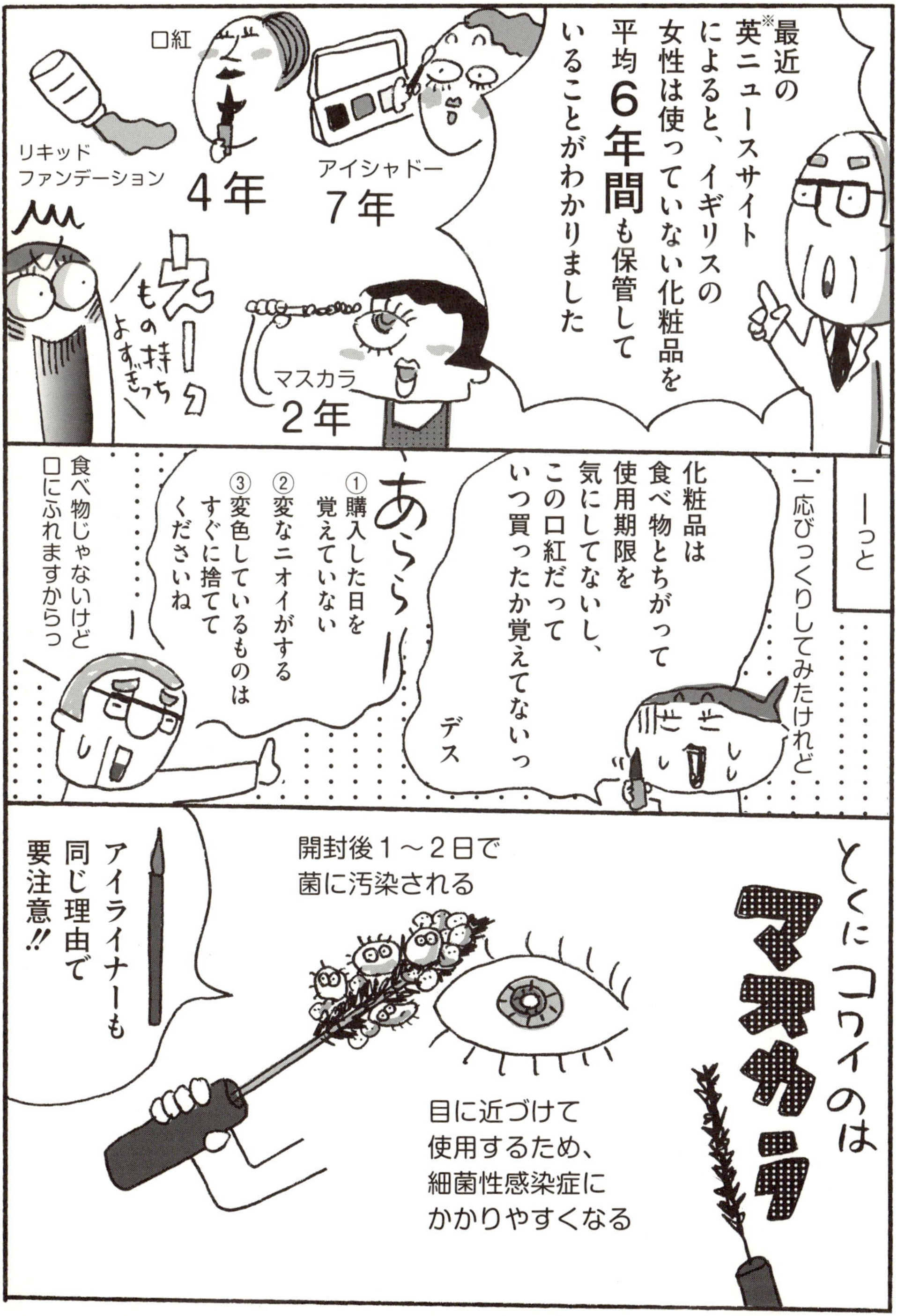

最近の英※ニュースサイトによると、イギリスの女性は使っていない化粧品を平均6年間も保管していることがわかりました
口紅
4年
アイシャドー
7年
リキッドファンデーション
マスカラ
2年
えーっ
もの持ちよすぎっ
ーっと
一応びっくりしてみたけれど
化粧品は食べ物とちがって使用期限を気にしてないし、この口紅だっていつ買ったか覚えてないっ
デス
あらら
①購入した日を覚えていない
②変なニオイがする
③変色しているものはすぐに捨ててくださいね
食べ物じゃないけど口にふれますからっ
とくにコワイのはマスカラ
開封後1〜2日で菌に汚染される
目に近づけて使用するため、細菌性感染症にかかりやすくなる
アイライナーも同じ理由で要注意!!

※http://www.dailymail.co.uk/femail/article-2259621/British-women-make-YEARS-expiry-date-making-breeding-ground-bacteria--eye-make-holds-greatest-risk-infection.html

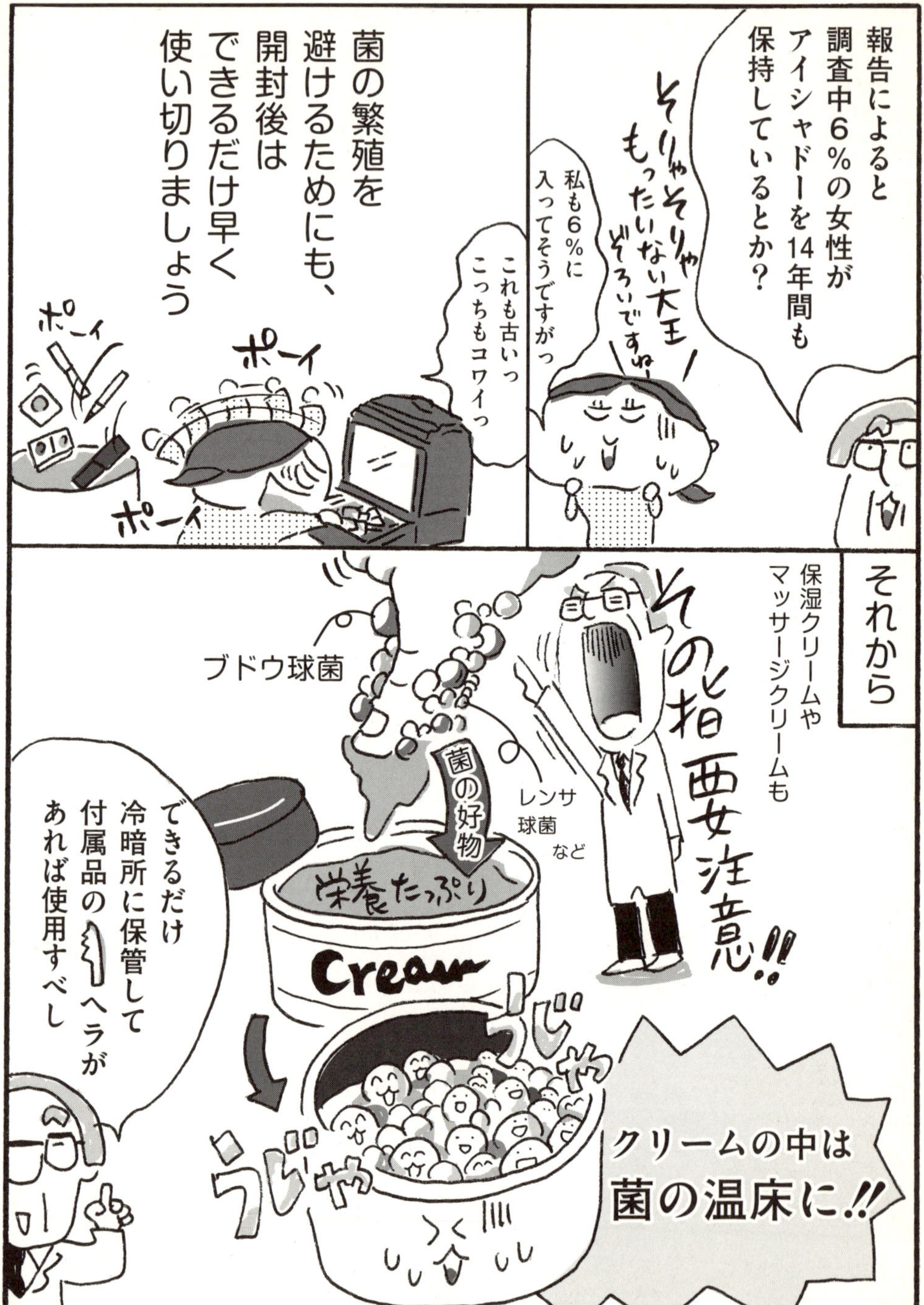
報告によると
調査中6％の女性が
アイシャドーを14年間も
保持しているとか？
そりゃそりゃもったいない大王ぞろいですね～
私も6％に入ってそうですがっ
菌の繁殖を
避けるためにも、
開封後は
できるだけ早く
使い切りましょう
これも古いっ
こっちもコワイっ
ポーイ
ポーイ
ポーイ
それから
保湿クリームや
マッサージクリームも
その指要注意!!
ブドウ球菌
レンサ球菌など
菌の好物
栄養たっぷり
Cream
できるだけ
冷暗所に保管して
付属品のヘラが
あれば使用すべし
うじゃ
うじゃ
クリームの中は
菌の温床に!!

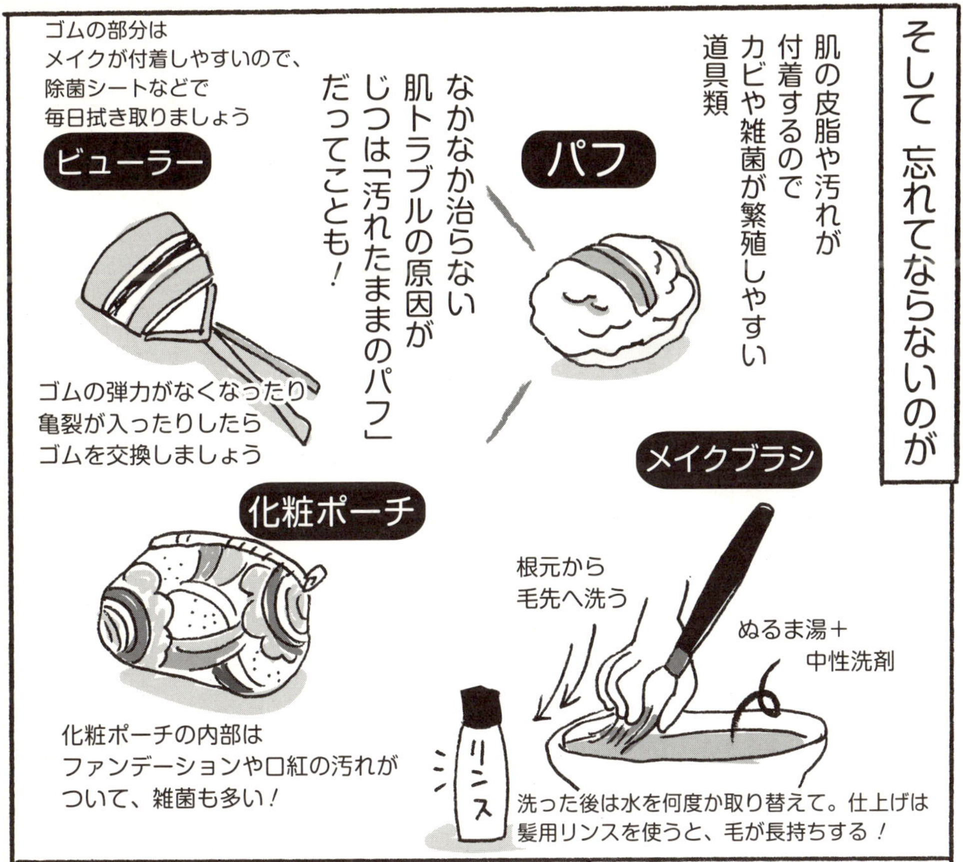
そして　忘れてならないのが
肌の皮脂や汚れが付着するのでカビや雑菌が繁殖しやすい道具類
パフ
なかなか治らない肌トラブルの原因がじつは「汚れたままのパフ」だってことも！
ビューラー
ゴムの部分はメイクが付着しやすいので、除菌シートなどで毎日拭き取りましょう
ゴムの弾力がなくなったり亀裂が入ったりしたらゴムを交換しましょう
メイクブラシ
根元から毛先へ洗う
ぬるま湯＋中性洗剤
リンス
洗った後は水を何度か取り替えて。仕上げは髪用リンスを使うと、毛が長持ちする！
化粧ポーチ
化粧ポーチの内部はファンデーションや口紅の汚れがついて、雑菌も多い！

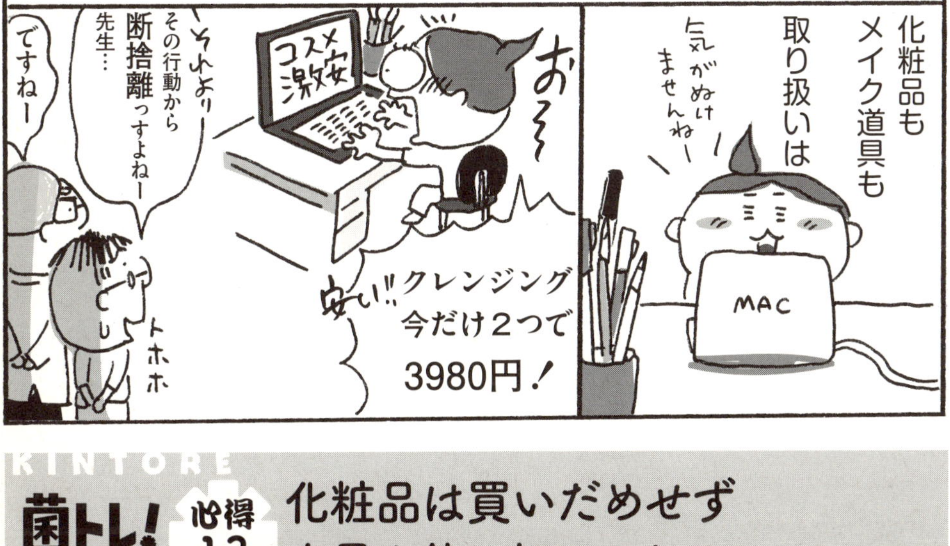
化粧品もメイク道具も取り扱いは
気がぬけませんね
MAC
コスメ激安
おぉ〜
安い!! クレンジング今だけ2つで3980円！
それより
その行動から断捨離っすよねー
先生…
ですねー
トホホ

KINTORE

菌トレ！ 心得13

化粧品は買いだめせず少量を使い切るべし

7章 おさらい

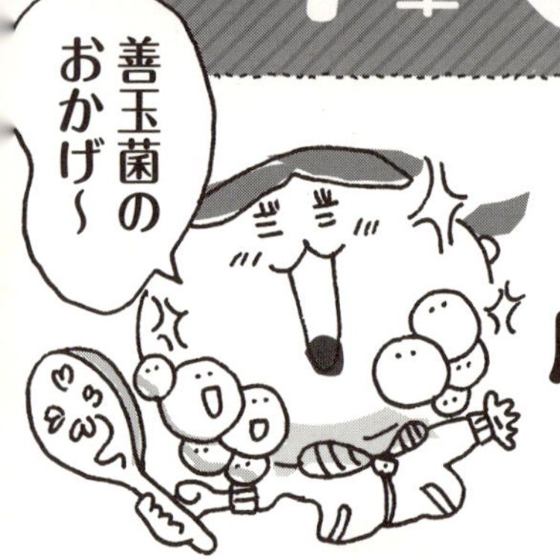

善玉菌のおかげ～

美肌のカギは皮膚常在菌の善玉菌！

美肌菌(善玉菌)を守るクレンジング

ご本人も美肌！
カリスマ美容部員直伝

菌トレセミナー

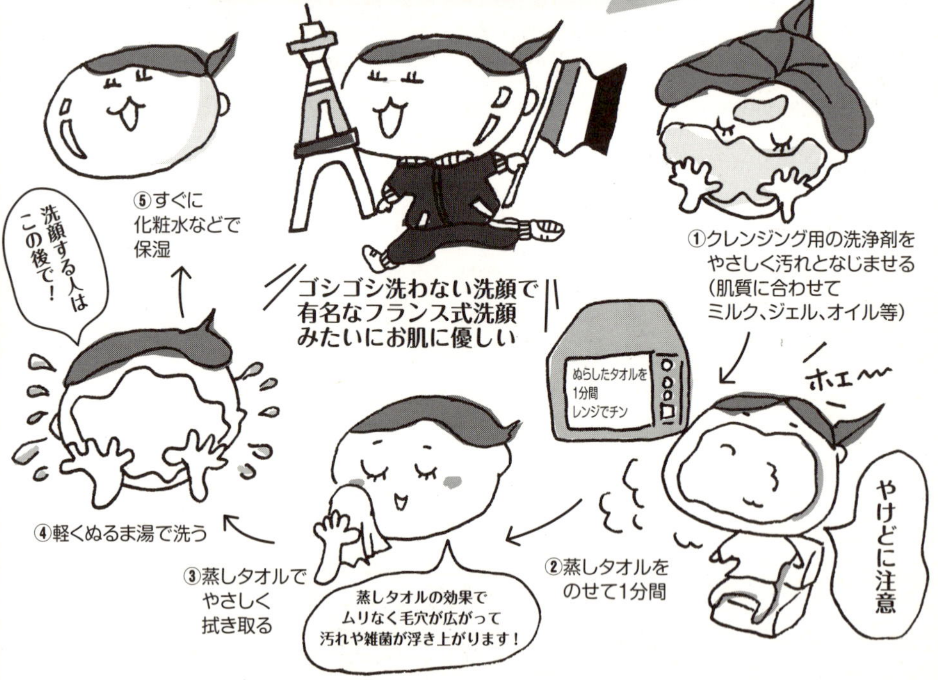

①クレンジング用の洗浄剤をやさしく汚れとなじませる(肌質に合わせてミルク、ジェル、オイル等)
ぬらしたタオルを1分間レンジでチン
ホエ～
やけどに注意
②蒸しタオルをのせて1分間
蒸しタオルの効果でムリなく毛穴が広がって汚れや雑菌が浮き上がります！
③蒸しタオルでやさしく拭き取る
④軽くぬるま湯で洗う
洗顔する人はこの後で！
⑤すぐに化粧水などで保湿
ゴシゴシ洗わない洗顔で有名なフランス式洗顔みたいにお肌に優しい

美肌菌を守る 自然派スキンケア

＊お肌に合わない人は行わないでください
＊顔に使う前に腕などでテストしてください

おからパック

お豆腐屋さんの、新鮮で不純物のないおからを使用しよう

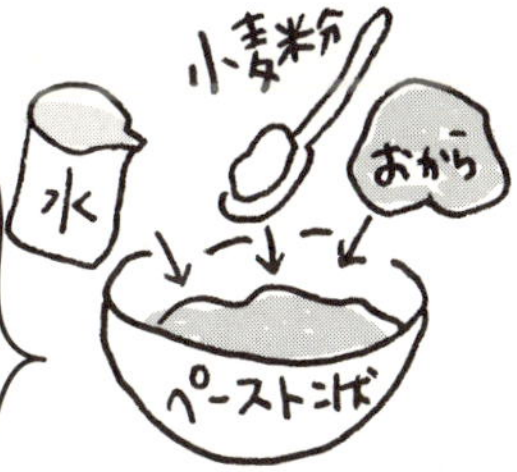

小麦粉
水
おから
ペースト状

おから+小麦粉+水
を混ぜてお好みのペースト状に。
洗顔後にお顔へパック！

おからの「サポニン」という
成分が毛穴の汚れや雑菌を
落としてくれるので、
お肌ツルツルに。

卵白パック

卵を使った後の
殻の内側に付着している
卵白を指ですくって
目尻のシワやほっぺへ！
乾いたら洗い流す。

卵白に含まれる
「アルブミン」の保湿効果や
リゾチームの殺菌効果で
お肌のくすみを解消！

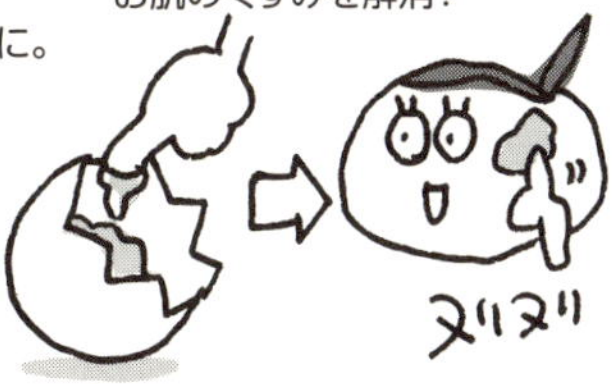

ヌリヌリ

お酢洗顔

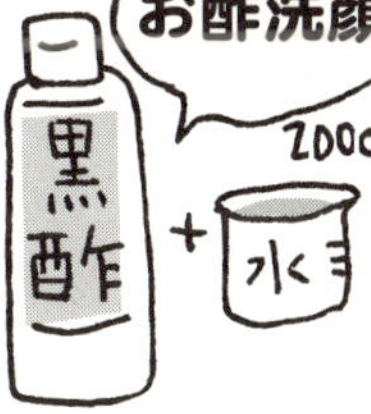

黒酢
200cc
水

お酢には保湿・殺菌作用あり
大さじ1杯の酢を
カップ1杯（200cc）の
お水で薄めて洗顔
酢の殺菌効果がニキビ予防に

米のとぎ汁洗顔

わが家では米のとぎ汁風呂に入ります

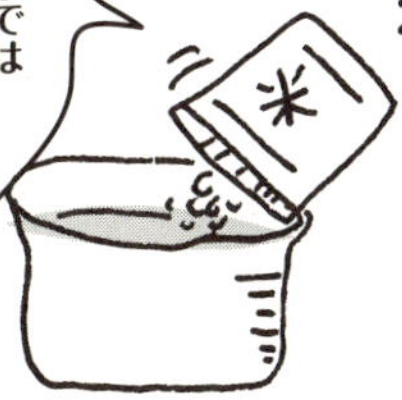

米

お米をさっといだ直後の
とぎ汁を薄めて洗顔。
米粉の細かい粒子が
古い角質をピーリング。
美肌菌は守られたまま
だから安心！

緑茶洗顔

緑茶をいれた後の
でがらしでOK。
洗面器に入れて洗顔後、
拭かずに乾燥。
緑茶の殺菌作用で
ニキビの炎症を
抑える。
ビタミンCの美白効果も
期待できる

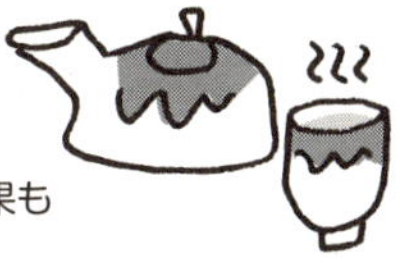

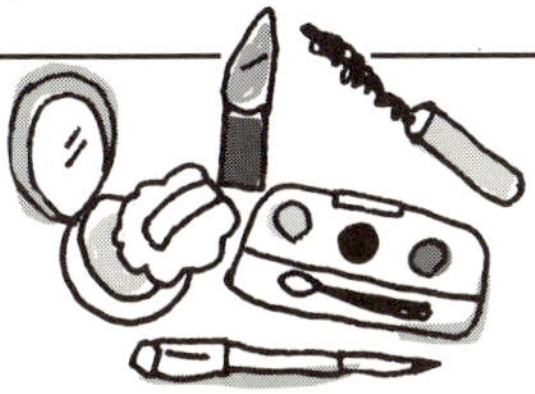

コスメ用品の上手な使い方

化粧品は開封したら早めに使い切る！

化粧品は「生もの」と心得よ

メイク道具は定期的に洗浄 陰干し、しっかり乾燥！

ヒアルロン酸、今・昔

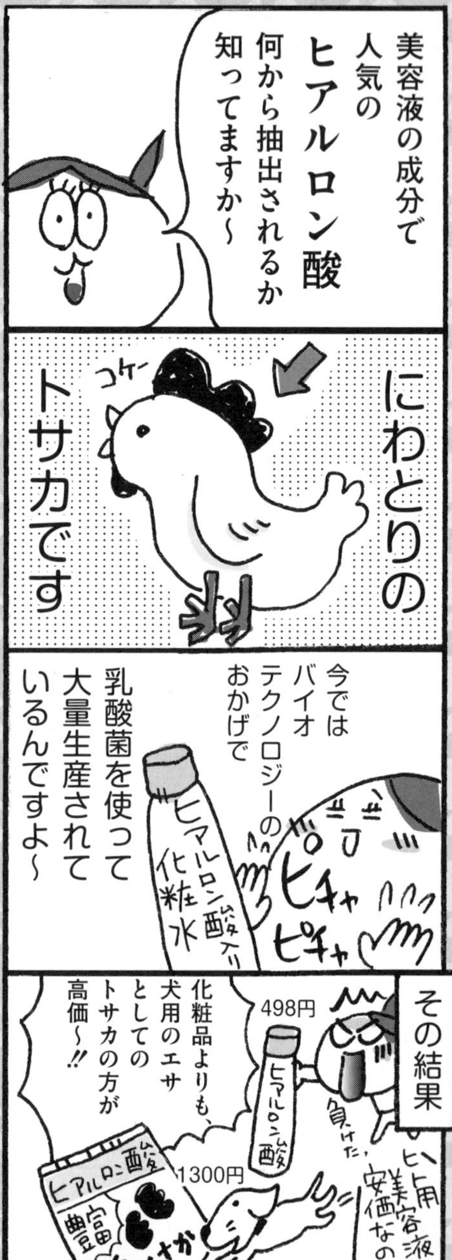

美容液の成分で人気のヒアルロン酸何から抽出されるか知ってますか～
コケー
にわとりのトサカです
今ではバイオテクノロジーのおかげで
乳酸菌を使って大量生産されているんですよ～
ヒアルロン酸入り化粧水
ピチャ
ピチャ
その結果
498円
ヒアルロン酸
化粧品よりも、犬用のエサとしてのトサカの方が高価～!!
1300円
ヒアルロン酸
豊富
鶏とさか
負けた
ヒト用美容液は安価なのにっ

［第８章］

健康編

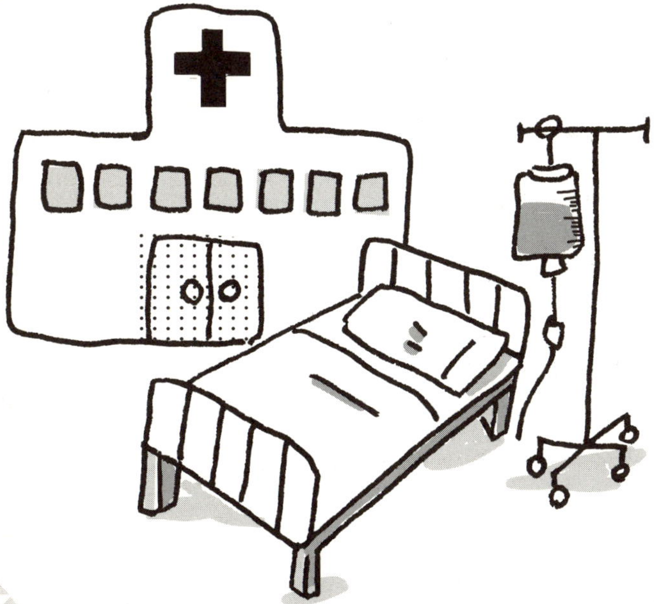

第8章
その1
風邪の予防とお薬

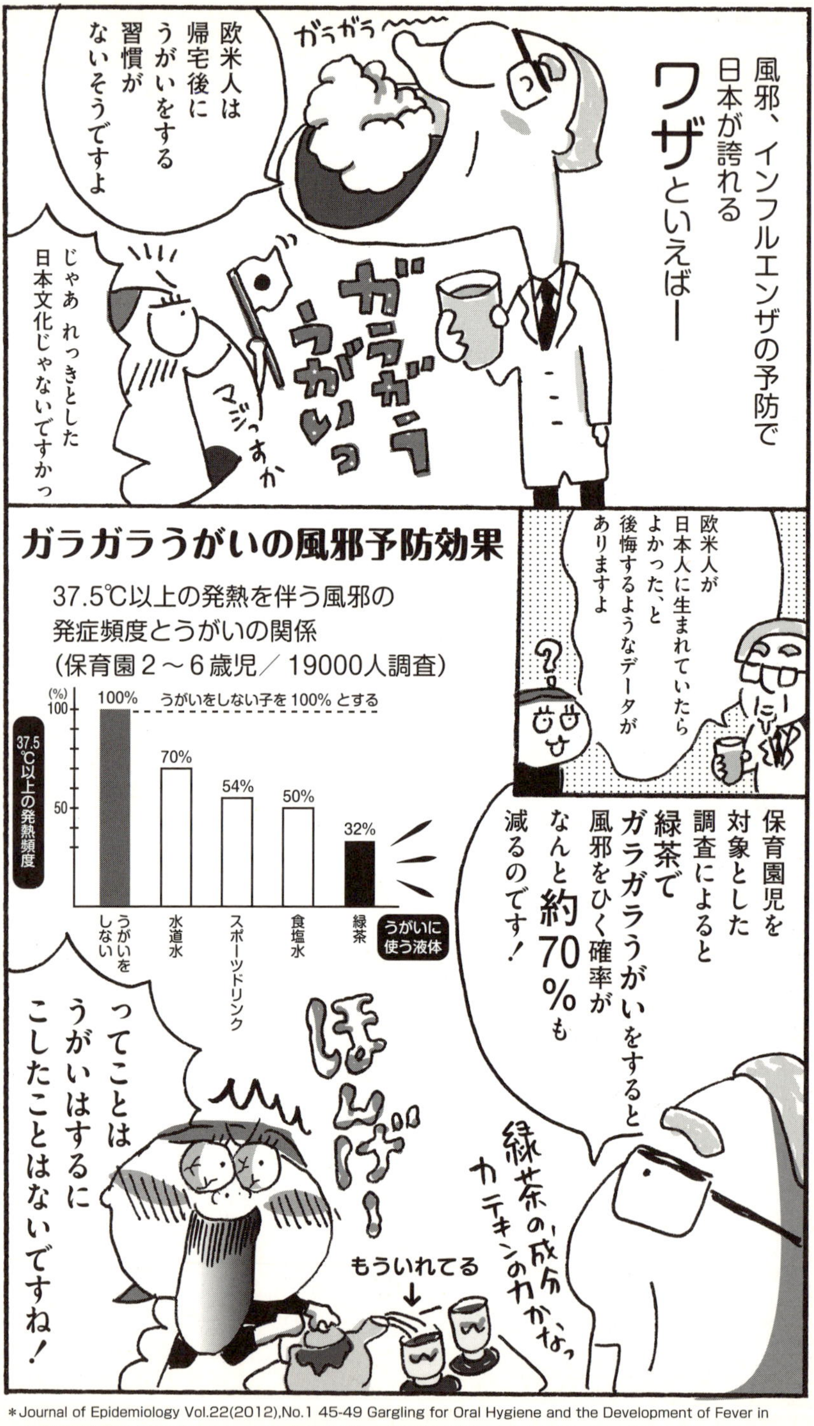
風邪、インフルエンザの予防で日本が誇れるワザといえばー
ガっガラ〜〜
ガラガラうがいっ
欧米人は帰宅後にうがいをする習慣がないそうですよ
じゃあ れっきとした日本文化じゃないですかっ
マジっすか
欧米人が日本人に生まれていたらよかった、と後悔するようなデータがありますよ
?
ガラガラうがいの風邪予防効果
37.5℃以上の発熱を伴う風邪の発症頻度とうがいの関係
(保育園2〜6歳児／19000人調査)
(%)
100
50
37.5℃以上の発熱頻度
うがいをしない子を100%とする
100%
うがいをしない
70%
水道水
54%
スポーツドリンク
50%
食塩水
32%
緑茶
うがいに使う液体
保育園児を対象とした調査によると緑茶でガラガラうがいをすると風邪をひく確率がなんと約70%も減るのです！
緑茶の成分カテキンの力かなっ
ほんげ！
もういれてる
ってことはうがいはするにこしたことはないですね！

＊Journal of Epidemiology Vol.22(2012),No.1 45-49 Gargling for Oral Hygiene and the Development of Fever in Childhood:A Population Study in Japan Tatsuya Noda,Toshiyuki Ojima, Shinya Hayasaka,Chiyoe Murata and Akihito Hagihara

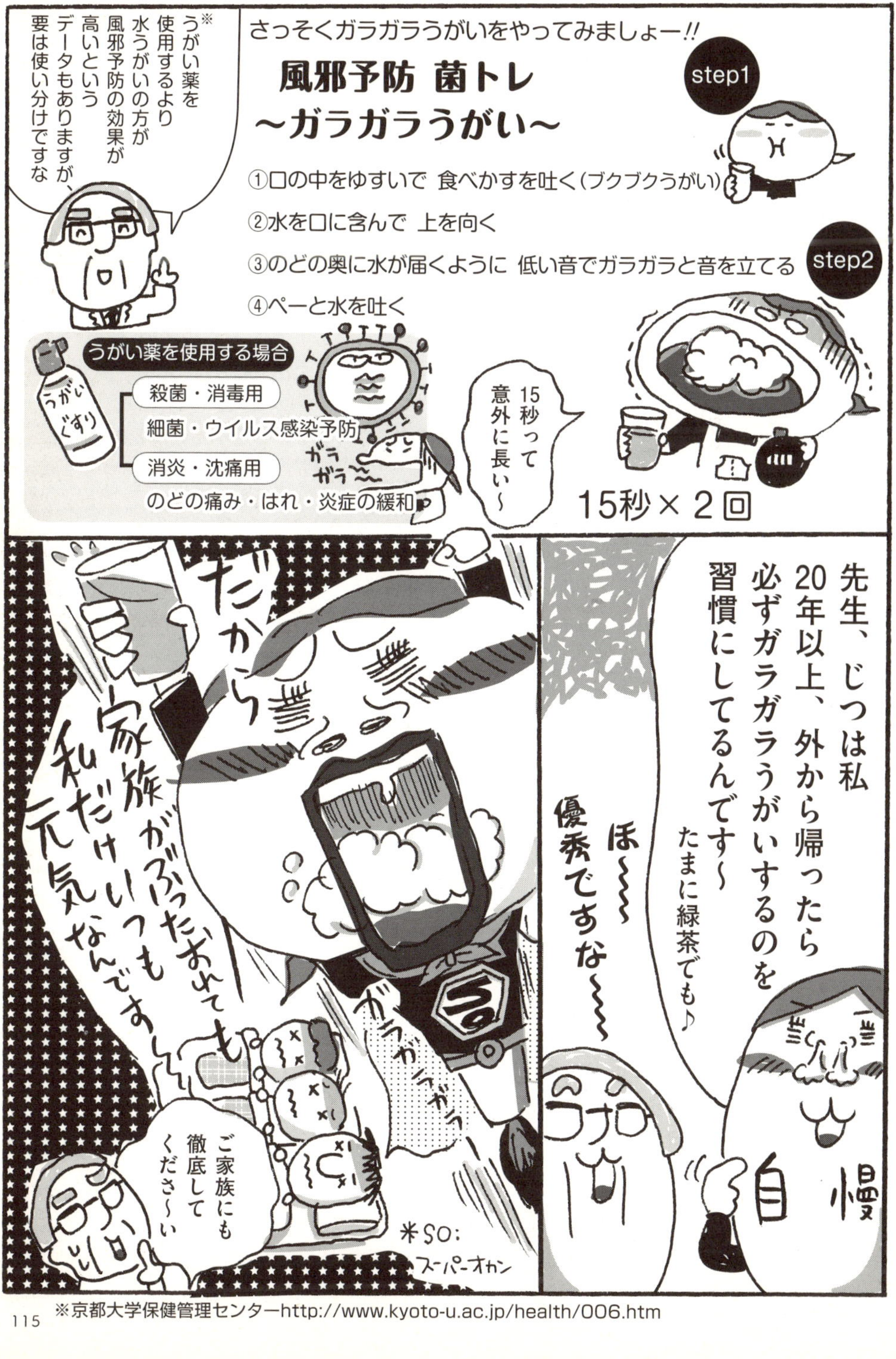
さっそくガラガラうがいをやってみましょー!!
風邪予防 菌トレ
～ガラガラうがい～
step1
①口の中をゆすいで 食べかすを吐く(ブクブクうがい)
②水を口に含んで 上を向く
step2
③のどの奥に水が届くように 低い音でガラガラと音を立てる
④ペーと水を吐く
15秒×2回
15秒って意外に長い～
※うがい薬を使用するより水うがいの方が風邪予防の効果が高いというデータもありますが、要は使い分けですな
うがい薬を使用する場合
うがいぐすり
殺菌・消毒用
細菌・ウイルス感染予防
消炎・沈痛用
のどの痛み・はれ・炎症の緩和
ガラガラ
先生、じつは私20年以上、外から帰ったら必ずガラガラうがいするのを習慣にしてるんです～
たまに緑茶でも♪
ほ～～ 優秀ですな～～
自慢
だから家族がぶったおれても私だけいつも元気なんですぅ～
ガラガラガラ～
ご家族にも徹底してくださ～い
※SO:スーパーオカン

※京都大学保健管理センターhttp://www.kyoto-u.ac.jp/health/006.htm

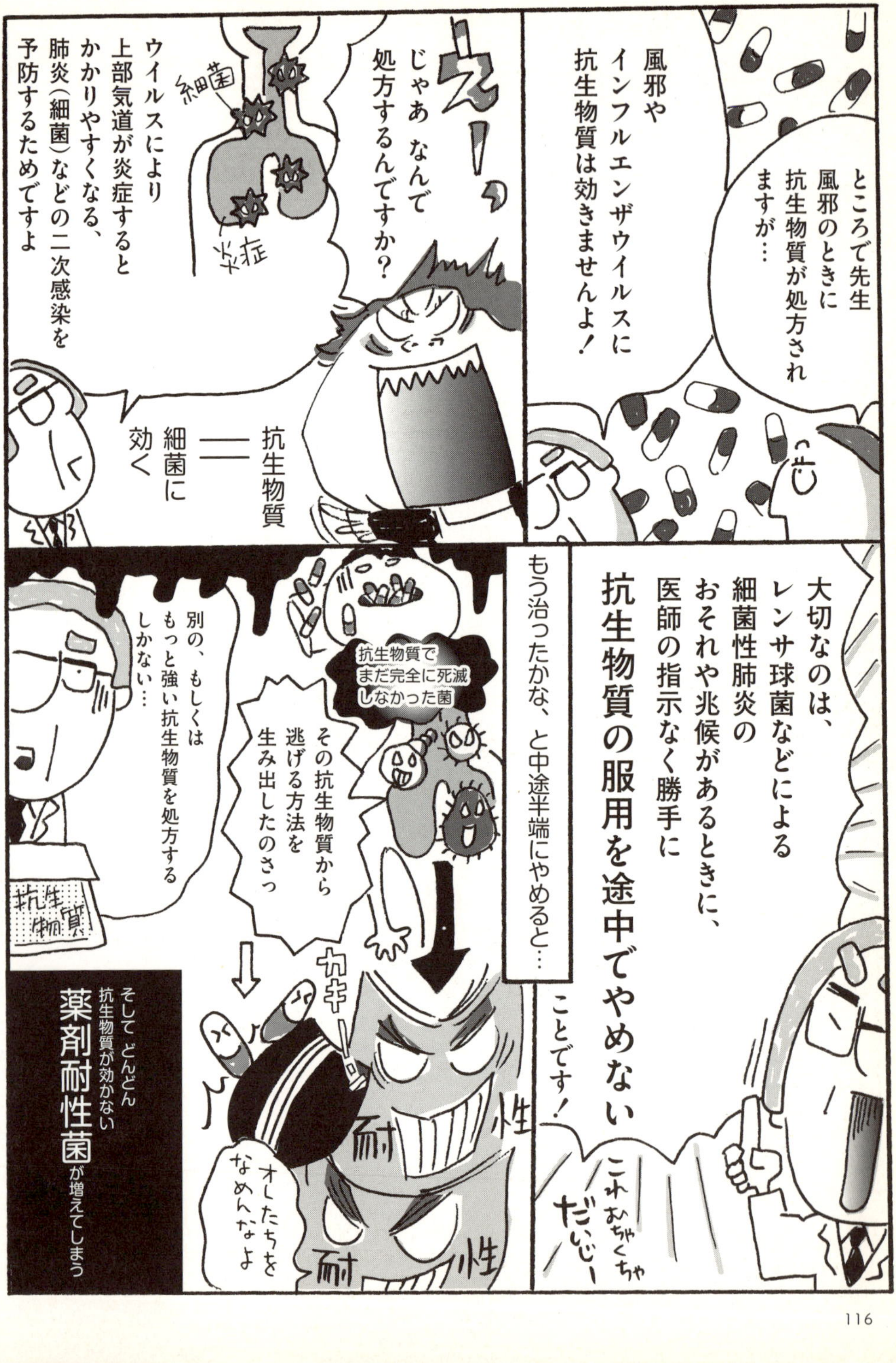
ところで先生
風邪のときに
抗生物質が処方されますが…
風邪やインフルエンザウイルスに抗生物質は効きませんよ！
えー！
じゃあ なんで処方するんですか？
抗生物質 ＝ 細菌に効く
細菌
炎症
ウイルスにより上部気道が炎症するとかかりやすくなる、肺炎（細菌）などの二次感染を予防するためですよ
大切なのは、レンサ球菌などによる細菌性肺炎のおそれや兆候があるときに、医師の指示なく勝手に
抗生物質の服用を途中でやめない
ことです！
これめちゃくちゃだいじー
もう治ったかな、と中途半端にやめると…
抗生物質でまだ完全に死滅しなかった菌
その抗生物質から逃げる方法を生み出したのさっ
カキーン
耐性
耐性
オレたちをなめんなよ
別の、もしくはもっと強い抗生物質を処方するしかない…
抗生物質
そして どんどん
抗生物質が効かない
薬剤耐性菌
が増えてしまう

※週刊医学界新聞医学書院発行2011.1.31　2914号

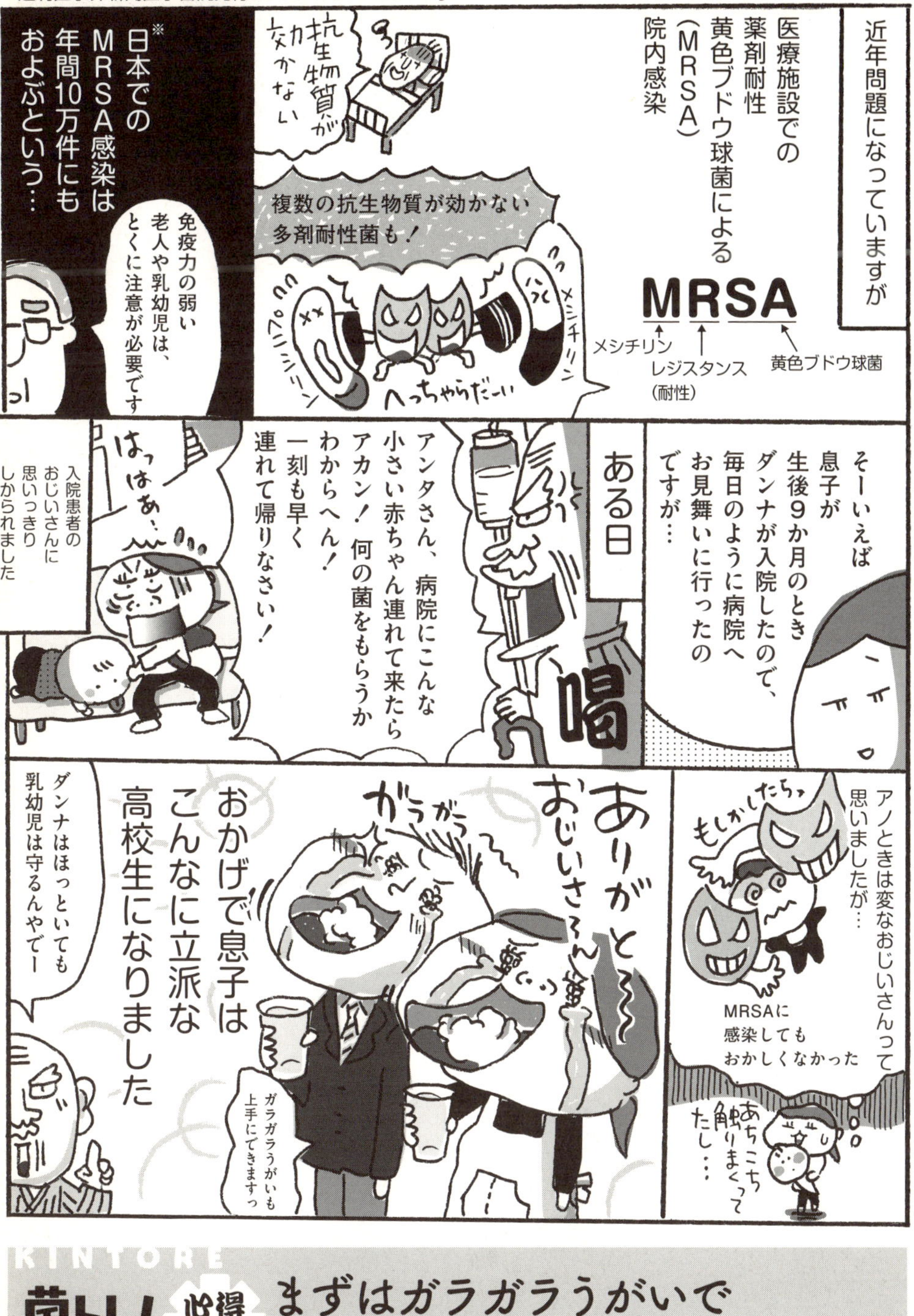
近年問題になっていますが
医療施設での薬剤耐性黄色ブドウ球菌（MRSA）院内感染
MRSA
メシチリン
レジスタンス（耐性）
黄色ブドウ球菌
抗生物質が効かない
複数の抗生物質が効かない多剤耐性菌も！
へっちゃらだ〜い
日本での※MRSA感染は年間10万件にもおよぶという…
免疫力の弱い老人や乳幼児は、とくに注意が必要です
そーいえば息子が生後9か月のときダンナが入院したので、毎日のように病院へお見舞いに行ったのですが…
ある日
喝
アンタさん、病院にこんな小さい赤ちゃん連れて来たらアカン！何の菌をもらうかわからへん！一刻も早く連れて帰りなさい！
はっはあ…
入院患者のおじいさんに思いっきりしかられました
アノときは変なおじいさんって思いましたが…
もしかしたらっ
MRSAに感染してもおかしくなかった
あちこち触りまくってたし…
ありがとうおじいさん
ガラガラ
おかげで息子はこんなに立派な高校生になりました
ガラガラうがいも上手にできますっ
ダンナはほっといても乳幼児は守るんやでー

KINTORE
菌トレ！ 心得14 まずはガラガラうがいで菌を撃退！

抗生物質がヒトに効く理由

今日から菌ハカセ!

抗生物質が風邪のときに処方されるのは、
細菌による二次感染を防ぐためです。

では、なぜ抗生物質は、細菌に効くのでしょう?

それは、抗生物質には、細菌にしかない構造を
狙いうちして、細胞合成をジャマする物質が
入っているからです。
ヒトは真核生物。細菌は原核生物。
両者の細胞は構造が全く異なります。
(26~27ページのコラム&下図をご参照ください)
たとえば、細菌にはあるけれど、ヒトにはない、
細胞壁の合成を阻止することで
細菌が増殖するのを防ぎます。
細胞壁をヒトは持たないため
ヒトの細胞に害が少ないというワケです。
うまいしくみですよね!

ただ困るのは…抗生物質は、ヒトの腸内細菌に含まれる
イイ菌にまで効いてしまうので、
腸内の菌バランスが崩れ、下痢になったりします。
抗生物質を服用した後は乳酸菌を摂取するなど、
腸内細菌のバランスを整えましょう!
(これに関しては6章を参考に!)

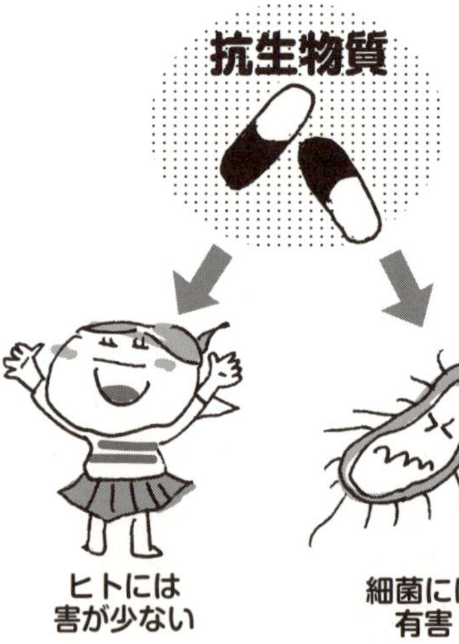
抗生物質
ヒトには
害が少ない
細菌には
有害

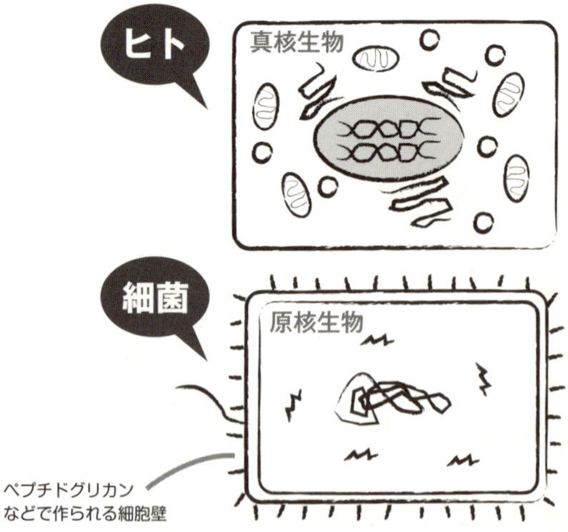
ヒト
真核生物
細菌
原核生物
ペプチドグリカン
などで作られる細胞壁

Q 抗インフルエンザウイルス薬のタミフルやリレンザは、なぜ発症２日以内に飲むの？

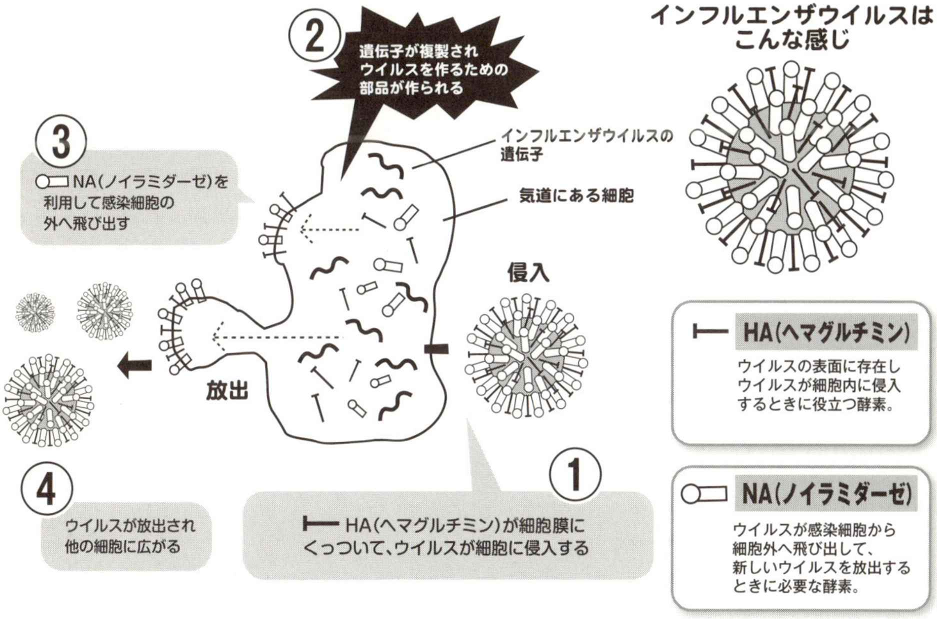

インフルエンザウイルスはこんな感じ
②
遺伝子が複製されウイルスを作るための部品が作られる
インフルエンザウイルスの遺伝子
気道にある細胞
③
NA(ノイラミダーゼ)を利用して感染細胞の外へ飛び出す
侵入
放出
④
ウイルスが放出され他の細胞に広がる
①
HA(ヘマグルチミン)が細胞膜にくっついて、ウイルスが細胞に侵入する
HA(ヘマグルチミン)
ウイルスの表面に存在しウイルスが細胞内に侵入するときに役立つ酵素。
NA(ノイラミダーゼ)
ウイルスが感染細胞から細胞外へ飛び出して、新しいウイルスを放出するときに必要な酵素。

A 抗インフルエンザウイルス薬は、
NA（ノイラミダーゼ）の働きを
ジャマする作用があります。
そのためウイルスは
感染した細胞に閉じ込められ
他の細胞へ広がることができなくなります。
なので発症２日以内、ウイルスが広がる前に
飲まないと効果が薄れるのです。

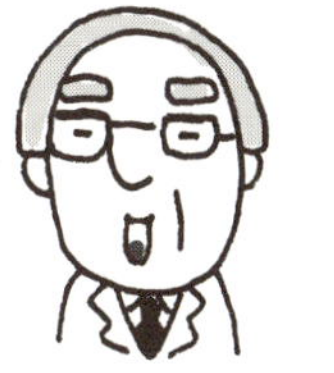

水虫が治りにくいのは？

水虫は、皮膚に白癬菌というカビが生える病気です。一度かかるとなかなか治りにくい水虫ですが…なぜ治りにくいのでしょう。水虫の原因はカビ。カビは、真核生物で、ヒトと同じです。カビとヒトは細胞の構造が似ているため水虫に効く薬はヒトにも効いてしまう。そのため「水虫に効く薬」の開発が難しいのです。細菌とカビっていっしょくたに考えがちですが、まったくちがう生物だってことが、ここからもわかりますね。

第8章
その2
カラダのニオイにまつわる話

KINTORE

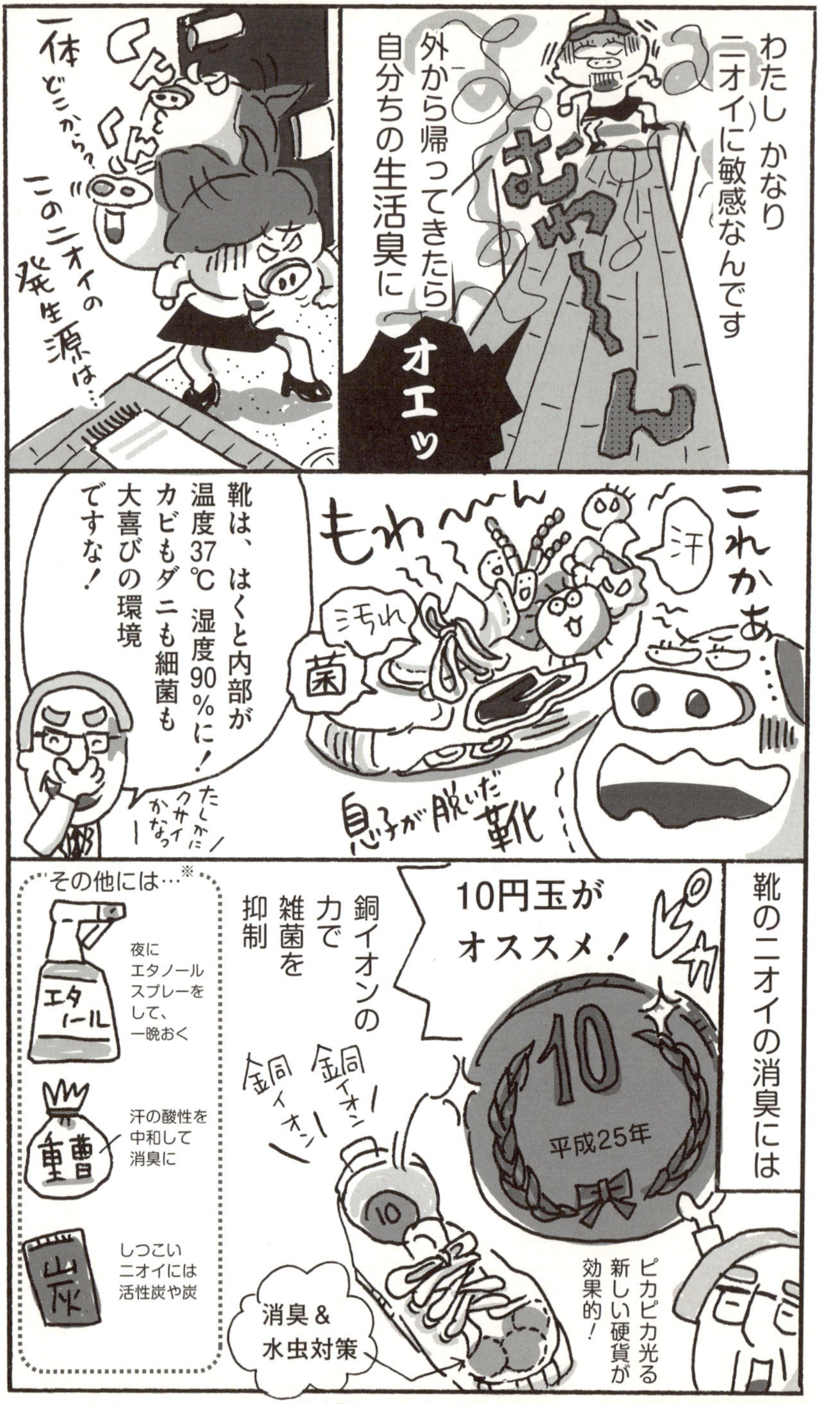
わたし かなり
ニオイに敏感なんです
外から帰ってきたら
自分ちの生活臭に
むわ～ん
オエッ
くんくん
一体どこから？
このニオイの発生源は…
これかあ
汗
もわ～ん
汚れ
菌
息子が脱いだ靴
靴は、はくと内部が温度37℃ 湿度90％に！
カビもダニも細菌も大喜びの環境ですな！
たしかにクサイかなっ！
靴のニオイの消臭には
ピカ
10円玉がオススメ！
銅イオンの力で雑菌を抑制
10
平成25年
銅イオン
銅イオン
ピカピカ光る新しい硬貨が効果的！
消臭＆水虫対策
その他には…※
エタノール
夜にエタノールスプレーをして、一晩おく
重曹
汗の酸性を中和して消臭に
炭
しつこいニオイには活性炭や炭

※公益社団法人におい・かおり環境協会「住まいの中の困ったにおい！ その正体と解決方法」より

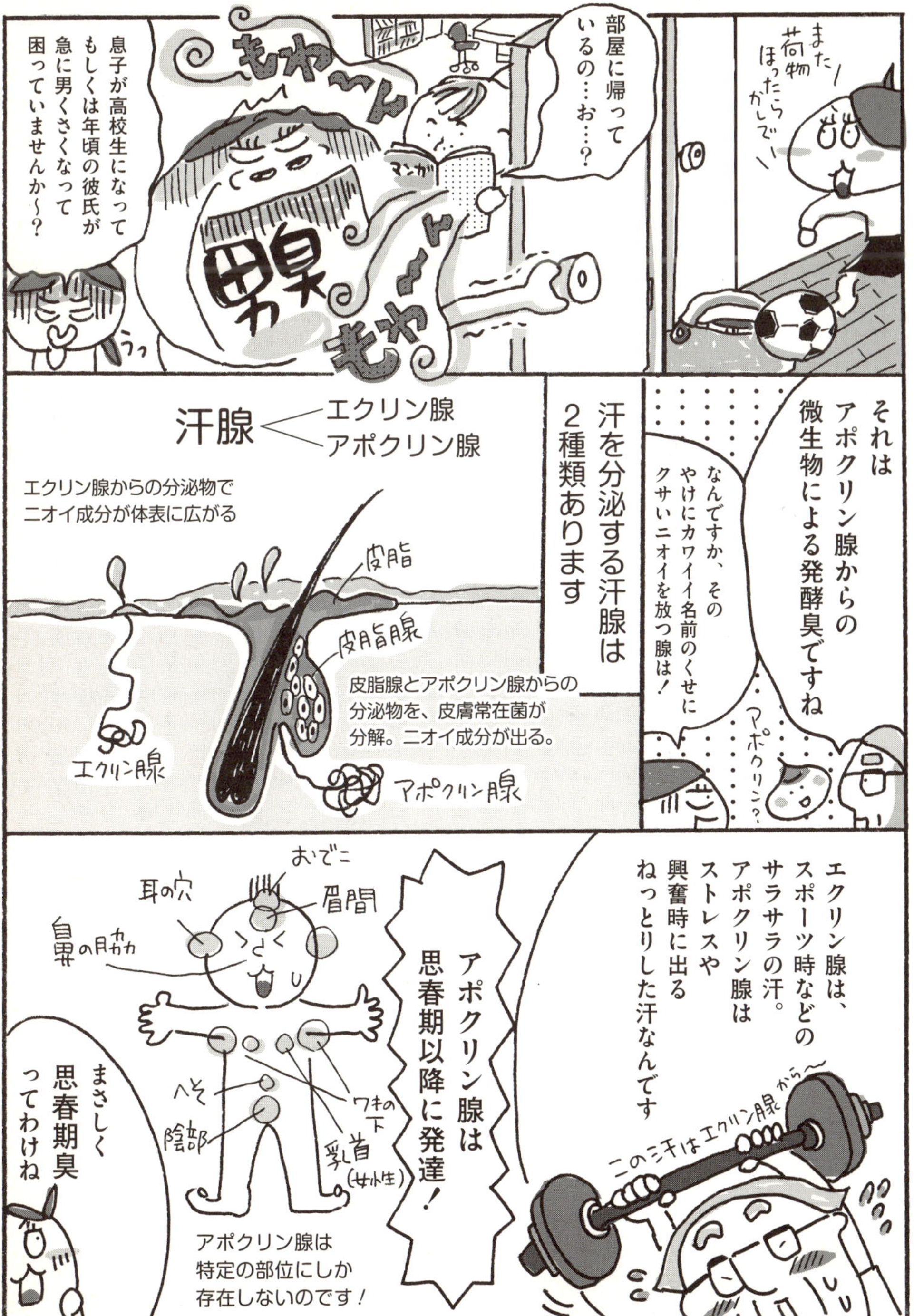
また荷物ほったらかしで～！
部屋に帰っているの…お…？
マンガ
もわ～ん
男臭
もや
息子が高校生になってもしくは年頃の彼氏が急に男くさくなって困っていませんか～？
うっ
それはアポクリン腺からの微生物による発酵臭ですね
なんですか、そのやけにカワイイ名前のくせにクサいニオイを放つ腺は！
アポクリン？
汗を分泌する汗腺は2種類あります
汗腺
エクリン腺
アポクリン腺
エクリン腺からの分泌物でニオイ成分が体表に広がる
皮脂
皮脂腺
皮脂腺とアポクリン腺からの分泌物を、皮膚常在菌が分解。ニオイ成分が出る。
エクリン腺
アポクリン腺
エクリン腺は、スポーツ時などのサラサラの汗。アポクリン腺はストレスや興奮時に出るねっとりした汗なんです
この汗はエクリン腺から～
アポクリン腺は思春期以降に発達！
おでこ
眉間
耳の穴
鼻の脇
へそ
陰部
ワキの下
乳首（女性）
アポクリン腺は特定の部位にしか存在しないのです！
まさしく思春期臭ってわけね

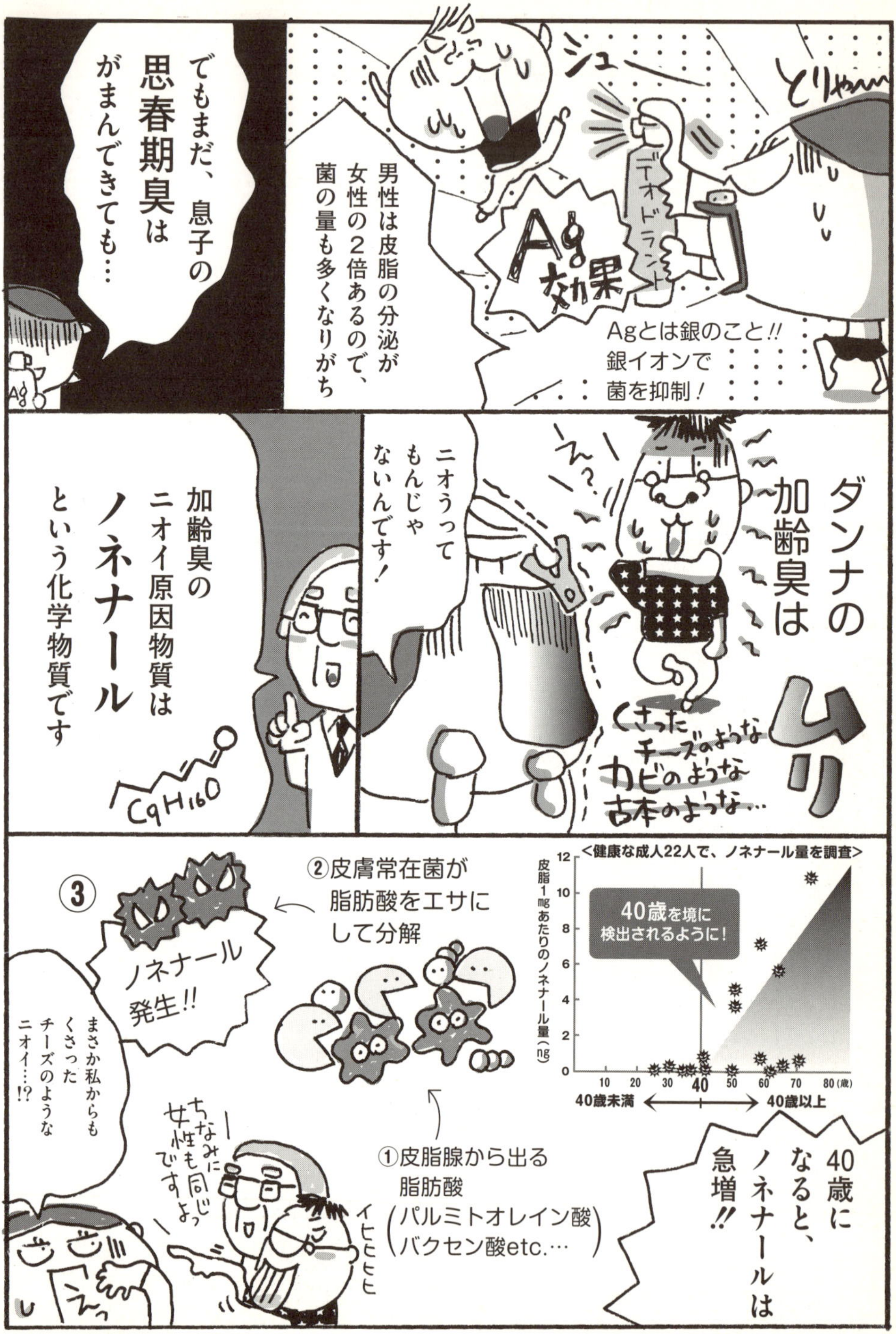
とりゃ~~
シュ
デオドラント
Ag効果
Agとは銀のこと!!
銀イオンで
菌を抑制!
男性は皮脂の分泌が
女性の2倍あるので、
菌の量も多くなりがち
でもまだ、息子の
思春期臭は
がまんできても…
Ag
ダンナの
加齢臭は
ムリ
え?
くさった
チーズのような
カビのような
古本のような…
ニオうって
もんじゃ
ないんです!
加齢臭の
ニオイ原因物質は
ノネナール
という化学物質です
C9H16O
<健康な成人22人で、ノネナール量を調査>
皮脂1mgあたりのノネナール量(ng)
12
10
8
6
4
2
0
10
20
30
40
50
60
70
80(歳)
40歳を境に
検出されるように!
40歳未満
40歳以上
40歳に
なると、
ノネナールは
急増!!
②皮膚常在菌が
脂肪酸をエサに
して分解
③
ノネナール
発生!!
①皮脂腺から出る
脂肪酸
(パルミトオレイン酸
バクセン酸etc.…)
まさか私からも
くさった
チーズのような
ニオイ…!?
ちなみに
女性も同じ
ですよっ
イヒヒヒヒ
えっ

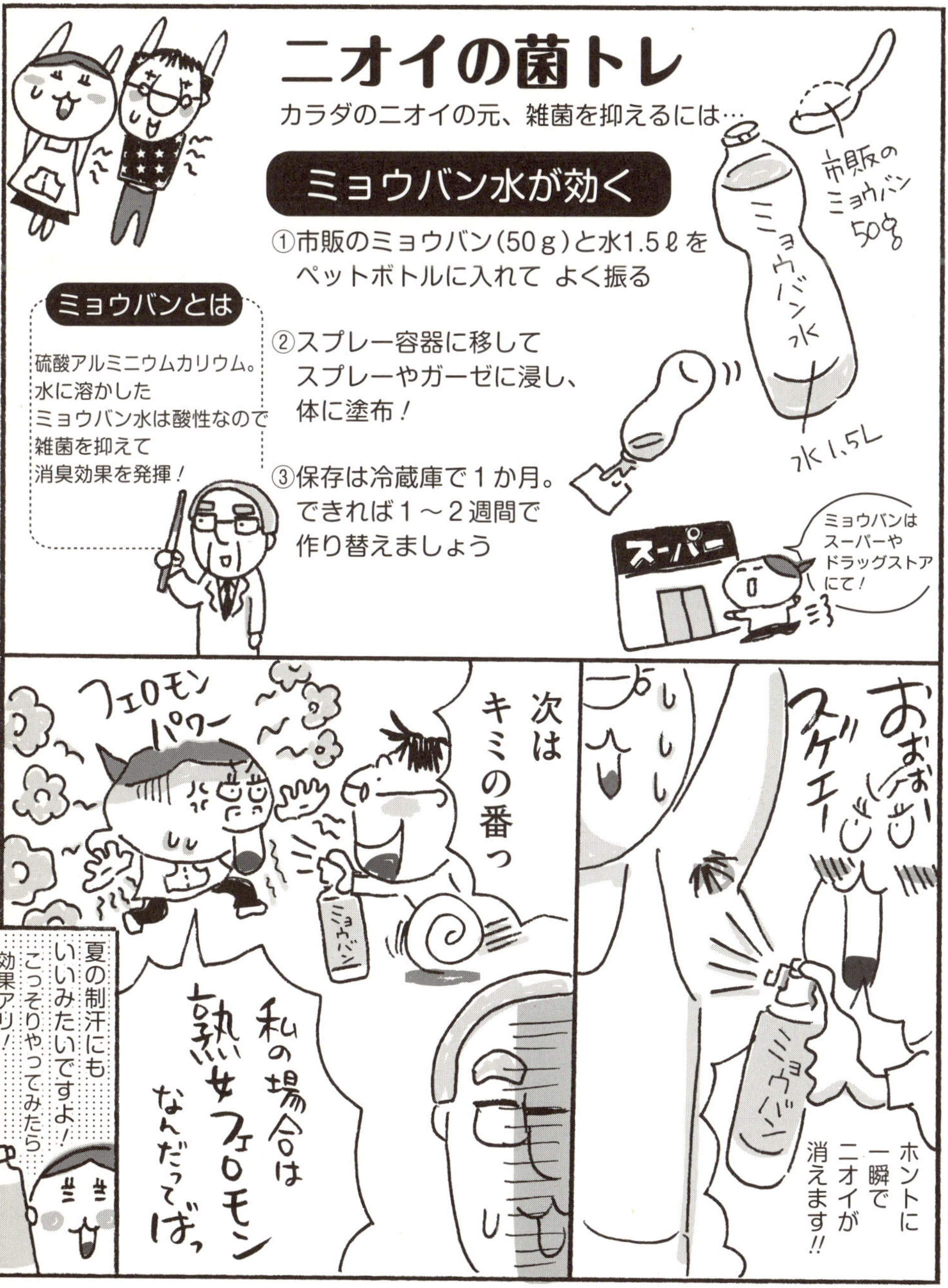
ニオイの菌トレ
カラダのニオイの元、雑菌を抑えるには…
ミョウバン水が効く
①市販のミョウバン（50ｇ）と水1.5ℓを
ペットボトルに入れて よく振る
②スプレー容器に移して
スプレーやガーゼに浸し、
体に塗布！
③保存は冷蔵庫で１か月。
できれば１～２週間で
作り替えましょう
ミョウバンとは
硫酸アルミニウムカリウム。
水に溶かした
ミョウバン水は酸性なので
雑菌を抑えて
消臭効果を発揮！
市販のミョウバン50g
ミョウバン水
水1.5L
スーパー
ミョウバンはスーパーやドラッグストアにて！
おおおー！
スゲェー
ミョウバン
ホントに一瞬でニオイが消えます!!
次はキミの番っ
フェロモンパワー
ミョウバン
私の場合は熟女フェロモンなんだってばっ
夏の制汗にもいいみたいですよ！こっそりやってみたら効果アリ！

KINTORE

菌トレ！ 心得 15

ニオイの元には菌がいる。まずは清潔、次にニオイ菌トレ

8章 おさらい

風邪予防には手洗い＋ガラガラうがい

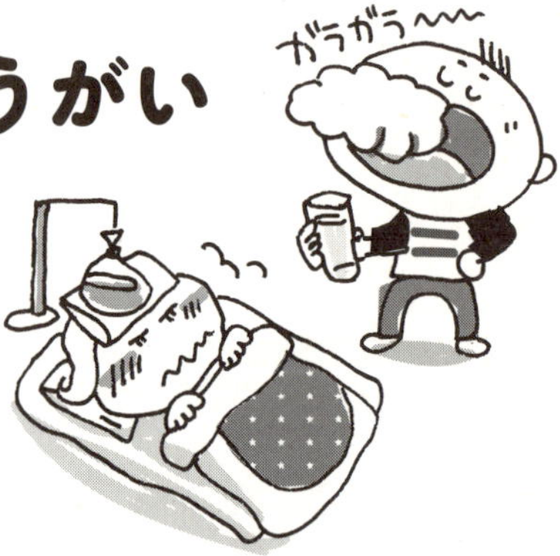
ガラガラ〜

風邪にかかったら
温かくしてよく眠る
のがイチバン！

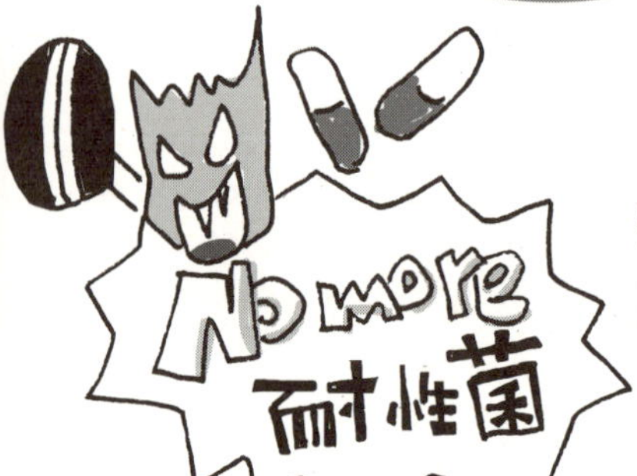
No more
耐性菌

抗生物質の服用は自分の判断で勝手にやめない

（医師の指示に従って用法用量を守ること）

MRSAに注意！

（メシチリン耐性黄色ブドウ球菌）

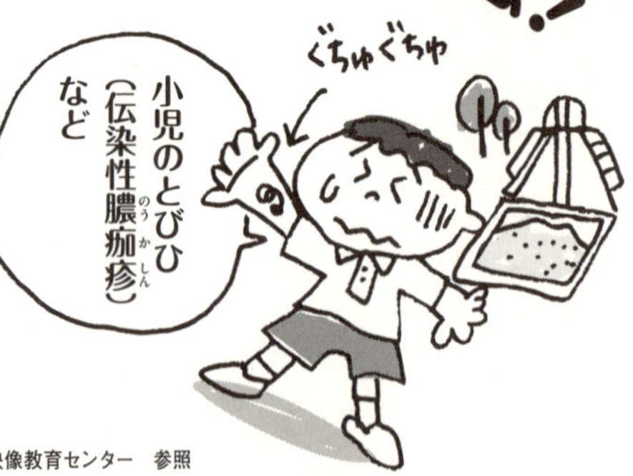
ぐちゅぐちゅ
小児のとびひ（伝染性膿痂疹）など

MRSAは市中感染も増えている

MRSAは病院内の患者に対する
日和見感染だけでなく、
街中で健常者も感染する
※市中感染型MRSA（CA-MRSA）も
出現している

※「目で見る微生物学」vol.5：細菌感染症　原案監修／舘田一博（株）医学映像教育センター　参照

汗の種類は２種類！

アポクリン腺とエクリン腺

	アポクリン腺	エクリン腺
発汗原因	興奮・緊張・ストレス	スポーツや肉体労働時 辛いものを食べたとき
分布場所	ワキの下など特定の場所 （121ページの図を参考に）	唇やまぶたを除く全身
特徴	毛穴の近くにあるので 脂肪分が含まれ、皮膚上の菌に 分解されるとニオイを発する 粘りのある汗	体温調整の役割 99％が水分で無臭 サラサラの汗

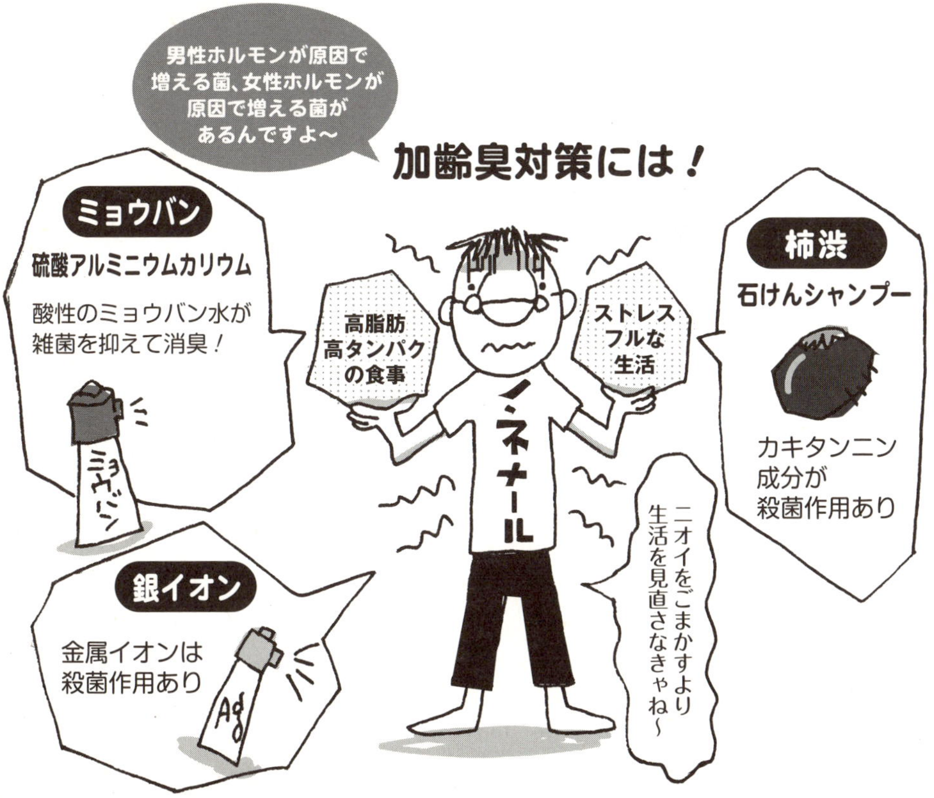
男性ホルモンが原因で増える菌、女性ホルモンが原因で増える菌があるんですよ～
加齢臭対策には！
ミョウバン
硫酸アルミニウムカリウム
酸性のミョウバン水が雑菌を抑えて消臭！
ミョウバン
高脂肪 高タンパクの食事
ストレスフルな生活
ノネナール
柿渋
石けんシャンプー
カキタンニン成分が殺菌作用あり
ニオイをごまかすより生活を見直さなきゃね～
銀イオン
金属イオンは殺菌作用あり
Ag

切り花を長持ちさせよう！

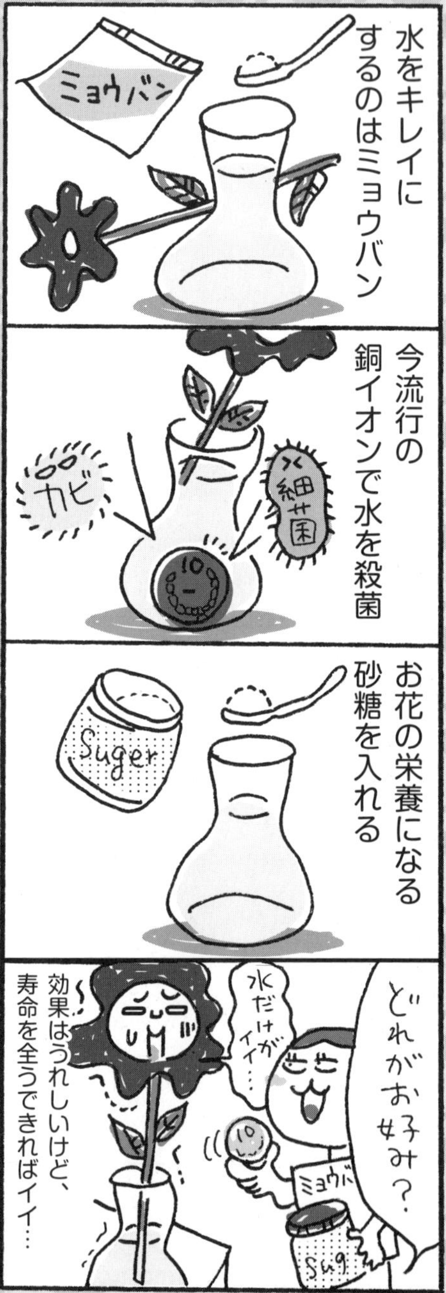
水をキレイにするのはミョウバン
ミョウバン
今流行の銅イオンで水を殺菌
カビ
細菌
10
お花の栄養になる砂糖を入れる
Suger
どれがお好み？
水だけがイイ…
効果はうれしいけど、寿命を全うできればイイ…
ミョウバ
Sug

〔第９章〕

子育て編

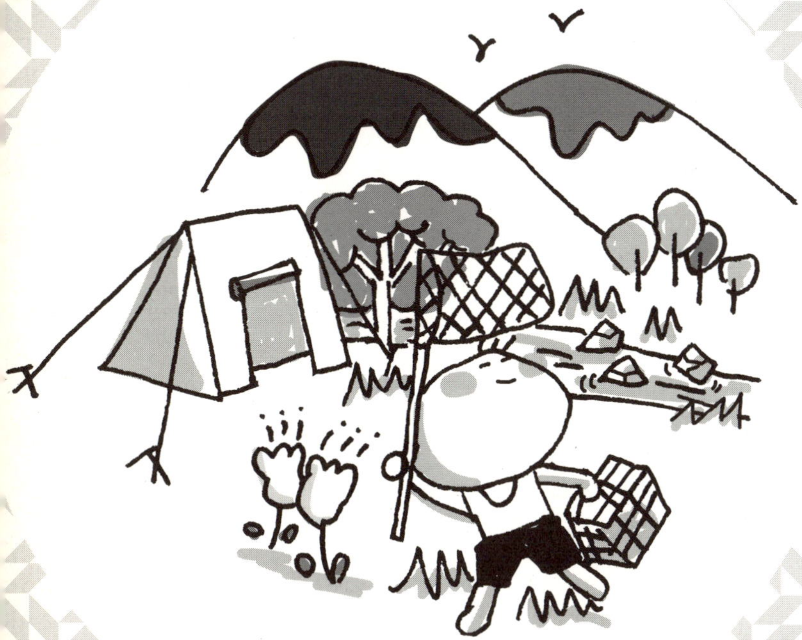

第9章 その1

母と子の、切っても切れない関係

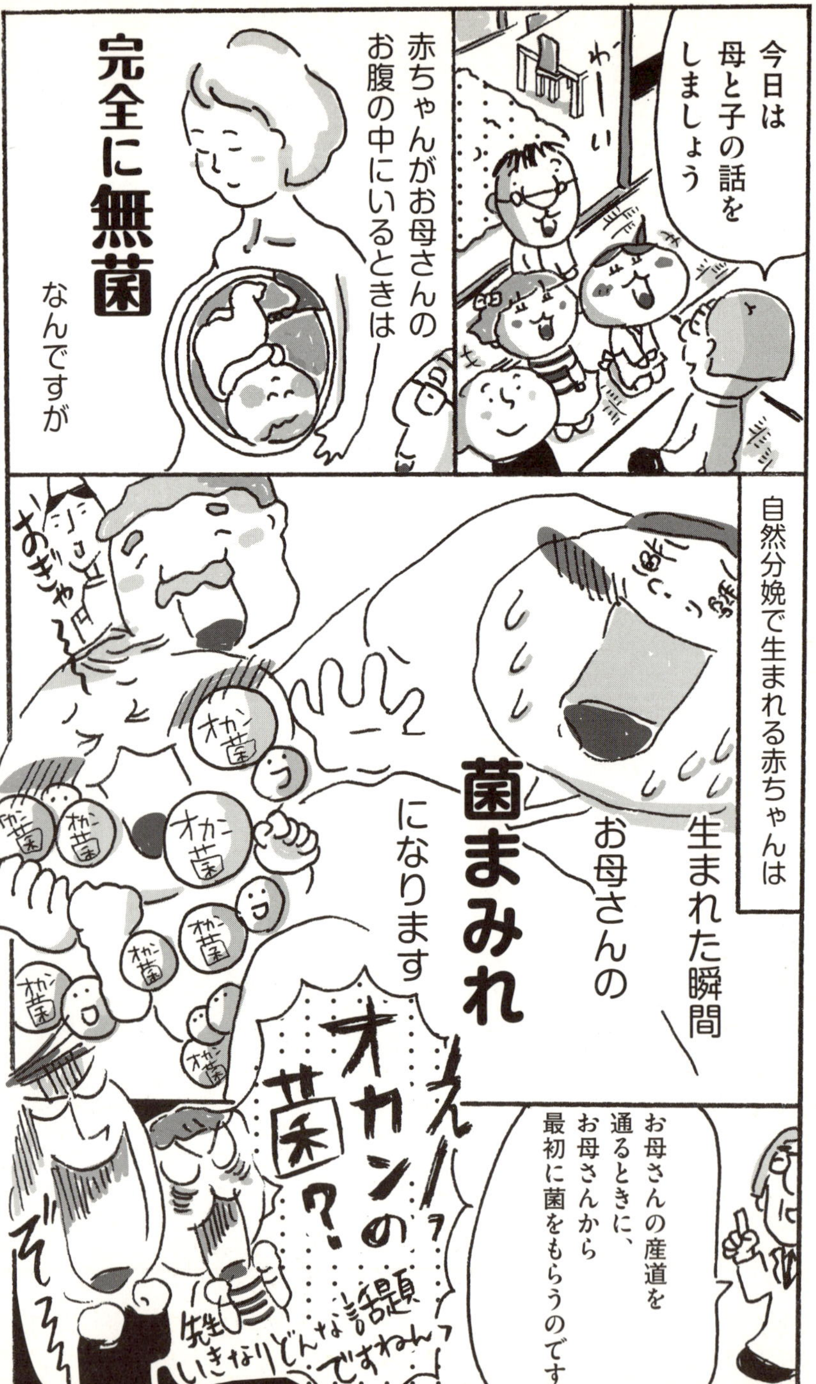

今日は母と子の話をしましょう
わーい
赤ちゃんがお母さんのお腹の中にいるときは
完全に無菌
なんですが
自然分娩で生まれる赤ちゃんは
生まれた瞬間
お母さんの
菌まみれ
になります
おぎゃ〜
オカン菌
お母さんの産道を通るときに、
お母さんから
最初に菌をもらうのです
オカンの菌?!
えーっ
先生いきなりどんな話題ですねん

KINTORE

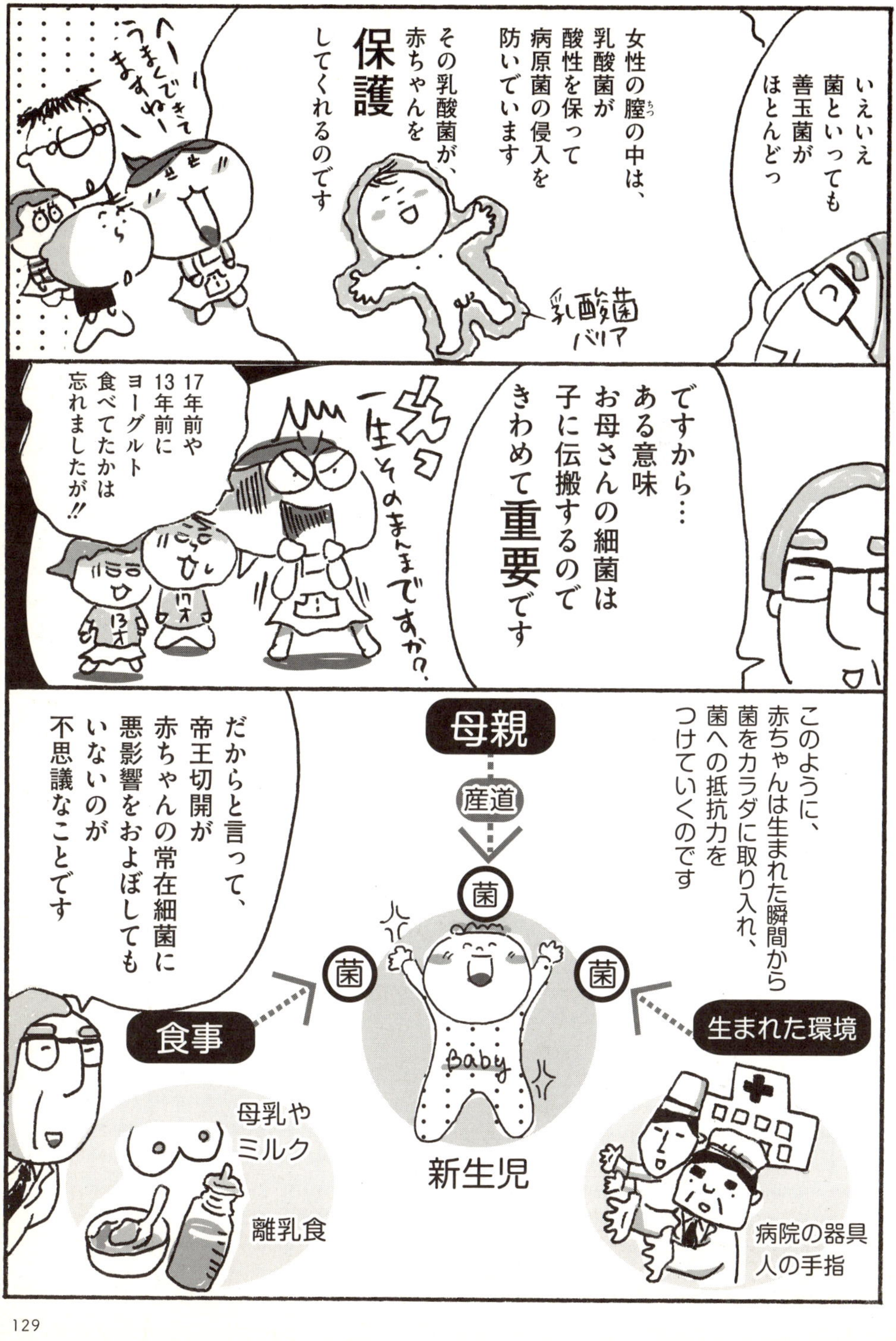
いえいいえ 菌といっても 善玉菌が ほとんどっ
女性の膣の中は、乳酸菌が 酸性を保って 病原菌の侵入を 防いでいます
その乳酸菌が、赤ちゃんを
保護
してくれるのです
へーうまくできてますねー
乳酸菌バリア
ですから… ある意味 お母さんの細菌は 子に伝搬するので きわめて重要です
え 一生そのまんまですか⁉
17年前や 13年前に ヨーグルト 食べてたかは 忘れましたが‼
17才
13才
このように、赤ちゃんは生まれた瞬間から 菌をカラダに取り入れ、菌への抵抗力を つけていくのです
母親
産道
菌
菌
菌
生まれた環境
食事
新生児
Baby
母乳や ミルク
離乳食
病院の器具 人の手指
だからと言って、帝王切開が 赤ちゃんの常在細菌に 悪影響をおよぼしても いないのが 不思議なことです

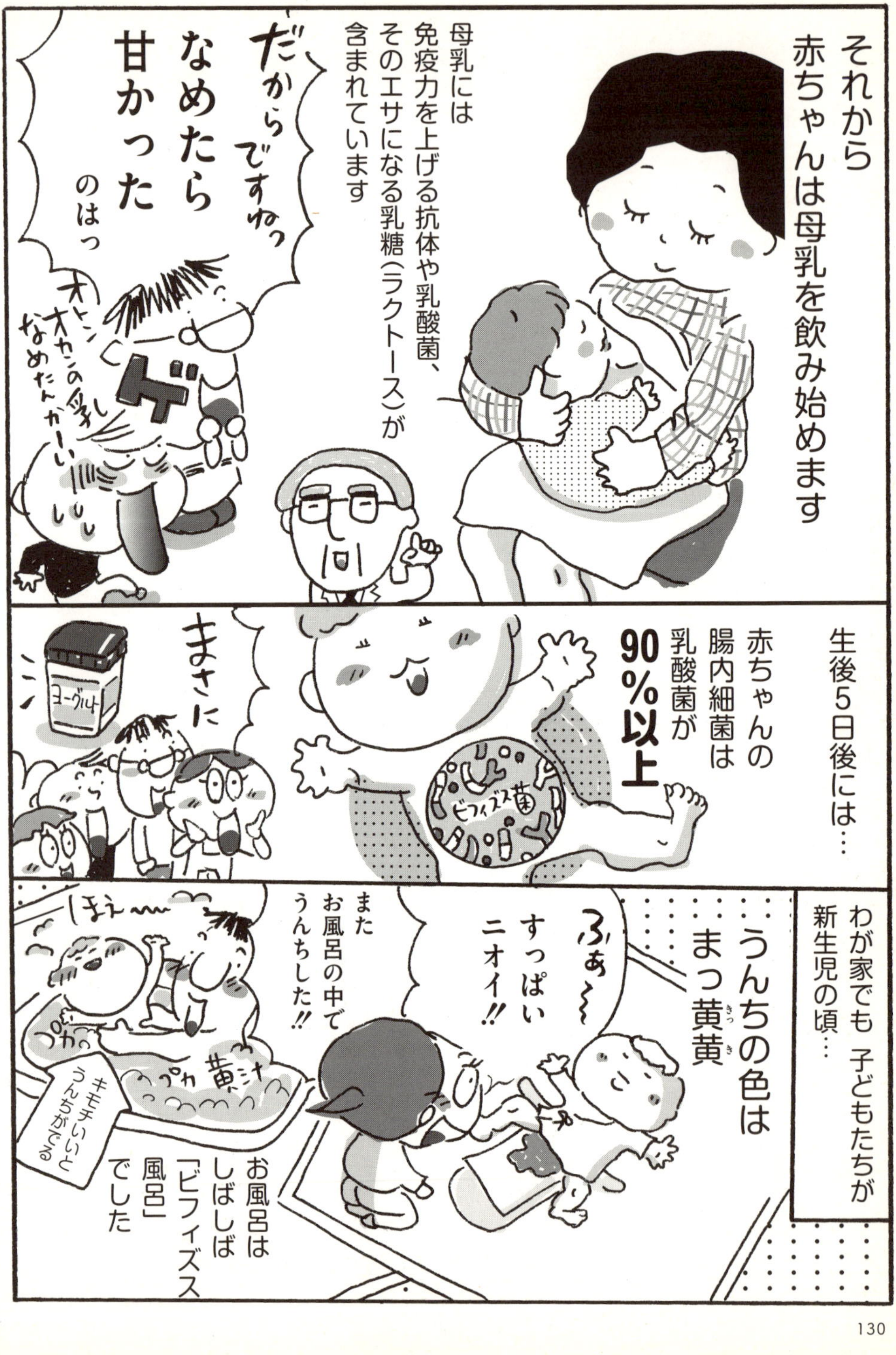
それから
赤ちゃんは母乳を飲み始めます
母乳には
免疫力を上げる抗体や乳酸菌、
そのエサになる乳糖（ラクトース）が
含まれています
だからですねっ
なめたら
甘かった
のはっ
ゲ
オトン
オカンの乳
なめたんかーい
生後5日後には…
赤ちゃんの
腸内細菌は
乳酸菌が
90％以上
ビフィズス菌
まさに
ヨーグルト
わが家でも 子どもたちが
新生児の頃…
うんちの色は
まっ黄黄（きっき）
ふぁ～
すっぱい
ニオイ!!
また
お風呂の中で
うんちした!!
ほえ～
プカッ
プカ
黄汁
キモチいいと
うんちがでる
お風呂は
しばしば
「ビフィズス
風呂」
でした

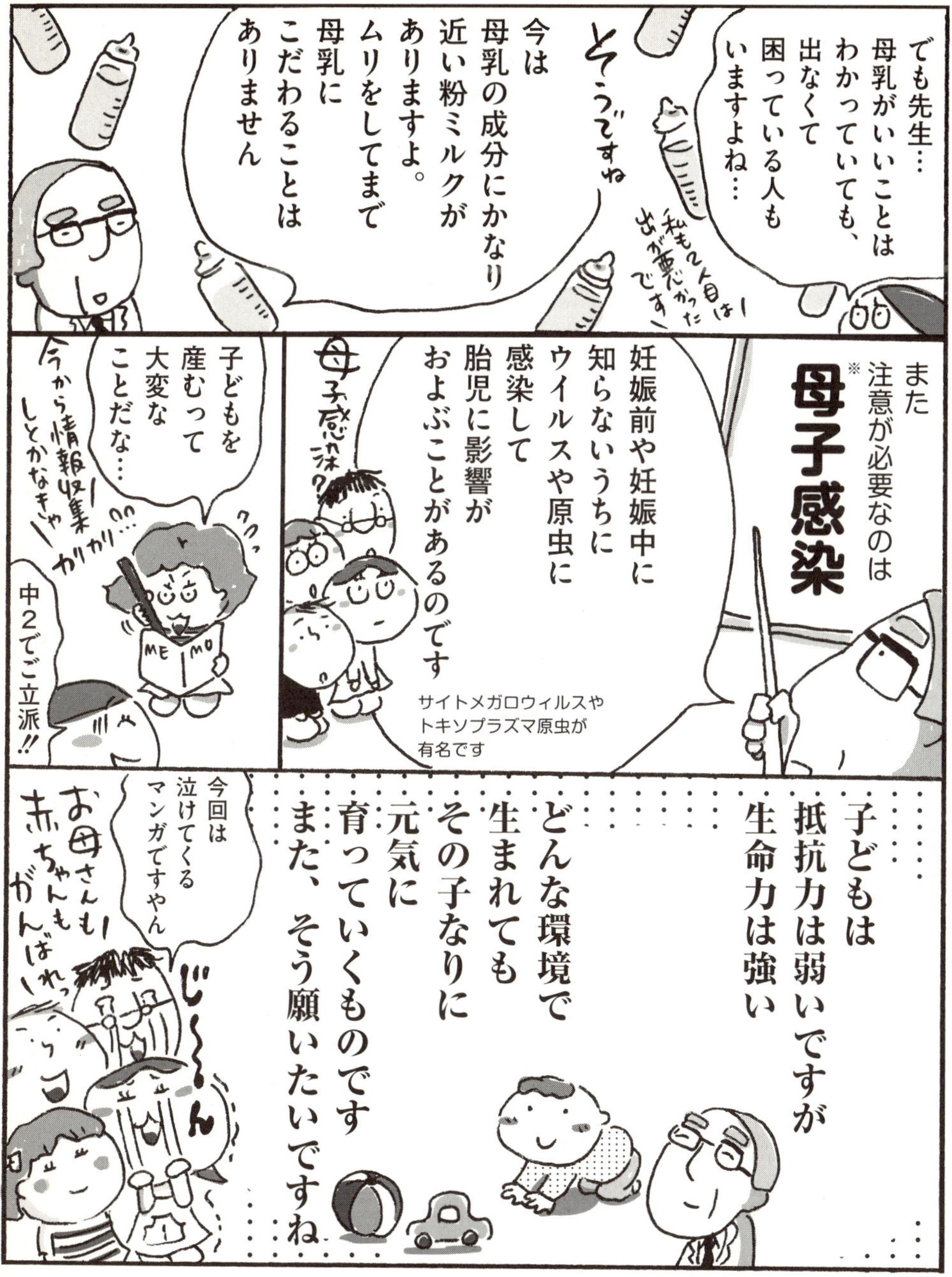
でも先生…母乳がいいことはわかっていても、出なくて困っている人もいますよね…
私も2人目は出が悪かったです!
そうですね
今は母乳の成分にかなり近い粉ミルクがありますよ。ムリをしてまで母乳にこだわることはありません
また注意が必要なのは※母子感染
妊娠前や妊娠中に知らないうちにウイルスや原虫に感染して胎児に影響がおよぶことがあるのです
母子感染?
サイトメガロウィルスやトキソプラズマ原虫が有名です
子どもを産むって大変なことだな…
今から情報収集しとかなきゃ!
カリカリ…
MEMO
中2でご立派!!
子どもは抵抗力は弱いですが生命力は強い
どんな環境で生まれてもその子なりに元気に育っていくものです
また、そう願いたいですね
今回は泣けてくるマンガですやん
お母さんも赤ちゃんもがんばれっ!
じ〜〜ん

※詳しくはおさらいへ

KINTORE 菌トレ! 心得16

ヒトは菌と共に生まれ、菌と共に育つ

白ヤギさんとシロアリさんが、紙や木を食べられる理由

今日から菌ハカセ!

ヤギは紙を食べられますが人間は食べられません。
それは、ヤギなどの草食動物は、胃や腸にいる細菌によって
食物繊維を効果的に分解できるため。
ヒトは、腸内細菌がセルロースなどの食物繊維を
うまく分解できないため、
消化できない食物繊維がうんちとして排出されるのです。

ところで、そのセルロース分解酵素を持っていることで
知られている生物が、シロアリ。
マイホームの木材を食い散らかすので嫌われ者ですが、
じつはこのシロアリ、木を消化しているのは
シロアリ自身ではなく、お腹にすんでいる
微生物の力を借りているというから驚き！
シロアリが食べた木材を、お腹の中でせっせと
分解してくれているのは、
トリコニンファなどの原生生物。
シロアリと腸内微生物が協力して、セルロースを分解しているのですね。

最近では、トリコニンファなどの原生生物の
その細胞の中だけに棲息する細菌の研究が進んでいます。
腸内細菌が木材をエネルギーに変えるメカニズムが
解明されつつあり、資源利用として期待されているようです。

シロアリの中のトリコニンファ、その中にいる腸内細菌…
まるで腸内マトリョーシカ。
ちなみに、シロアリはアリの仲間ではなくて
ゴキブリの仲間なんですって。これまた驚き！です

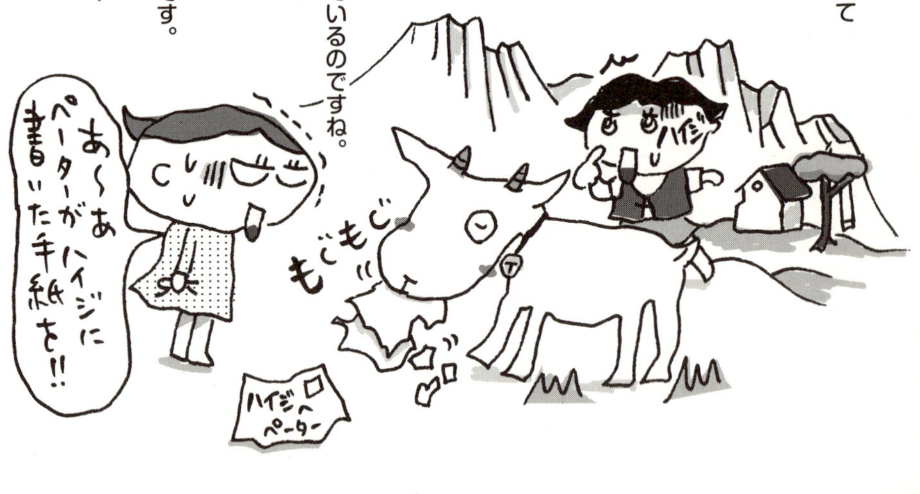
あ〜あ
ペーターがハイジに書いた手紙を!!
もごもご
ハイジへ
ペーター

シロアリさんのお腹の中のヒミツ

**シロアリのお腹の中に寄生している
トリコニンファなどの原生生物の姿はこれだ！**

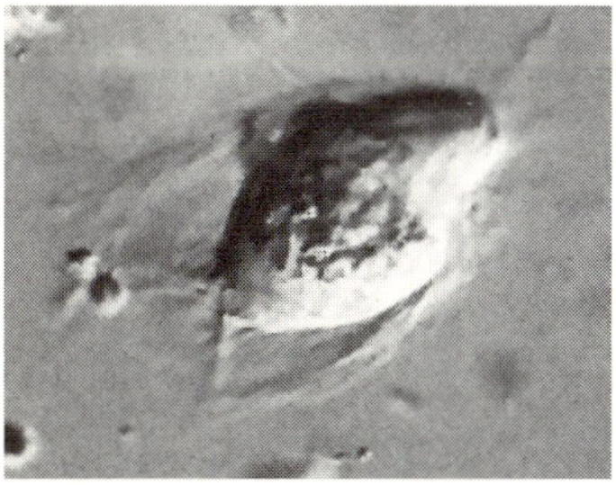

トリコニンファ

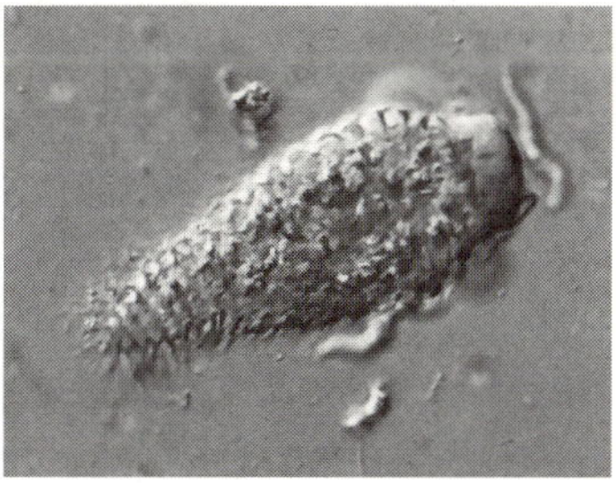

テラニンファ

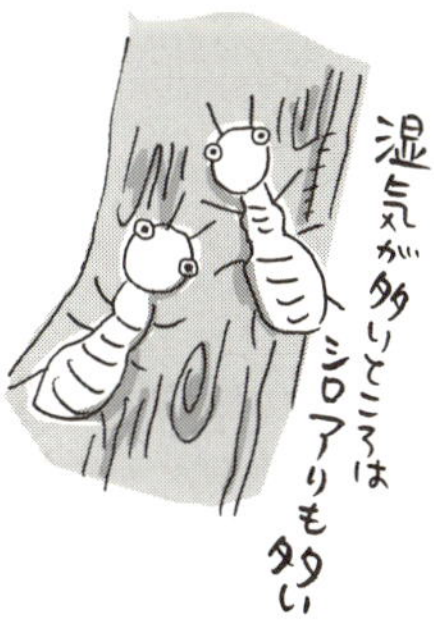
湿気が多いところは
シロアリも多い

写真提供：神戸大学　早川昌志氏

山のトイレも進化している！

富士山が世界遺産に登録されましたね。最近は「登山ブーム」で、老若男女問わず、登山を楽しむ人が増えました。登山をする上で一番大切なことは、山を汚さないこと。標高の高い山は低温のため微生物の活性が低く、屎尿が分解されにくいのです。自然の自浄作用が追いつかないため、トイレ問題は切実です。ただ、最近は微生物の力を利用したバイオトイレが導入されつつあり、注目されているとか。バイオトイレは、おがくずと一緒に微生物が屎尿を分解。水もいらない、臭いも出ない画期的なエコロジートイレだそうです！　ひと昔前は、山小屋からの屎尿の垂れ流しが川を汚染していたそうですがバイオトイレがあれば渓流の水質も守られます。山を愛するからこそ、山を汚さないトイレマナーにも配慮が必要ですね。

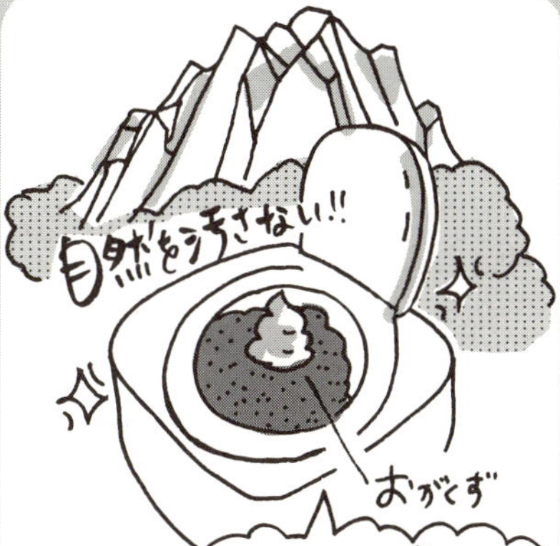
自然を汚さない!!
おがくず
トイレットペーパーも
分解してくれる!!

第9章 その2
子どもは自然の中で

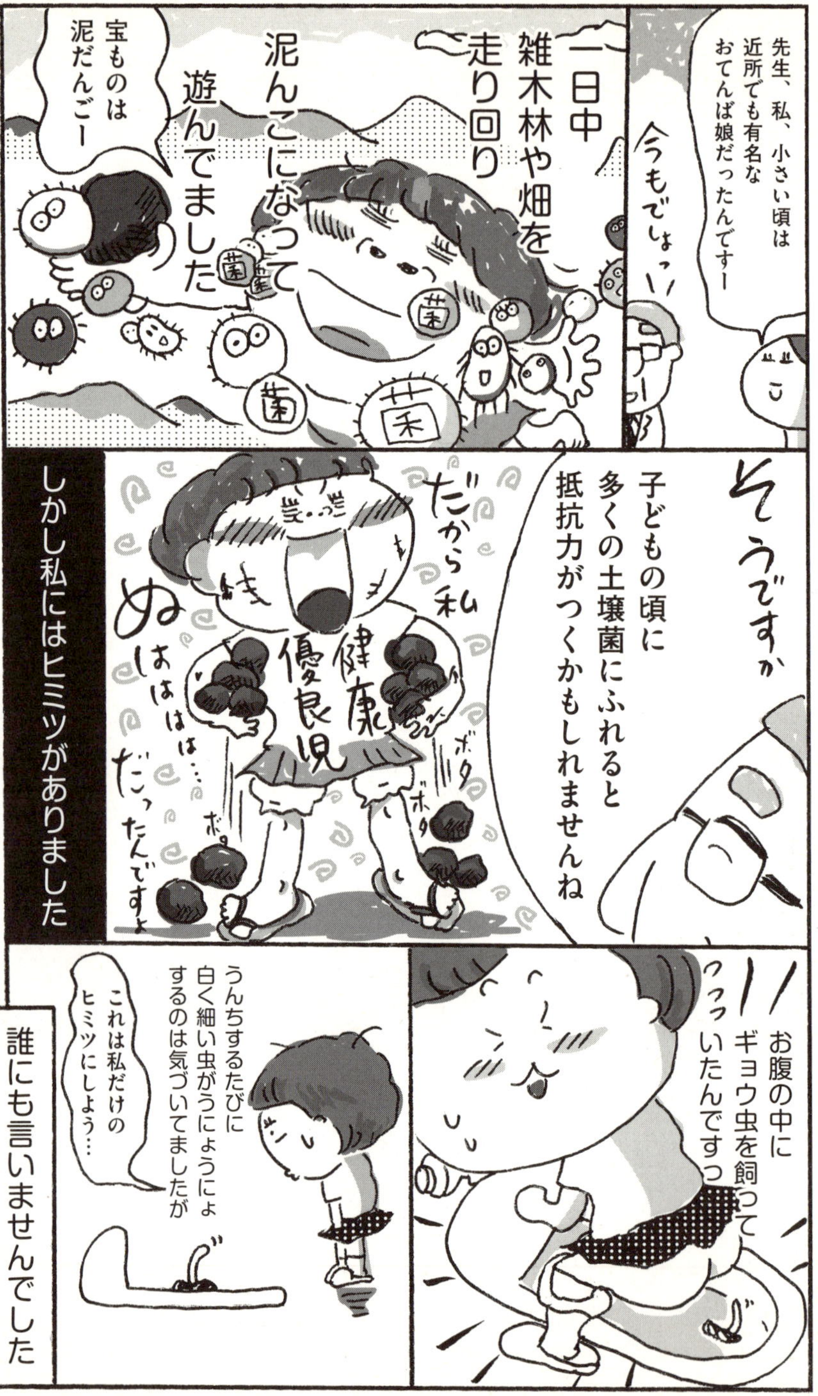
先生、私、小さい頃は近所でも有名なおてんば娘だったんですー
今もでしょっ
一日中雑木林や畑を走り回り泥んこになって遊んでました
宝ものは泥だんごー
菌
そうですか
子どもの頃に多くの土壌菌にふれると抵抗力がつくかもしれませんね
だから私健康優良児
ぬはははは…
だったんですよ
ボタ ボタ ボタ
しかし私にはヒミツがありました
お腹の中にギョウ虫を飼っていたんですっ
ウフフ
うんちするたびに白く細い虫がうにょうにょするのは気づいてましたが
これは私だけのヒミツにしよう…
誰にも言いませんでした

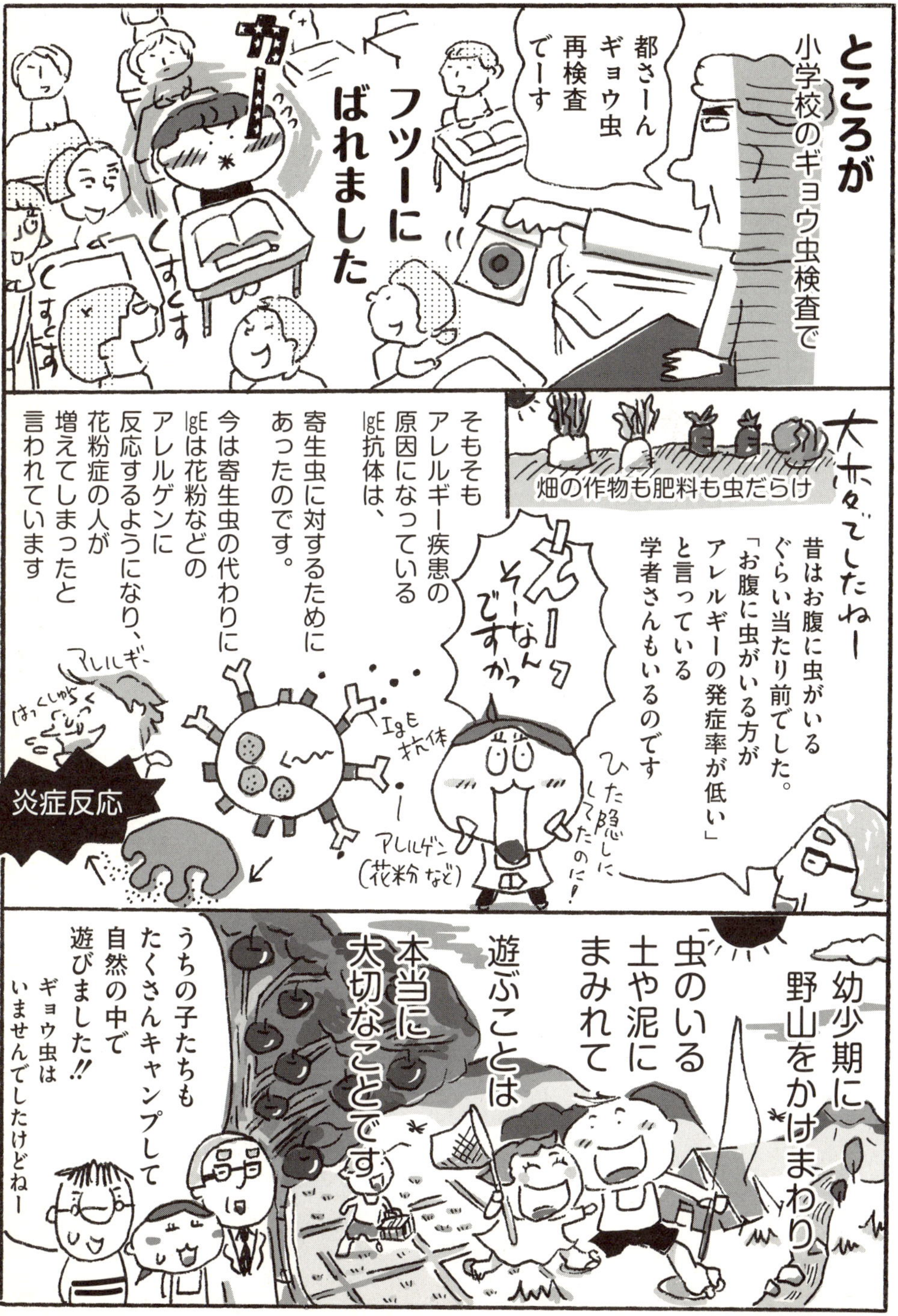
ところが
小学校のギョウ虫検査で
都さーん
ギョウ虫
再検査
でーす
フツーに
ばれました
カー
くすくす
くすくす
くすくす
大変でしたねー
畑の作物も肥料も虫だらけ
昔はお腹に虫がいる
ぐらい当たり前でした。
「お腹に虫がいる方が
アレルギーの発症率が低い」
と言っている
学者さんもいるのです
えーそーなんですかっ
ひた隠しにしてたのに!
そもそも
アレルギー疾患の
原因になっている
IgE抗体は、
寄生虫に対するために
あったのです。
今は寄生虫の代わりに
IgEは花粉などの
アレルゲンに
反応するようになり、
花粉症の人が
増えてしまったと
言われています
IgE抗体
アレルゲン
(花粉など)
アレルギー
炎症反応
幼少期に
野山をかけまわり
虫のいる
土や泥に
まみれて
遊ぶことは
本当に
大切なことです
うちの子たちも
たくさんキャンプして
自然の中で
遊びました!!
ギョウ虫は
いませんでしたけどねー

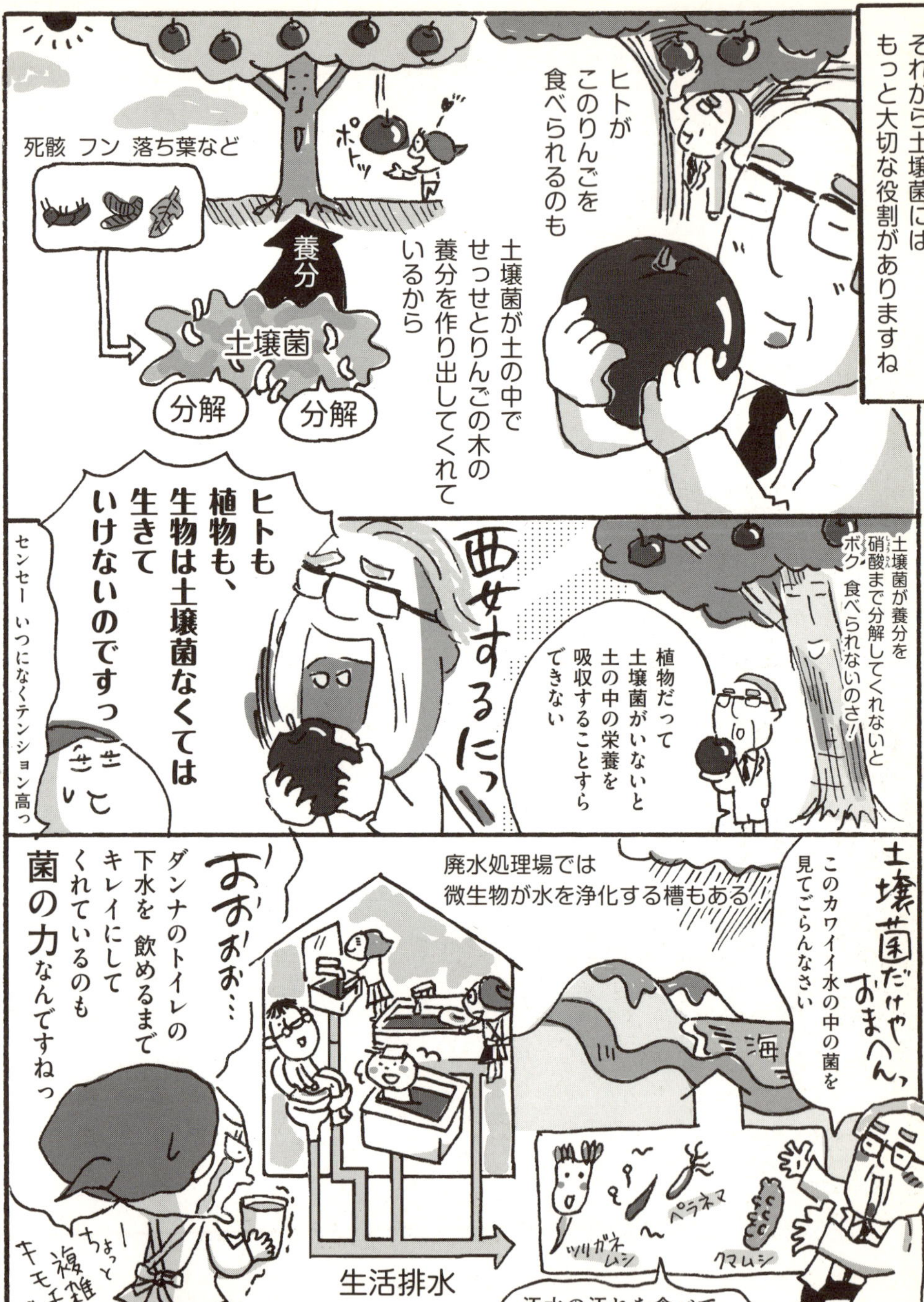

それから土壌菌にはもっと大切な役割がありますすね
ヒトがこのりんごを食べられるのも
土壌菌が土の中でせっせとりんごの木の養分を作り出してくれているから
ポトッ
死骸 フン 落ち葉など
養分
土壌菌
分解
分解
土壌菌が養分を硝酸まで分解してくれないとボク 食べられないのさ!
植物だって土壌菌がいないと土の中の栄養を吸収することすらできない
西女するにっ
ヒトも植物も、生物は土壌菌なくては生きていけないのですっ
センセー いつになくテンション高っ
廃水処理場では微生物が水を浄化する槽もある
土壌菌だけやおまへんっ
このカワイイ水の中の菌を見てごらんなさい
海
ツリガネムシ
ペラネマ
クマムシ
汚水の汚れを食べて水を浄化してくれる菌
生活排水
おおおお…
ダンナのトイレの下水を 飲めるまでキレイにしてくれているのも
菌の力なんですねっ
ちょっと複雑なキモチですがっ

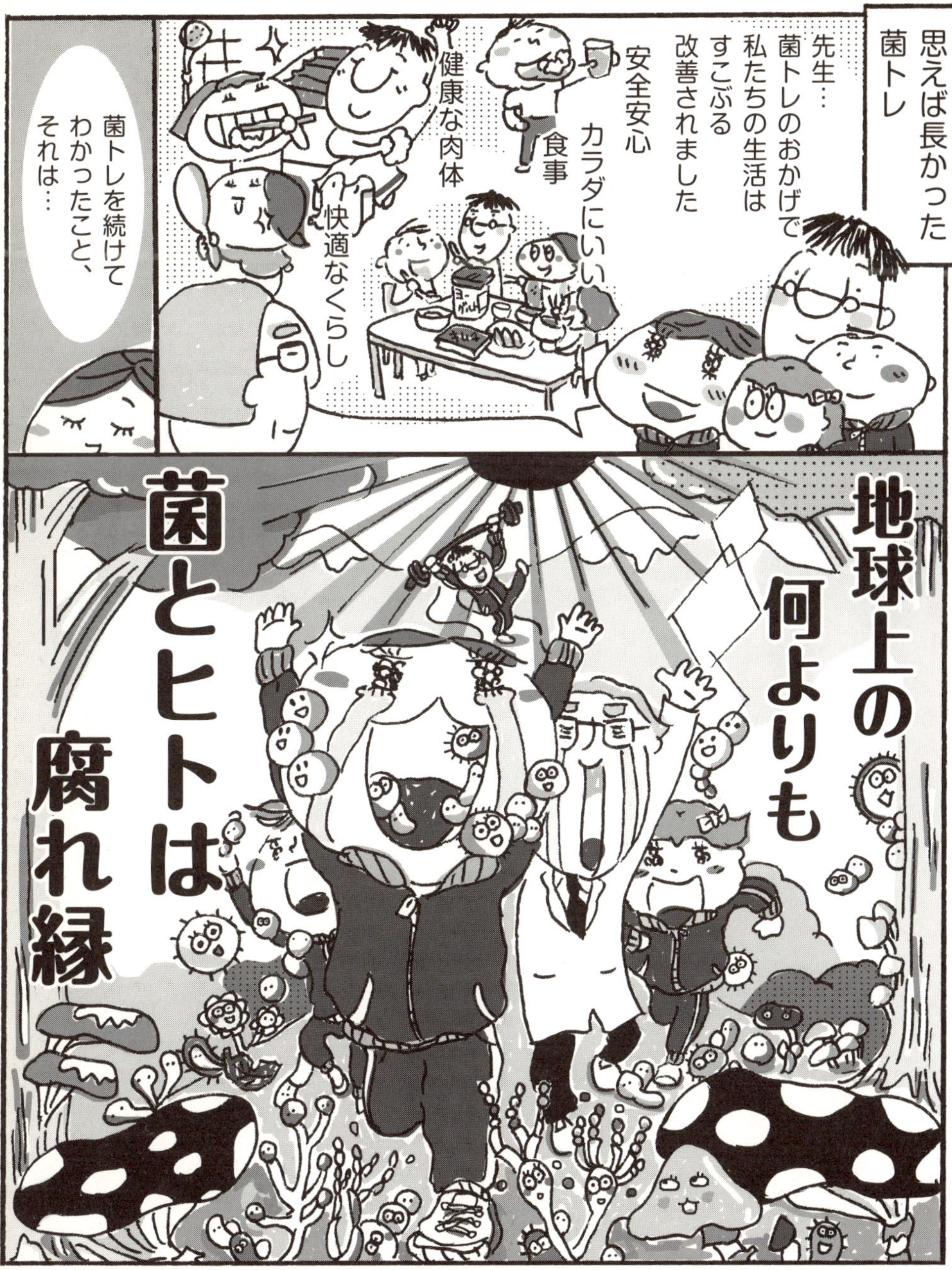
思えば長かった
菌トレ
先生…
菌トレのおかげで
私たちの生活は
すこぶる
改善されました
安全安心
カラダにいい
食事
健康な肉体
快適なくらし
菌トレを続けて
わかったこと、
それは…
地球上の
何よりも
菌とヒトは
腐れ縁

KINTORE

菌トレ! 心得17 菌トレは続くよ、どこまでも!

9章 おさらい

妊娠中の母子感染症に注意！

妊娠中にウイルスや細菌などの微生物に感染すると、生まれてくる赤ちゃんに影響する感染症があります。これらの感染症は「TORCH症候群」とも呼ばれていて、感染症の頭文字が並べられてつくられています。

TORCH症候群

- **T** Toxoplasmosis（トキソプラズマ症）
- **O** Other（その他：梅毒、B型肝炎ウイルス、コクサッキーウイルス、EBウイルス、水痘・帯状疱疹ウイルスなど）
- **R** Rubella（風疹）
- **C** Cytomegalovirus（サイトメガロウイルス）
- **H** Herpes simplex virus（単純ヘルペスウイルス）

母子感染症　予防対策！

1：妊娠前に予防接種を受けましょう！
できるだけ妊娠前に家族、本人が予防接種を受けるようにしましょう。

2：石けんで手を洗いましょう！
手洗いは感染予防に有効です！食事の前、調理時に生肉を扱うとき、ガーデニングの時、ペットの糞の処理の後など

3：体液に注意！
尿、唾液、体液、兄姉のお子さんのオムツなどから感染することも

4：しっかり加熱したものを食べましょう！
十分加熱されていない生肉だけでなく、生ハム、サラミ、加熱していないチーズなども感染源になることがあるのでひかえましょう。

5：人ごみは避け、外出時はマスクを
インフルエンザや風疹は、飛沫感染します。
熱や発疹のある人に近づかないようにしましょう。

予防を心がけて
赤ちゃんを
感染症から守りましょう！

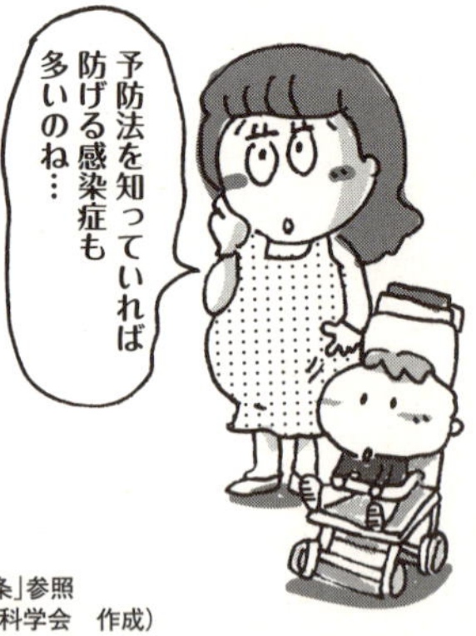
予防法を知っていれば
防げる感染症も
多いのね…

「お母さんと赤ちゃんの感染予防対策五か条」参照
（日本周産期・新生児医学会／日本産科婦人科学会　作成）

もっと知りたいかたは…

【トーチの会】先天性トキソプラズマ＆サイトメガロウイルス感染症患者会
http://toxo-cmv.org/index.html

ヒトと菌、そしてすべての生物は生態系でつながっている

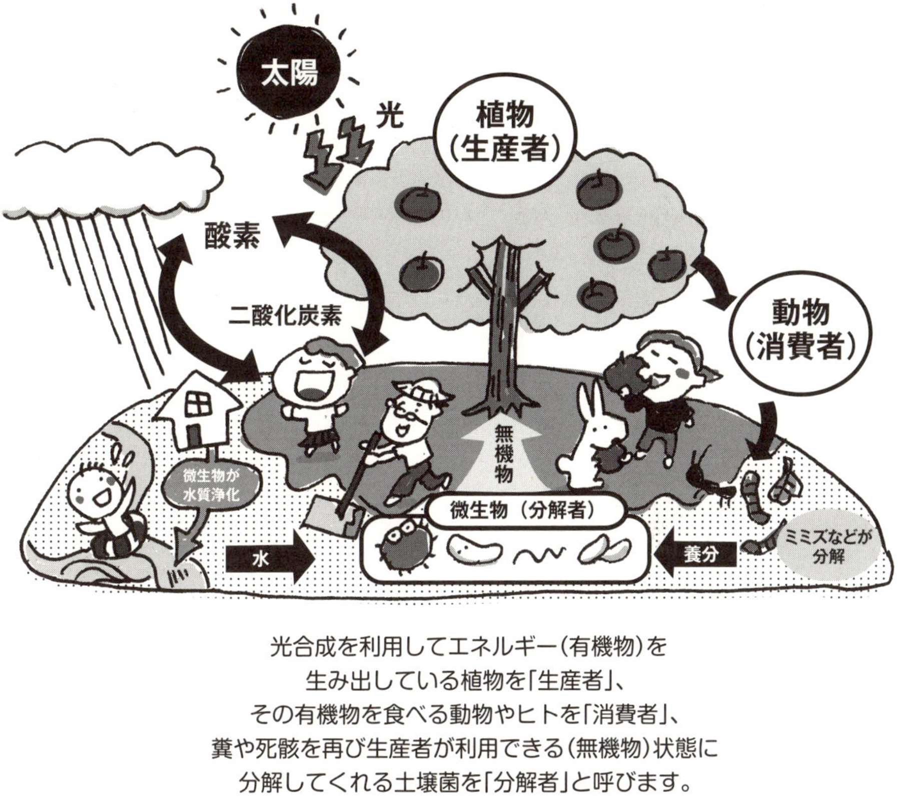
太陽
光
植物
(生産者)
酸素
二酸化炭素
動物
(消費者)
無機物
微生物が
水質浄化
微生物（分解者）
水
養分
ミミズなどが
分解

光合成を利用してエネルギー(有機物)を
生み出している植物を「生産者」、
その有機物を食べる動物やヒトを「消費者」、
糞や死骸を再び生産者が利用できる(無機物)状態に
分解してくれる土壌菌を「分解者」と呼びます。

**自然界のあらゆる生物は
「生産者」、「消費者」、「分解者」の輪の中で
エネルギーを循環させ
生態系でつながって生きているのです♬**

家での菌トレ総ざらいMAP

気をつけるべきポイントを、一目でチェック!!

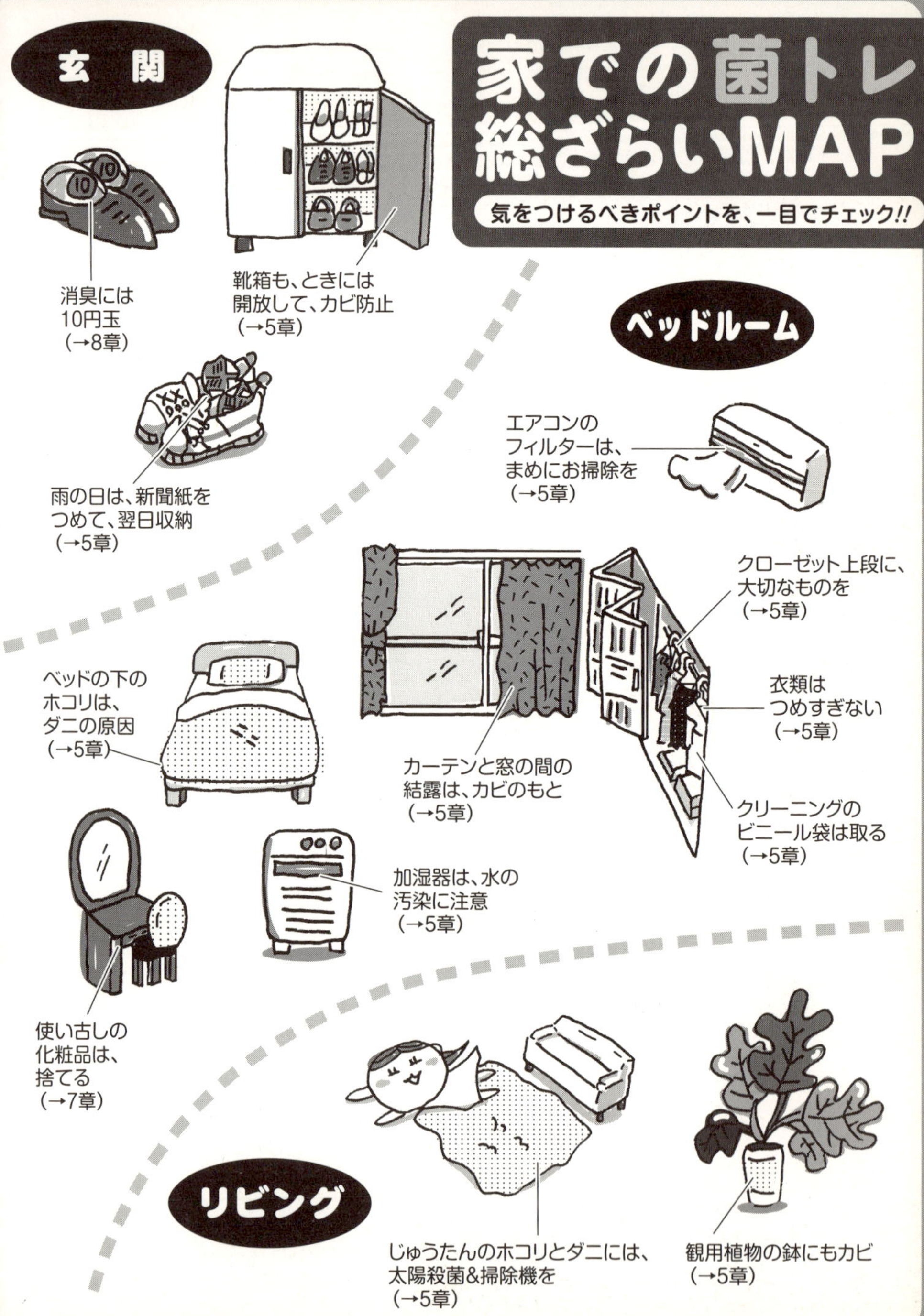
玄関
消臭には10円玉（→8章）
靴箱も、ときには開放して、カビ防止（→5章）
雨の日は、新聞紙をつめて、翌日収納（→5章）
ベッドルーム
エアコンのフィルターは、まめにお掃除を（→5章）
クローゼット上段に、大切なものを（→5章）
衣類はつめすぎない（→5章）
クリーニングのビニール袋は取る（→5章）
カーテンと窓の間の結露は、カビのもと（→5章）
ベッドの下のホコリは、ダニの原因（→5章）
加湿器は、水の汚染に注意（→5章）
使い古しの化粧品は、捨てる（→7章）
リビング
じゅうたんのホコリとダニには、太陽殺菌&掃除機を（→5章）
観用植物の鉢にもカビ（→5章）

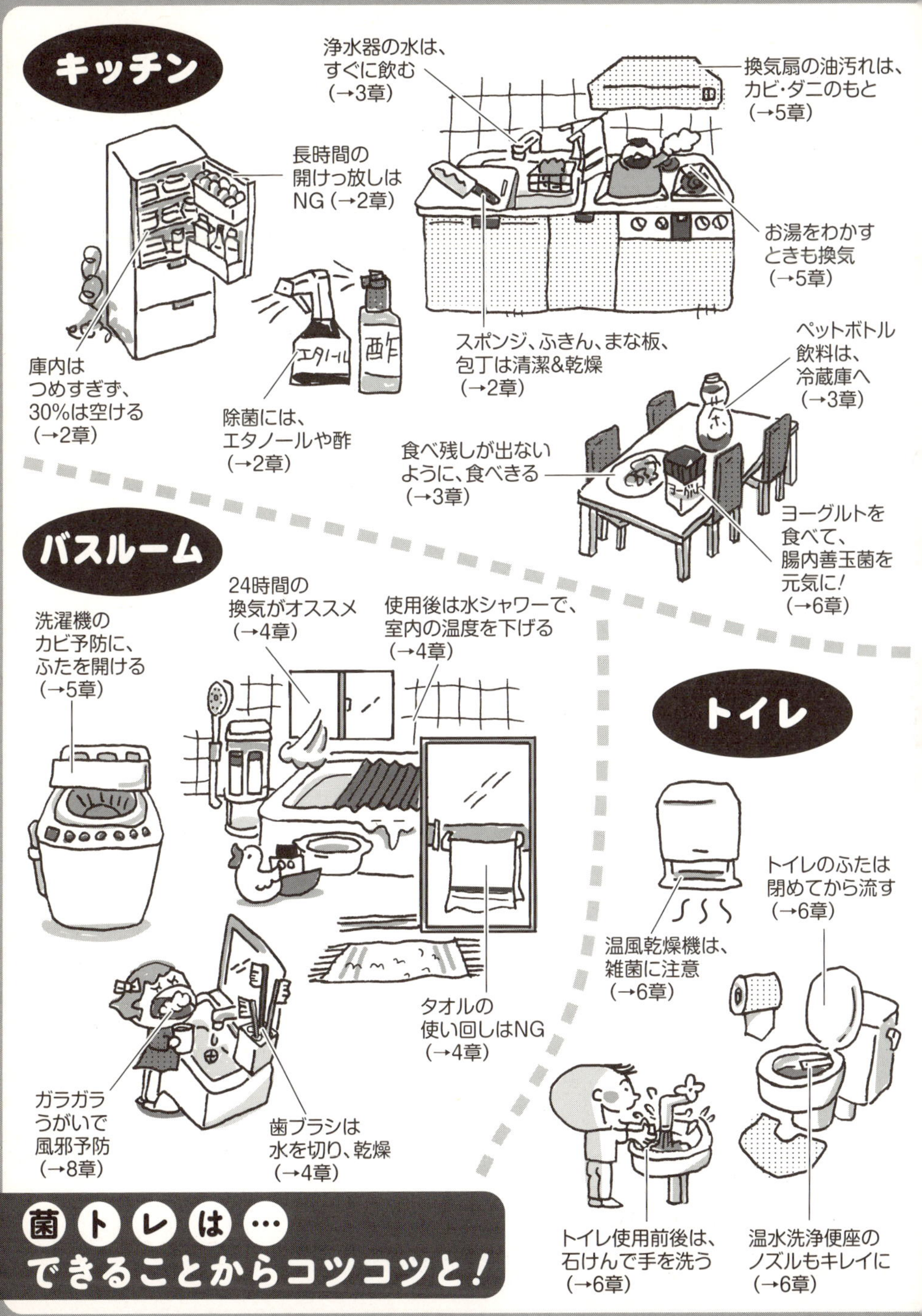
キッチン
浄水器の水は、すぐに飲む（→3章）
換気扇の油汚れは、カビ・ダニのもと（→5章）
長時間の開けっ放しはNG（→2章）
お湯をわかすときも換気（→5章）
庫内はつめすぎず、30%は空ける（→2章）
エタノール
酢
除菌には、エタノールや酢（→2章）
スポンジ、ふきん、まな板、包丁は清潔&乾燥（→2章）
ペットボトル飲料は、冷蔵庫へ（→3章）
食べ残しが出ないように、食べきる（→3章）
ヨーグルト
ヨーグルトを食べて、腸内善玉菌を元気に!（→6章）
バスルーム
24時間の換気がオススメ（→4章）
使用後は水シャワーで、室内の温度を下げる（→4章）
洗濯機のカビ予防に、ふたを開ける（→5章）
タオルの使い回しはNG（→4章）
ガラガラうがいで風邪予防（→8章）
歯ブラシは水を切り、乾燥（→4章）
トイレ
トイレのふたは閉めてから流す（→6章）
温風乾燥機は、雑菌に注意（→6章）
トイレ使用前後は、石けんで手を洗う（→6章）
温水洗浄便座のノズルもキレイに（→6章）
菌トレは…
できることからコツコツと!

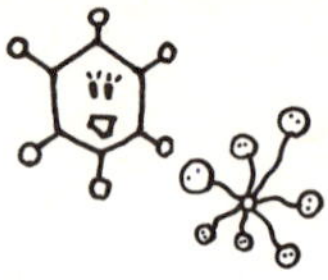

[おわりに]

「こんな大事なこと、40歳になるまで誰にも教えてもらえなかった!」
40歳で再び大学に入学して受けた、木曜1限「基礎微生物学」の授業。
佐伯先生が熱く語る、その「菌」の世界は、
私を一瞬のうちに、菌のトリコにしました。

私は思いました。
「これは、みんなにも教えてあげたい!!」

科学好きの人のための本なら
書店の専門書の棚に行けばある。
でも、私がこの「微生物学」分野を
もっと知って欲しいと思ったのは
科学も、生物も、菌も、よくわからんけど、
毎日、懸命に家事と格闘している主婦や、
一人暮らしのサラリーマンや、一般の人たち。

おかげ様で「菌トレ」本、大学在学着想時から
足かけ2年、合間しばし夏休みをはさみつつ、ようやく完成致しました。

出版を後押ししてくださった小学館マーケティング局・塩谷雅彦さん。
『小学二年生』編集長・後藤千鶴子さん(現『おひさま』)、ならびに編集・竹井怜さんの原稿に対する的確なご指摘と、きめ細かな構成のおかげで、わかりやすくて、ためになる菌トレ本ができあがりました。
装丁家・新上ヒロシさんにはブックデザインを手がけて頂きました。プロ魂による「抗菌加工」風の装丁のおかげで、「菌トレ」本がキラキラ輝く一冊になりました。
私の体中の菌を総動員して、熱くお礼申し上げます!

そして何よりも、佐伯准教授との「菌」問答の時間がとても楽しかったです。
資料のデータに疑問を感じると、真偽を確認すべく論文を探してくださった先生。マンガの中で勝手に「お茶目キャラ化」しても黙認してくださったこと、心より感謝しています！　ご多忙な中の監修ご協力、本当にありがとうございました。

また、写真のご提供、原生生物に関するご助言では早川昌志氏、京都大学ウイルス研究所の一瀬大志氏。
歯科医師の西原承一氏、美容研究家の中野みゆき氏、バイオトイレに関しては栗原紀之氏にも快く取材協力を頂きました。この場をお借りしてお礼申し上げます。

ものごとは…いい面と悪い面が表裏一体です。両者の陰陽がバランスをとりながら存在しています。
菌の世界も同じ。人間に悪さする菌を「悪玉菌」だと決めつけているのは人間であって、菌は環境条件に従ってただ「あるがまま」に存在しているだけのこと。今回、「菌トレ」の執筆を通じて、この世の事物の成り立ちまで、しばし思いを巡らせた次第です。

最後になりましたが、この本を手に取ってくださった皆様と
くるおしく、いとおしい菌たちに一番の感謝の気持ちを捧げます。
「菌トレ」実践で、アナタの生活が
より快適で、心地良いものになりますように！

２０１３年７月24日　都あきこ

おにぎりの味はおふくろの味

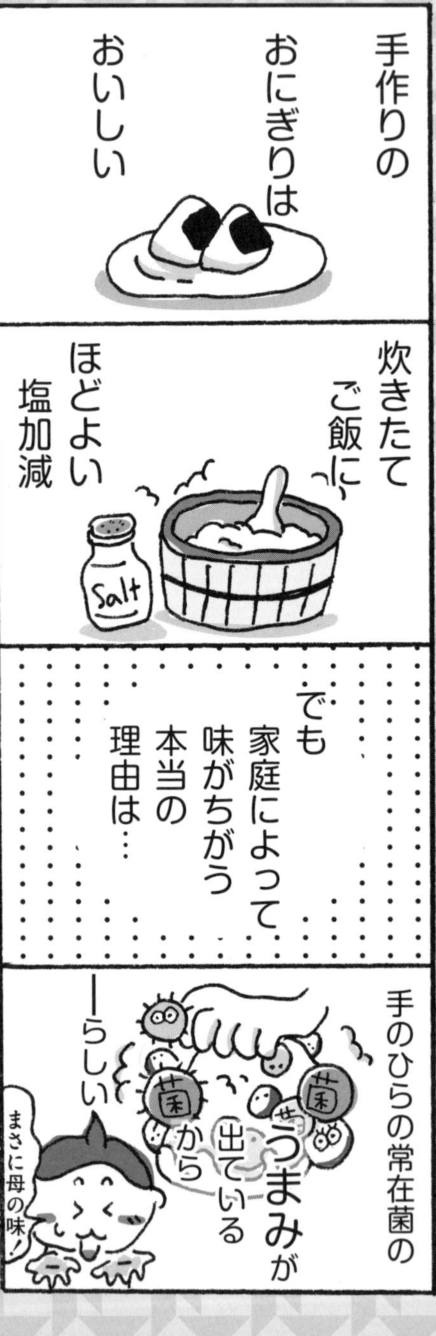
手作りの
おにぎりは
おいしい
炊きたて
ご飯に
ほどよい
塩加減
Salt
でも
家庭によって
味がちがう
本当の
理由は…
手のひらの常在菌の
うまみが
出ている
から
菌
菌
菌
―らしい
まさに母の味！

参考文献

青木 皐『ここがおかしい菌の常識』 集英社，2008
青木皐『人体常在菌のはなし』 集英社新書 2009
青木 皐『ビジュアル図解 よくわかる菌のはなし』 同文舘出版，2007
石川 統『ダイナミックワイド図説生物』 東京書籍，2003
井上 明、中島 春紫、堀越 弘毅『図解 微生物学入門』 オーム社，2009
井上 真由美『カビの常識人間の非常識』 平凡社，2002
上野川 修一『免疫と腸内細菌』 平凡社，2003
牛島 広治、西条 政幸『新クイックマスター 微生物学』 医学芸術社，2005
西條 政幸、牛島 広治『微生物学 新クイックマスター 』 医学芸術社，2009（改訂版）
内田 安信『口臭バイバイ!!―お口のさわやかエステ 知恵の本 』 出版芸術社，1998
夏 緑『ポケット図解 ウイルスと微生物がよ～くわかる本』 秀和システム，2008
川合 満『朝、起きてすぐの歯みがきが、あなたを守る』 メディアファクトリー，2009
北元 憲利『休み時間の微生物学 休み時間シリーズ 』 講談社，2008
小泉 武夫『くさいはうまい』 文藝春秋，2006
小泉 武夫『発酵は錬金術である』 新潮社，2005
小泉 武夫『発酵美人～食べるほどに美しく～』 メディアファクトリー，2009
高麗 寛紀『図解入門 よくわかる最新抗菌と殺菌の基本と仕組み (How・nual Visual Guide Book)』 秀和システム，2012
児玉 浩憲『ウイルス：図解雑学』 ナツメ社，1998
後藤 利夫『あなたの知らない乳酸菌力』 小学館，2011
後藤 利夫『腸をきれいにする特攻法 101・腸内細菌のバランスが全身の健康を左右する！』 主婦と生活社，2005
五味 常明『汗っかきを治す72のワザ+α これ効き!シリーズ 』 保健同人社，2010
五味 常明『デオドラント革命 体臭多汗の正しい治し方』 ハート出版，2004
坂上 吉一『消毒・殺菌・抗菌バイブル―毎日を快適に過ごす衛生管理術』 大泉書店，1998
佐光 紀子『ナチュラル素材でかんたん除菌 & 殺菌』 PHP 研究所，2004
佐々木 正実 監修『トコトンやさしいカビの本 B&T ブックス―今日からモノ知りシリーズ 』 日刊工業新聞社，2006
重本 譲『ドクターによるワキガ・多汗症・黄ばみの最新治療』 長崎出版，2010
高見 伸治、西 瀬弘、長澤 治子『食品微生物学』 建帛社，1999
中西 貴幸『人を助けるへんな細菌すごい細菌―ココまで進んだ細菌利用 知りたい！サイエンス 』 技術評論社，2007
西川 勢津子『命にかかわるバイ菌－O-157 だけではない！食中毒ウイルス細菌カビから身を守る』 主婦の友社，1996
西川 義昌『知っておきたい歯と口の健康学－歯科医が教える「正しい知識」と「歯と口をケアする法」 からだ読本シリーズ 』 山海堂，2002
日本微生物生態学会教育研究部会編著『微生物ってなに？―もっと知ろう！身近な生命』 日科技連出版社，2006
はてな委員会『はてなシリーズ vol.5 身近な科学のはてな』 講談社，2009
林 英生、岩本 愛吉、神谷 茂、高橋 秀実『ブラック微生物学 第 2 版』 丸善，2007
浜本 哲郎、浜本 牧子『Q&A で学ぶ やさしい微生物学 KS 一般生物学専門書 』 講談社，2007
藤田 紘一郎『バイ菌だって役に立つ―清潔好き日本人の勘違い』 講談社，2002
藤田紘一郎『バイキンが子どもを強くする』 婦人生活社 1999
辨野 義己『見た目の若さは、腸年齢で決まる』 PHP 研究所，2009
細矢 剛、勝本 謙、出川 洋介、伊沢 正名『カビ図鑑―野外で探す微生物の不思議』 全国農村教育協会，2010
光岡 知足『腸内フローラと腸内増殖―腸内フローラシンポジウム〈3〉』 学会出版センター，1997
南嶋 洋一、水口 康雄、中山 宏明『現代微生物学入門』 南山堂，2002
宮治 誠『カビによる病気が増えている―あなたの免疫のスキをつく真菌症』農山漁村文化協会，2006
村尾 沢夫、荒井 基夫、藤井 ミチ子共著『くらしと微生物 改訂版』 培風館、2007
安田 利顕、漆畑 修『美容のヒフ科学』 南山堂，2010
吉川 翠、山田 雅士、芦沢 達『ダニ・カビ・結露（住まい Q&A）』 井上書院，1989
吉川 翠、田中 正敏、戸矢崎 紀紘、須貝 高『住まい Q&A 寝室・寝具のダニ・カビ汚染』 井上書院，1991
吉田政司『カビを防いで快適生活』 幻冬舎ルネッサンス 2011
『気になる「臭い」がみるみる消える 100 のコツ』 主婦の友社編 2010
『病気知らずの体を作る 発酵食品のレシピ (TJMOOK)』 宝島社，2012
『免疫力を上げる発酵パワー―カラダにおいしい発酵食品の食べ方 (saita mook おかずラックラク !BOOK)』 セブン & アイ，2011
マクズラック アン、Anne Maczulak、西田 美緒子訳『細菌が世界を支配する―バクテリアは敵か？味方か？』 白揚社，2012
ウエイン・ビドル 『ウイルスたちの秘められた生活』 春日倫子訳 角川文庫 2009
ジャック・ブラウン、栗原 百代訳『さわるな、危険!家庭のバイ菌学』 新潮社，2004
『日経サイエンス 2012 年 10 月号「特集：マイクロバイオーム 細菌に満ちた私」』 日本経済新聞出版社，2012
舘田一博原案監修『目で見る微生物学 Vol.5：細菌感染症』 ㈱医学映像教育センター，独立行政法人 理化学研究所プレスリリース 2008 年 11 月 14 日
『シロアリの強力な木質分解能を支える驚異の腸内共生機構を解明－イエシロアリの原生生物と細菌による多重共生メカニズムが明らかに－』

装丁／新上ヒロシ（ナルティス）
本文デザイン／新上ヒロシ（ナルティス）、タナカデザイン
校正／吉田悦子
宣伝／浦城朋子
販売／山岡秀雄
制作／太田真由美、遠山礼子
編集／竹井怜

今日から「菌トレ」！
～オソロしくてオモロい、菌とのくらし～

2013年7月29日初版第1刷発行

著　者　都あきこ
発行人　塚原伸郎
発行所　株式会社　小学館
〒101-8001　東京都千代田区一ツ橋 2-3-1
電話　編集 03-3230-5388
販売 03-5281-3555
印刷所　共同印刷株式会社
製本所　牧製本印刷株式会社

　ISBN 978-4-09-388310-8